主编 王锦涛 方江胜 贾晓鹏 蒋玉清 金海荣 赵 勇

泌尿系统疾病及肿瘤诊治学

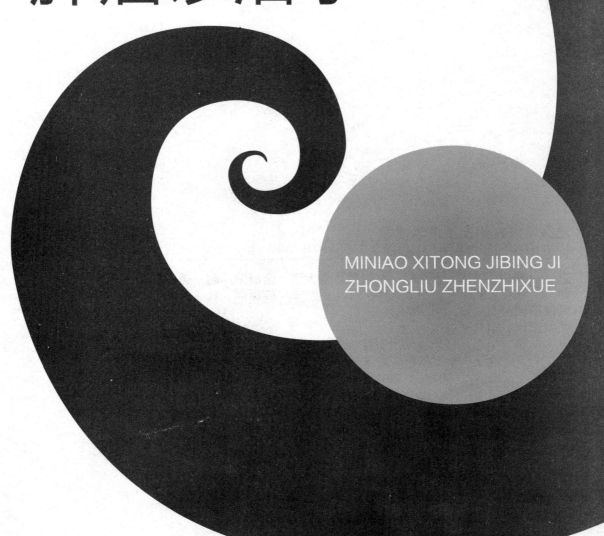

MINIAO XITONG JIBING JI ZHONGLIU ZHENZHIXUE

黑龙江科学技术出版社

图书在版编目（CIP）数据

泌尿系统疾病及肿瘤诊治学 / 王锦涛等主编. —— 哈
尔滨：黑龙江科学技术出版社, 2018.2
ISBN 978-7-5388-9634-3

Ⅰ. ①泌… Ⅱ. ①王… Ⅲ. ①泌尿系统疾病—诊疗②
泌尿系肿瘤—诊疗 Ⅳ. ①R69②R737.1

中国版本图书馆CIP数据核字(2018)第061544号

泌尿系统疾病及肿瘤诊治学
MINIAO XITONG JIBING JI ZHONGLIU ZHENZHIXUE

主　　编	王锦涛　方江胜　贾晓鹏　蒋玉清　金海荣　赵　勇	
副 主 编	王亚丽　刘卫华　何信佳　胡　威　陈潇雨　杜　芳	
责任编辑	李欣育	
装帧设计	雅卓图书	
出　　版	黑龙江科学技术出版社	
	地址：哈尔滨市南岗区公安街70-2号 邮编：150001	
	电话：（0451）53642106 传真：（0451）53642143	
	网址：www.lkcbs.cn www.lkpub.cn	
发　　行	全国新华书店	
印　　刷	济南大地图文快印有限公司	
开　　本	880 mm×1 230 mm　1/16	
印　　张	12	
字　　数	394 千字	
版　　次	2018年2月第1版	
印　　次	2018年2月第1次印刷	
书　　号	ISBN 978-7-5388-9634-3	
定　　价	88.00元	

PREFACE

前　言

近年来，随着医学的飞速发展，泌尿外科学不断拓展和延伸，新的治疗技术和措施不断更新和完善。同时，随着人们生活水平的提高，泌尿外科疾病发病率逐年升高，严重影响国人的生活质量，引起了社会的广泛关注。泌尿外科疾病的正确诊断，要求每一位泌尿外科医师既要有扎实的理论基础，又要有丰富的临床经验，只有不断学习，才能提高诊断水平，更好地诊治疾病，减轻患者痛苦，减少社会、家庭负担。

本书首先介绍了泌尿系统的解剖基础、常见症状，然后重点介绍泌尿外科疾病的诊断方法、治疗及并发症处置，内容翔实，选材新颖，图表清晰，详细而不繁杂，实用性较强，对于泌尿外科医务工作者处理相关问题具有一定的参考价值，也可作为各基层医生和医务工作者学习之用。

在编写过程中，由于作者较多，写作方式和文笔风格不一，再加上时间经验有限，难免存在疏漏和不足之处，望广大读者提出宝贵意见和建议，谢谢。

编　者

2018 年 2 月

CONTENTS

目　　录

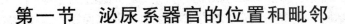

第一章

泌尿系统解剖基础

第一节　泌尿系器官的位置和毗邻

泌尿系器官绝大部分位于腹膜后间隙和盆腔内，与腹后壁、盆壁以及腹盆腔内的消化和生殖器官毗邻关系密切，了解这些关系对理解泌尿系疾病的发生发展和手术时减少误伤有重要意义。

一、腹部的体表标志

下述平面对于在体表确定器官的位置有参考意义。

（1）剑突平面：平对第 10 胸椎。

（2）幽门平面：为通过胸骨上缘至耻骨联合连线的中点所做平面，约位于胸剑连接下方一掌宽处。该平面前方经过第 9 肋尖，后方经过第 1 腰椎。胃幽门通常位于此平面上。

（3）肋下平面：通过两侧肋弓最低点所做平面，该平面经过第 3 腰椎。

（4）脐平面：位置不固定，通常平对第 3、4 腰椎之间。腹部所有实质性器官均在此平面的上方。

（5）髂嵴最高点连线平面：经过第 4 腰椎，脐有时也在此平面上。

（6）结节间平面：通过两侧髂结节所做平面，经过第 5 腰椎。

（7）棘间平面：通过两侧髂前上棘所做平面，经过骶岬的稍下方。

以上各标志中，最方便记忆的是幽门平面、肋下平面和结节间平面，它们经过的椎骨分别为第 1、3、5 腰椎。脐虽然最明显易见，但位置不固定，儿童和年轻人或瘦人多平第 3、4 腰椎间，老人或腹壁松弛的人，脐多略下降，平对第 4 腰椎或更低。

二、腹盆腔各结构和脏器的排列位置

位于腹腔最后方的结构是腹后壁，它的中部由第 1～5 腰椎椎体和椎体间的椎间盘构成。胸腰椎交界的前方是膈肌主动脉裂孔，孔的两侧是向下伸延的膈脚。左膈脚较短，向下只伸延达第 2 腰椎。右膈脚较长，伸延达第 3 腰椎。因此，右膈脚的伸延低于肾蒂（平第 2 腰椎）。脊柱两侧从内侧至外侧依次为腰大肌、腰方肌和腹横肌腱膜，它们的上方分别有作为膈肌起点的三结构，即跨越腰大肌前面的内侧弓状韧带，跨越腰方肌前面的外侧弓状韧带和位于腹横肌腱膜上方的末肋。膈肌自三结构斜行向上，最高点达第 8 胸椎高度。膈肌内有食管裂孔（平第 10 胸椎）和腔静脉孔（位中心键内，平第 8 胸椎）。

紧贴腹后壁的结构是腹主动脉、下腔静脉、左右肾和左右肾上腺。腹主动脉居中线略左，从膈肌主动脉裂孔下行至第 4 腰椎分为左右髂总动脉，后者分别行向下外至骶髂关节前方又分成髂内、外动脉。腹主动脉前壁发三大分支，第 1、2 支均在第 1 腰椎水平发出，即腹腔干和肠系膜上动脉，第 3 支在第 3 或第 3/4 腰椎水平发出，为肠系膜下动脉。左、右肾动脉在第 2 腰椎水平自主动脉侧壁发出，左侧比右侧略高。下腔静脉在腹主动脉右侧，较主动脉长，上端平第 8 胸椎穿膈肌的腔静脉孔，下端平第 4 腰椎水平，主动脉分叉的稍下方连接左、右髂总静脉，后二者走在同名动脉的后方（右侧）或后下方（左

侧），向下逐渐移至同名动脉的内侧，经腹股沟韧带下方接连股静脉。下腔静脉上部在接近膈肌处接受三条大的肝静脉（肝左、中、右静脉），在中部平第 2 腰椎处接受左、右肾静脉。肾静脉的位置较同名动脉低。左肾静脉在肠系膜上动脉起点的下方跨越腹主动脉前面。左、右肾在脊柱两旁，平对第 12 胸椎至第 3 腰椎之间，其中左肾比右肾约高半个椎体。肾上腺在肾的前上方，由于右肾上腺呈三角形，其垂直直径较呈半月形的左肾上腺大，故右肾虽较低，但右肾上腺的最高点反比左肾上腺高。在肾上腺手术设计切口时要注意此特点。

上述结构的前方有肝、胰、脾和消化管道。肝大部分在右侧，居右肾上腺和右肾的前方，中部跨越下腔静脉前面，左侧只有小部分位食管前方。胰头位第 2 腰椎水平，下腔静脉前方，上、右、下三面均为十二指肠包绕，十二指肠第二段（降部）恰好经过右肾门前面。胰体斜向左下，跨越主动脉、左肾上腺、左肾门移行为胰尾。胰尾末端接脾，位于左肾上外侧部的前面。肝下面有结肠肝曲，约平第 3 腰椎，位于右肾下极的前外侧。脾的下方有结肠脾曲，位置比肝曲高，约平第 2 腰椎，位于左肾下半的前外侧。胃在胰体和胰尾的前方，胃后方的结构总称胃床，它的构成除胰腺外，还有左膈脚、左肾上腺、左肾和脾。胃下方有横结肠，位置不固定，其中部可下垂至脐平面以下。横结肠及其系膜的下方是空回肠，一般位于左上者主要是空肠，位于盆腔和右髂窝者主要是回肠，所以和左肾下端前面毗邻的多数是空肠，和右肾下端前面毗邻的可能是空肠，也可能是回肠或空肠的过渡。

构成小骨盆盆壁的结构，后方为骶骨和骶骨前面的梨状肌，两侧是髋骨和髋骨内面的闭孔内肌，前方为耻骨和耻骨联合。闭孔内肌表面有闭孔内肌筋膜，坚厚，中部有肛提肌腱弓，自腱弓发出肛提肌斜向下内，将小骨盆腔分隔成上下二部，上部称盆腔，也称盆部；下部称会阴部。小骨盆的侧壁和后壁之间有坐骨大孔和坐骨小孔，前者位于盆腔和臀部之间，为梨状肌和许多从盆腔到臀部的血管神经通过；后者位于会阴部和臀部之间，为闭孔内肌腱和一些从臀部到会阴部的血管神经通过。

盆腔内从后往前的结构依次为神经、血管、消化器官、生殖器官和泌尿器官。神经紧贴梨状肌前面，主要是由腰骶干和骶$_{1\sim4}$神经构成的骶丛，大部分神经向坐骨大孔集中成为坐骨神经离开盆腔。在盆腔内，腰丛发出一长的闭孔神经沿盆腔侧壁前行，经闭膜管离开盆腔。在骶丛的前内侧是盆腔血管主干即髂内动、静脉，它们除发许多分支或属支到盆腔脏器外，也发出一长的闭孔动、静脉与同名神经伴行。此外，分布至盆腔的血管尚有骶中血管（来自腹主动脉）、直肠上血管（来自肠系膜下动脉）。盆腔最后方的脏器为乙状结肠和直肠，二者的交界约在第 3 骶椎水平，直肠在此水平向下穿肛提肌到会阴部，改称肛管。直肠前方的结构男女不同，男性为精囊、输精管壶腹和前列腺。它们位于直肠下 1/3 的前方，腹膜的膀胱直肠陷凹的下方。直肠和这些器官之间隔以直肠膀胱隔。精囊和输精管壶腹之前为膀胱，膀胱下接前列腺。膀胱和前列腺的前方为耻骨和耻骨联合。

三、腹盆腔各泌尿系器官的毗邻

（一）肾上腺

肾上腺在肾的上内侧，并覆盖肾上极的前面。左肾上腺位于肾的更内侧，故下端较接近肾血管。两侧肾上腺的后面除与肾上极毗邻外（中间隔以肾筋膜和脂肪），全部与膈肌毗邻。左肾上腺前面上份隔着网膜囊与胃毗邻，下份与胰和脾血管直接毗邻。右肾上腺内侧缘常有一小部分伸入下腔静脉后方，其余大部分在肝后，直接与肝裸区接触，小部分居裸区之下，隔着腹膜和腹膜腔与肝毗邻。近下方尚有小部分与十二指肠球部直接接触。

（二）肾

右肾由于上方有肝，比左肾低半个椎体（1～2cm），但约有 7% 的人，右肾较左肾高。通常左肾最高点可达第 11 肋上缘，而右肾只达第 11 肋间。左肾内侧多平对第 12 胸椎上部至第 3 腰椎上部，而右肾多平对第 12 胸椎下部至第 3 腰椎下部。肾门大致都是平对第 2 腰椎。

1. 肾后面的毗邻　两侧大致对称，即上 1/3（右侧）或 1/2（左侧）与膈肌毗邻，膈肌下缘由内侧至外侧依次有内侧弓状韧带、外侧弓状韧带和末肋。它们的下方依次为腰大肌、腰方肌和腹横肌腱膜。

值得注意的是外侧弓状韧带的上方，膈肌（尤以左侧）常留下一个大小不等的三角形的肌肉缺损区，称腰肋三角。在此缺损区内胸膜与肾筋膜直接接触，肾手术时，如不小心很易经此通入胸膜腔。在腰大肌外侧，腰方肌的前面有肋下神经和第1腰神经（或它的两个终支——髂腹下神经和髂腹股沟神经）斜行向下外，穿腹横肌腱膜进入腹前外侧壁。当肾有病变，这2条神经受刺激，可引起神经的皮肤分布区（腹股沟和阴囊）产生牵涉性痛。肋间神经有肋下血管伴行，膈肌后方有胸膜形成肋膈隐窝（或窦），隐窝后方有第12肋。因此从后方穿刺或切开进入肾上部，均有进入胸膜腔的危险。

2. 肾前面的毗邻　除上极前面与肾上腺毗邻外，其余左右不同。

（1）右肾：前面近肾门处直接与十二指肠降部接触，行手术时必须小心勿伤十二指肠。其余大部分与肝毗邻，小部分为肝裸区，大部分为裸区下方的肝腹膜区，它与肾的腹膜区共同形成肝肾隐窝（Morison窝）。当右肾患肿瘤时，该处腹膜有阻止肿瘤侵入肝脏的作用。肝肾隐窝是平卧时腹膜腔的最低点，当腹膜腔有积液时常在此处积聚。隐窝上界为肝肾之间的腹膜反折，称肝肾韧带（相当肝冠状韧带后叶的一部分）。在隐窝下方，肾下极与腹膜后位的结肠肝曲直接接触。肝曲位肝的下方，有时与肝粘连形成肝结肠韧带。行肾手术时，过度牵该韧带或上述肝肾韧带，均有损伤肝实质的危险。右肾下极内侧隔着腹膜与空肠或回肠毗邻。

（2）左肾：前面的中部靠近肾门处与胰尾及脾血管直接毗邻，在该处行手术时有伤及胰尾的危险。胰尾的上方为与胃接触的腹膜区，隔着网膜囊与胃毗邻胰尾上外侧为与脾接触的腹膜区，与脾之间隔有腹膜腔。腹膜自肾移行至脾，形成脾肾韧带，手术时过度牵拉此韧带，有撕破脾实质的危险。一旦脾实质被撕破，常被迫不得不进行脾切除术。胰尾下方直到肾下极的内侧，为与空肠接触的腹膜区。该腹膜区的外侧，相当于脾的下方处，为与结肠脾曲直接接触的无腹膜区。结肠脾曲与脾有时粘连，形成脾结肠韧带。右侧的肝结肠韧带、肝肾韧带和左侧的脾结肠韧带、脾肾韧带（指位于脾血管上方的脾肾韧带）都是腹膜粘连或腹膜反折形成的韧带，其内均无血管，手术时均可锐性切断。

（三）输尿管

在腹膜后沿腰大肌前面下行，在髂总动脉分叉附近跨越髂血管进入盆腔，该处是手术时寻认输尿管的最好部位，其深面为分界大、小骨盆的弓状线，当小骨盆有巨大肿瘤时，输尿管可在该处受压。输尿管跨越髂血管后，沿髂内动脉前面下行，到达接近坐骨棘水平时转向前内侧抵达膀胱。

在腹部，输尿管偶有经下腔静脉后方至静脉内侧，再转向外侧，沿下腔静脉前面下行入盆腔，称下腔静脉后输尿管，此时输尿管可因受压而阻塞。当输尿管在腹膜后间隙下行时，跨越右输尿管前面的结构自上而下有十二指肠水平部、右结肠动脉、回结肠动脉、睾丸动脉以及它们的伴行静脉。跨越左侧输尿管自上而下有左结肠动脉、乙状结肠动脉、睾丸动脉以及它们的伴行静脉。

在盆腔，男性输尿管接近膀胱时，有输精管跨过其前方，以后输尿管经精囊前方进入膀胱。

此外，在右下腹部，输尿管与回肠末段、升结肠、盲肠、阑尾及其系膜接近。在左下腹部与降结肠、乙状结肠及其系膜接近。当这些器官患恶性肿瘤或炎症时，可影响输尿管而产生轻微血尿、闭塞甚至形成瘘管。行手术移动上述器官时，输尿管往往连同表面的腹膜一同移位或被牵起，有可能因此而被误伤。腹膜中线的肿物，如淋巴结肿大、腹主动脉瘤，也会推动输尿管而使移位。

（四）膀胱

空虚膀胱呈三面锥体形，尖端借膀胱脐正中韧带（胚胎时脐尿管）连于脐部，底朝后下，又称后下面，尖底之间有一上面和二前外侧面。下方连接尿道处称膀胱颈。上面被腹膜覆盖，腹膜向前与腹前壁的腹膜延续。当膀胱充盈时，膀胱向前上伸入腹前壁的腹膜与腹横筋膜之间，因此可通过腹前壁施手术而不用进入腹膜腔。腹膜向后，在男性向下伸延至精囊平面，继而转至直肠上2/3的前面，形成直肠膀胱陷凹。膀胱前外侧面毗邻耻骨后间隙和膀胱周围间隙，间隙内藏脂肪和疏松结缔组织。手术时可通过切环腹横筋膜进入此二间隙，通过膀胱周围间隙向后可达输尿管和髂血管。膀胱底和膀胱颈的毗邻男女不同。在男性膀胱底毗邻精囊、输精管壶腹和输尿管末段。膀胱颈与前列腺毗邻，其位置由前列腺和肛提肌固定，居耻骨联合中点后方3～4cm处，当膀胱或直肠充盈时也只有轻微移动。

新生儿由于盆腔浅小，膀胱颈上移至耻骨联合上缘，膀胱成为腹腔内器官。当充盈时膀胱上界可上升超过脐部。随着年龄的增长，膀胱逐渐下移至盆腔内，约在青春期才达成人位置。

（五）输精管和精囊（腺）

输精管离开腹股沟管后，在腹膜下越过盆腔侧壁各结构经输尿管前面走向膀胱，在精囊的内侧膨大成壶腹部。精囊和输精管壶腹部都位于膀胱底和直肠下 1/3 之间，与直肠隔以直肠膀胱隔（Denonvillie-irs 筋膜），有时也隔以直肠膀胱陷凹的腹膜。虽然肛门指检可伸达直肠下 1/3，但正常情况不能触知此二结构。

（六）前列腺

前列腺呈倒置栗形，底向上，尖朝下，分别与膀胱颈和尿道（横纹）括约肌接连，彼此没有明显分界，所以手术时不易分清楚前列腺的上下边界。前列腺表面包以前列腺囊，囊的后面依次有 Denonvilliers 筋膜、直肠（固有）筋膜和直肠下 1/3 的前壁。Denonvilliers 筋膜与囊之间有平滑肌连接，不易分离，而与直肠筋膜之间则仅以疏松结缔组织相连，容易分离。前列腺囊前面距耻骨联合下缘约2.0cm，与耻骨联合和耻骨之间隔以丰富的静脉丛（阴茎背深静脉及属支）和疏松的脂肪组织，它们的两侧是耻骨前列腺韧带。前列腺囊两侧为肛提肌的耻骨尾骨肌夹包，中间隔静脉丛（阴茎背深静脉两侧的属支）和耻骨尾骨肌表面的盆内筋膜（盆隔上筋膜）。临床上强调后者表面有一腱弓，称盆筋膜腱弓，勿与闭孔内肌筋膜的肛提肌腱弓混淆，位于肛提肌腱弓的下方，盆内筋膜脏层自此腱弓发出。在后部二腱弓相会合共同走向坐骨棘。因此位于前列腺囊外侧的只是盆筋膜腱弓下方的盆腔上筋膜，属盆筋膜壁层，也称前列腺外侧筋膜。在前列腺切除时，必须确认盆筋膜腱弓，在腱弓的外侧剥离前列腺外侧筋膜，可免损伤静脉丛。前列腺囊的后外侧有血管神经束，内有重要的海绵体神经，剥离前列腺外侧筋膜时必须在血管神经束之前停止，以免损伤该神经，术后产生阳痿。

（王锦涛）

第二节　肾脏及毗邻结构的外科解剖学

一、腹后壁和大血管内表面的结构

腹后壁是左、右腋后线后方的腹壁部分。腹后壁有浅部和深部之分，浅部以肌和筋膜为主，深部则为腹膜后间隙和后腹膜壁层。腹膜后间隙除有大量结缔组织外，尚有肾、肾上腺、输尿管、腹部大血管和淋巴等。

1. 膈肌　膈肌为一向上隆凸的薄肌，位于胸、腹腔之间，封闭胸廓下口。膈肌周围部为肌纤维，中央部为腱部，称为中心腱。膈肌有三个裂孔，最上是腔静脉孔，平第 8 胸椎，位于膈肌左叶与中央部分连接处的中央腱内，此裂孔具有调节腔静脉和右膈神经的功能。中间为食管裂孔，它经过相对第 10 肋的右膈肌肌纤维。膈肌筋膜与腹横筋膜相延续，环绕膈食管这一部分，并进入腹腔，形成膈食管韧带，起固定食管贲门的作用。最下裂孔为主动脉裂孔，平第 12 胸椎高度。膈肌左、右脚形成此裂孔。此处膈肌仅仅位于主动脉前面，向后紧贴脊柱。胸导管以及进入腹腔丛的胸内脏神经均经过此裂孔。

2. 肌肉系统　暴露于外侧弓状韧带下的腰方肌，起自胸 12 肋下部及 4 个腰椎横突，向下止于髂腰韧带和髂前上脊的中间部分。髂肌向上附着于髂骨、骶骨，止于腰大肌腱。腰大肌经过内侧弓状韧带下面附着于第 12 胸椎和所有腰椎前表面，终止于股骨小转子。腰小肌，位于腰大肌上面，以一狭窄的肌腱附着于髂耻隆起。

3. 神经　肾脏周围有四对重要神经。12 肋下神经位于腰方肌表面，腰上三角的外侧缘到达腹膜后腔。髂腹下、髂腹股沟神经于腰大肌后方，穿过腰方肌进入腹膜后腔。生殖股神经在肾下极水平离开腰大肌，在其发出分支前经过输尿管后方。

腹腔丛是最大的腹部神经丛，位于第 12 胸椎的下缘。在肾上腺与腹主动脉起点之间进入两个腹腔神经节，接受内脏大神经来的节前纤维。节的下外侧特别突出，称主动脉肾节，接受内脏小神经来的节前纤维。并发出节后纤维至肾动脉根部的肾丛。

二、腹膜后筋膜

（一）腹膜后连接组织的筋膜层

腹后壁至腹膜的连接组织可分三层。

1. 内层　内层仅仅在包裹肠道及其血管神经的腹膜下面。
2. 中间层　中间层包埋肾脏、肾上腺、输尿管及其供应它们的血管、神经。
3. 外层　部分肌肉的肌外膜。在内脏移动性部分经常可见多层筋膜。

（二）腹膜后筋膜和间隙

1. 横切面–斜面观　腹膜后筋膜形成腹膜后间隙边界。

1）筋膜：在肾脏区域，对于外科来说具有重要意义的筋膜为肾筋膜及范围、结肠旁筋膜、结肠–腹膜融合筋膜。

（1）肾筋膜：肾筋膜（Gerota 筋膜）起自于腹膜后连接组织的中间层，分为前、后两层，覆盖于肾脏及其肾周间隙内的毗邻结构。

肾筋膜前层（Toldt 筋膜）包括肾旁脂肪组织，由中间层增厚所形成肾旁组织（位于肾筋膜外）含有连接组织纤维，尤其在肾上极。肾筋膜后表面和外侧面的脂肪组织较前面明显增厚。据统计，男性较女性含有更多的脂肪组织，并且男性主要位于结肠平面前。肾筋膜前层覆盖肾、肾上腺的前表面，并与内层连接组织在消化道穿越主动脉，腔静脉处发生融合。

肾筋膜后层（Zuckerkandl 筋膜），同样起自于中间层连接组织，较前层明显增厚，肾周脂肪主要位于其背侧。在腰大肌、腰方肌前面，与后层筋膜外层连接组织筋膜即腹横筋膜相融合。后层筋膜于中线附近附着于脊柱表面，并于前层筋膜相融合，其中混杂有环绕主动脉、腔静脉、肾动脉、肾静脉、肠系膜上丛的连接组织。由于肾筋膜前、后层与大血管周围的连接组织融合，因此肾前后筋膜间肾旁空隙内侧实际上是封闭的。

（2）结肠旁筋膜：在升、降结肠的外、后方，肾筋膜的前后层融合成单一的一层。很容易在肾盂平面外侧发现融合线，但是也存在许多变异。由于这一层清楚显示在 CT 扫描中，因而被放射学家称为结肠旁筋膜。它是肾前旁间隙和肾后旁间隙的分界线。

结肠旁筋膜与来自内层的腹膜后外筋膜，在 Toldt 白线处融合，形成肾前旁间隙的外侧缘。虽然结肠旁筋膜与横筋膜不相融合，但是向前外层环绕腹后壁扩散，因而肾后旁前隙向前与含有腹膜后脂肪的腹膜后间隙相延续。由于脂肪组织的扩散，形成放射学上的侧面条纹。结肠旁筋膜向前终止于肾旁分隔空间之间并形成明显的界线，因而形成单独的间隙。

（3）结肠–腹膜融合筋膜：由于结肠的旋转和本身的系膜缘故，系膜侧腹膜与结肠后腹膜后腔的首层筋膜融合，形成融合筋膜。融合筋膜与外侧壁腹膜，结肠旁筋膜融合，并明显增厚，形成 Toldt 白线。在肾筋膜前层下面，可以将融合筋膜的三层分开，以至于升、降结肠的内侧能够移动，而肾脏表面仅仅只有肾筋膜前层覆盖。右肾下 1/2，左肾下 1/3 腹侧面被融合筋膜覆盖。

2）间隙：在各筋膜层之间，临床上有三个重要间隙，即肾周旁前间隙、肾旁间隙及肾周旁后间隙。

（1）肾周旁前间隙：肾周旁前间隙位于壁层腹膜后层与肾筋膜前层之间。它依附于肾筋膜向上连着结肠沟内内层连接组织，向外侧与腹膜后腔隙相延续。由于结肠系膜对折及肠系膜层形成，放射学家从腹腔积液、胰液流动发现升结肠、降结肠、十二指肠、胰腺及其他的系膜位于此间隙内。进一步发现认为此放射学间隙位于系膜之间，因而肾周旁间隙位于融合筋后，肾筋膜前层上。它实际上是一潜在间隙，在外科手术中，可以通过此间隙平面向内侧从 Toldt 白线分离结肠，暴露肾脏。

（2）肾旁间隙：肾旁间隙位于肾筋膜前、后层之间，内有被脂肪组织、结缔组织小束包绕的肾脏及肾上腺，输尿管。它的内侧、外侧、上端相互融合、封闭。

（3）肾周旁后间隙：肾周旁后间隙位于肾筋膜后层与横筋膜之间。在肋腹部与腹膜后间隙相延续。此间隙含有较粗劣的，橘黄色的，起源于肾筋膜后层的肾周旁脂肪组织。肾筋膜后层与横筋膜于内侧融合，并增厚形成较致密韧带，覆盖腰大肌、腰方肌，手术中需锐性切开。

2. 矢状切面观　覆盖横结肠腹膜与壁层腹膜相延续，并参与形成融合筋膜。在此腹膜下，腹膜后连接组织的内层位于肾旁前间隙上。肾筋膜前后层固定肾、输尿管于肾旁间隙内。

3. 冠状切面观

（1）肾筋膜：肾筋膜前、后层与膈固有筋膜在肾上腺上方融合，封闭肾旁间隙的头侧端。但这并不是完全性封闭，肾旁气体可以由此进入纵隔。在骨盆，肾筋膜后层与横筋膜融合，而肾筋膜前层包绕输尿管鞘，并延续至膀胱。肾筋膜前、后层，内、外两侧相互融合；向下两层分离，并延续至骨盆。因而肾筋膜被描述成相当大、坚实的、有弹性的袋。在肾外伤时，可以潴留大量血液，并且只能流向尾侧方向。由于肾筋膜前层扩张受限性，出血将会变慢或者停止。

（2）横筋膜：横筋膜包括延续至骨盆的筋膜均发自于腹膜后连接组织的外层。横筋膜也称为壁筋膜，与游离筋膜、融合筋膜不同，类似于壁腹膜。这是一层坚固的结缔组织层，它广泛分布于腹横肌下，也称之为腹横筋膜，但是由于它覆盖腹部，骨盆衬里肌肉表面，因此必须包括骨盆筋膜，故横筋膜与髂筋膜、盆隔筋膜、股鞘、股管、精索内筋膜相延续。它与骨盆内筋膜相延续，环绕具有出口的器官，如男性前列腺、女性尿道、阴道，以及肛管、下段直肠。它还与腰大肌固有的肌外膜相融合。

4. 肾脏被膜和毗邻体壁

（1）筋膜和间隙：从后往前，依次是腰大肌筋膜，肾旁间隙，肾筋膜后层，肾周间隙，肾筋膜前层，肾旁间隙和升、降结肠及腹膜后的融合筋膜。

（2）膈肌和后壁韧带：膈肌通过左右脚附着脊柱，在左、右脚之间有大血管通过。左、右脚附着于上两节腰椎，并向前加入内侧弓状韧带。腰肋弓或弓状韧带由横筋膜形成，内侧弓状韧带为横筋膜索状增厚，延伸到腰₁横突尖端时穿过腰方肌，附着于腰₁、腰。椎体间椎板，并与膈角韧带毗邻。外侧弓状韧带同样为筋膜增厚，延伸至腰，横突尖端时穿过腰方肌，附着于 12 肋尖端。它们均终止于肾筋膜上缘。

（3）外科平面：通过肾旁前间隙或肾旁后间隙，而不需穿过肾筋膜，即可到达肾脏表面。在肾筋膜后层和横筋膜之间切开，即可通过肾旁后间隙到达肾脏后面。从 Toldt 白线起始处切开，通过升、降结肠系膜融合筋膜的内侧移动部分，暴露肾旁前间隙，即可进入肾脏及其血管前层。

肾脏筋膜和横筋膜消失于膈肌处，仅有膈肌固有筋膜（肌外膜）紧贴腹壁。为了避免进入腹腔，应于膈肌固有筋膜下切开。

三、肾脏

（一）肾脏结构

从人体解剖学和发生学来看，肾脏分为分泌部和导管部两部分，具有分泌结构的为肾小球、近曲小管、Henle's 襻、远曲小管。导管部为集合管、肾大盏、肾小盏和肾盂。

1. 大体结构

1）肾脏位置及大小：肾脏为成对的扁豆形器官，偶见单肾，在肾脏摘除手术中必须高度重视这点。双侧肾脏具有相同的基本结构和相似的范围，分别位于脊柱两侧，贴附于腹后壁。右肾稍低于左肾，右肾上端平第 12 胸椎，下端平第 3 腰椎；左肾上端平 11 胸椎，下端平第 2 腰椎。双肾上极紧贴横膈，随呼吸上下移动，移动范围不超过 5cm。肾的位置与体形，肾床均有关。瘦长形的人，肾的位置相对较低，矮胖形者较高；男性肾脏呈倒梨形而较深，肾大小具有个体差异，新生儿肾脏大小与体重的比值约为成人的 3 倍。成年男性肾脏大约 12.0cm 长、6.0cm 宽、4.0cm 厚，重 150g。

2）肾脏表面形态：肾脏前表面为圆的，后表面为平的，外侧缘为凸面，内侧缘为凹面。凹面中心部位为肾门，肾门向内扩张，形成一间隙为肾窦，肾血管、神经、淋巴管、肾盂、输尿管均由此进出肾脏。

小儿肾表面可见凹状或小叶状，它反映了小叶中隔或 Bertin 柱，标志着叶与叶之间的划分。在 4 岁以前，这些沟非常明显，随着外周肾皮质增厚，它们逐渐消失。它们的存在提示了动脉排列的差异，动脉在肾外开始分支而不是在肾门内。

在较大弯曲面的前侧（外侧面）可见一条较深的纵沟（Brolel 白线），它仅仅标志着肾前、后盏，锥体排列的区分。由于肾动脉走向并不是沿着或者是跟随肾盏排列，此沟并不揭示所谓无血管区。事实上，供应皮质前层部分大血管穿越此线，须阻断后段才能分清肾段间线。

3）肾脏的冠状切面：从肾脏的凹缘（肾门）切开，肾动脉、肾静脉、肾盂、淋巴管及神经均在肾窦内。肾窦内的脂肪与肾周脂肪相连。虽然早期的解剖认为肾窦于肾门处封闭，但肾盂旁的外渗显示其是开放的。

肾脏表面由一层纤维被膜包被，除非有炎症浸润，它很容易从肾脏表面剥离，这是一层致密的结缔组织，薄而坚韧，具有较大的伸缩性，能够承受褥式缝合。肾部分切除或肾外伤须保留肾脏时，应缝合纤维膜以防肾实质撕裂。使用 trocar 行肾造口术时可明显感觉到此层纤维膜。当肾脏发生轻度炎症时，纤维膜能随肾体积扩张。遇到急性炎症或小循环障碍，肾体积过分膨胀时则会勒逼肾脏，引起剧烈的肾区疼痛，甚至引起尿少以至于尿闭。

肾盂为一漏斗状结构，位于肾动脉后由肾大盏、肾小盏组成。2～3 个小盏汇合成一个大盏。每一小盏，通过乳头管与肾锥体末端（乳头部）相连。肾盏、肾盂、输尿管是一连续统一体，它们均起源于中肾管的分支，具有相似的膜和同样的平滑肌排列，即外层纵形平滑肌，中层为环状平滑肌，内层为黏膜。肾盂的形态、大小不一，大多数呈漏斗形或圆形。肾盂容量为 6.0cm，超过 15.0cm 被认为积水。肾盂大部分在肾门内的称肾内型；在肾门外的称肾外型。肾内型肾盂可以认为是输尿管床发展的结果，它使手术径路及肾脏前层的操作变得更困难。肾盂的形状和位置，对肾盂切开术有一定意义，例如在漏斗型肾盂，肾盂大多数有一部分位于肾门外，加上肾的后唇往往较前唇较小，因而从后方暴露切开更为有利。

4）肾盏及其组成：肾锥体内的集合管通过肾乳头将尿液排空至肾盏。集合管开口于被肾穹隆环绕的乳孔板。一个肾小盏引流一个单一的或者复合的、结合的肾乳头。肾小盏由一个肾盏颈和肾盏杯口组成。一个肾大盏至少引流两个以上的肾小盏。

一个肾乳头可能引流一个肾锥体，两个或者更多的肾乳头可能融合在一起形成单一的统一体。由于融合，肾盏杯口的中央缘失去它们各自的特征，形成复杂的肾乳头引流尿液进入复杂的肾盏杯口。具有较小程度融合的肾锥体，肾乳头仍保持部分特征，称之为连接乳头。连接乳头引流尿液进入两个仍保持各自特征的肾盏杯口，但是这两个肾盏不含有独自的肾盏颈，这就导致了连接乳头具有连接的或混合的肾盏杯口。肾大盏引流两个肾盏颈和两个以上肾盏杯口并通过肾盏漏斗进入肾盂。肾大盏一般分为上、下两个。有的在上、下大盏相合处尚有中盏汇入。小盏合成上、下大盏的形式变异很多，常见的是上大盏由上极组（收集肾上极区）和中上组（收集肾中部上分）合成；下大盏由中下组（收集肾中部下分）和下极组（收集肾下极区）合成。其中上组和下极组的小盏较多，收集区亦大，其余两组较少。有中盏出现时，则部分或全部代替中上组和中小组。肾大、小盏通常排列成纵形的两排，肾脏前层排列较后层排列明显稠密。肾脏上、下极的肾盏通常为混合的或连接肾盏。

5）肾脏 X 线定位：肾脏通常位于胸$_{12}$～腰$_3$椎体范围内，女性肾脏位置稍低。右肾通常较左肾低 1～2cm。肾脏在冠状面、横断面、矢状面都有轻微旋转。

（1）冠状面投影：肾上极较肾下极向内侧旋转 13°。

（2）横断面投影：肾盂和肾门较肾脏外侧凸缘向前 30°。

（3）矢状面投影：肾脏长轴向后外旋转 10°。

6）右肾脏腔内放射学定位：在后层肾盏穿刺前，从横断面看，躯体呈一斜行位置。因此非常有必要了解肾盏与躯体冠状面的角度关系。我们可以通过侧位、斜位、前后方向 X 线照片的分析，形成一个三维结构，肾盂造影的计算机 X 线断层摄影重建可形成三维图像，这将是非常有意义的辅助检查。肾盏定位通常是可变的。在肾上、下极，混合的或连接的肾盏颈形成的角度都是非恒定的。但是，在肾脏中部呈前、后两排排列的肾盏颈之间的角度为 76°。

（1）从躯体冠状切面测量：肾盏前、后层长轴与冠状切面角度分别为 16°、60°。

（2）从肾脏前平面测量：肾脏前、后层长轴与肾脏前平面形成角度分别为 46°、30°。

7）左肾脏腔内放射学定位

（1）从躯体冠状切面定位：前层肾盏长轴较躯体冠状切面向前倾斜 3°。由于前层肾盏非常接近冠状切面，因此，大部分前层肾盏在仰卧位患者的肾盂造影中可以清楚分辨。然而后层肾盏出现始末重叠，后层肾盏长轴较躯体冠状切面向后倾斜 60°。

（2）从肾脏前面定位：从肾脏前面观察，前、后层肾盏分别向前、向后倾斜 33° 和 30°。然而，在肾盏形态学和排列上，它们具有很大变异。对于肾脏体积估算，如果结合肾脏整体长度测量，前层肾盏乳头末端至肾脏表面的距离测量是相当可靠的。

2. 内部结构

1）穹隆和肾乳头：肾锥体的乳头陷入肾小盏的杯口里。筛状板横越肾乳头，其上有集合管的开口。肾盏杯口壁与肾皮质相邻的部分称为穹隆部，其边缘环绕肾乳头基底部。肾盏移形上皮于此突然转变为单层矮柱状立方上皮。在穹隆下面有较丰富的脉管床，将血液、淋巴液引流至叶间动、静脉和淋巴结。另外，由于穹隆边缘作为肾盏杯口壁移动性的转折点，因而在输尿管梗阻时，穹隆能向外扩张，使肾盏杯口在肾盂造影时呈现球形。随着整体过度膨胀，肾盏杯口与乳头连接部破裂，导致尿液进入血管、淋巴管、肾窦。墨汁注射显示，在急性梗阻时，墨汁从穹隆通过肾窦进入肾旁间隙。

2）肾盂、肾盏壁结构：肾窦是肾穹隆至肾门的肾实质所围成的腔隙，内含有许多传导结构如肾盂、肾盏、血管、淋巴管、神经。它们被纤维小束包绕并与肾周间隙脂肪组织相连续。

肾盂、肾盏分为黏膜、黏膜下、平滑肌纤维三层。肌肉外有结缔组织鞘覆盖。肾盂、肾盏肌肉分典型、非典型两种。典型类型平滑肌与输尿管平滑肌相似；非典型类型位于肾小盏和穹隆部，并向远延伸至肾盂、输尿管连接部，这些非典型类型平滑肌细胞形成一薄膜覆盖在典型平滑肌上，被认为影响肾盂、肾盏平滑肌活性。肾小盏末端的非典型肌细胞作为自发性蠕动的起搏器，基本收缩频率从肾小盏壁开始，向下传至肾盂、输尿管肾盂连接部。依赖尿液生成速度，或多或少的冲动通过连接部传送至输尿管，形成输尿管蠕动。一个肾盏形成蠕动与其他肾盏激发蠕动互相协调，导致肾盂蠕动。或者是通过具有最高频率蠕动肾盏来控制。输尿管梗阻时，这种协调性将会破坏，虽然肾脏神经冲动起一定作用，但最基本因素是位于肾盏、肾盂、输尿管的尿量，它们具有刺激肌肉蠕动的活性。去神经肾脏仍然保持肾盂、输尿管蠕动，证明了这点。

肾盂输尿管连接部同样发现具有起搏点作用。它通过提高肌肉收缩来增加尿液流量，并通过肌源性传导增强输尿管蠕动。

3）肾皮质的组织结构：肾脏分为外周肾皮质、中央肾髓质。肾皮质最外层为皮质层，含有卷曲小管，但无肾小球。皮质小叶由覆盖椎体基底部及插入椎体叶间皮质（肾柱）组成，肾窦及肾极皮质较厚，肾脏前后层均含 7 个肾小叶，每一肾锥体含有集合管、髓襻及一个肾小盏。

（1）叶间脉管系统：叶间动脉沿着肾柱上行，于皮髓质分界处分为弓形动脉，弓形动脉发出小叶间动脉供应皮质小叶。

（2）肾小叶：肾小叶是肾脏基本单位。它由肾小球、卷曲小管、髓襻、集合管组成，肾小球由小叶间动脉发出入球小动脉供应。

（3）肾髓质：由集合管、近端小管、远端小管、髓襻组成。

（二）肾脏毗邻关系

1. 肾脏与周围器官毗邻关系　胚胎发生时，肾直接位于腹膜壁层的后方，后由于肾上腺的发生及腹膜与结肠、十二指肠以及胰腺的关系变化，肾与腹膜的原来关系也有所改变。

肾的上方附有肾上腺，共同由肾筋膜所包绕，二者之间隔以疏松结缔组织。左侧肾上腺如一帽子盖在肾上极，肾上腺块压低左肾。右肾上腺位于右肾上极中央部分，肾上腺块使右肾上极向上极旋转。

肝脏位于右肾前上部分，此相关位置关系在经胸腹部手术入路及肝、肾外伤时显得尤为重要。由于肝脏向后环绕着右肾，因而右肾上极行经皮穿刺时，应避免损伤肝脏后缘。肝脏通过右三角韧带附着膈肌，因此行下腔静脉切开，取出肿瘤性栓子前必须先切断右三角韧带。

十二指肠降部紧邻右肾肾门、肾盂，并比较固定，行右肾盂经皮穿刺和外科手术时，很可能受损。右肾内侧有下腔静脉，两者距离较近。右肾肿瘤、炎症性疾病常侵及下腔静脉，右肾切除时，须注意保护，以免造成难以控制的出血。降、升结肠分别覆盖左、右肾的下极。

从上向下，有 4 个器官紧邻左肾：脾、胃、胰、空肠。脾脏向内侧延伸，在肾脏手术、钝性外伤时，特别容易同时受损。胃位于左肾上半部分。胰与左肾仅有肾筋膜前层相隔，左肾手术应注意勿伤及胰体、胰尾。空肠与肾下极毗邻。

2. 肾脏与胸廓的关系　左肾的一半和右肾 1/3 均位于第 12 肋之上，胸廓支架内，仅借膈与胸膜腔相邻。根据万玉壁的调查，91.9% 的肾，后面毗邻肋膈窦，肋膈窦到达第 12 肋下方者，左侧占 71.2%，右侧占 84.4%。第 12 肋的长短常有变异，胸膜与肋骨的关系亦不尽相同。为了正确评价胸膜反折水平和肋膈角位置、第 12 肋长短，必须通过 X 线来确定。

经皮肾镜穿刺最好定位于胸 12 肋下，可以避免因内镜管道所造成的气胸和胸腔积液。另外内镜器械太接近肋骨，其操作灵活性也同样受到限制。

3. 胸$_{12}$水平（横切面）肾脏毗邻关系

（1）右侧：右肾上极被肾周间隙的脂肪组织所包绕，肾周间隙由肾脏前后筋膜包被形成。肾上腺位于此部分的前部，腹横筋膜和右膈脚位于其外侧。第 11 肋下动脉和神经位于胸、肋下，肋间肌肉前方。含有肝右、肝中叶静脉的肝右叶位于肾筋膜前的腹膜腔内。下腔静脉位于右膈角前方。

（2）左侧：此切面扫及左肾上极和左肾上腺较下部分。肾筋膜前后层包绕它们并向外延续至外侧结肠筋膜。肾旁后隙位于这些筋膜的背侧。脾、胃被脾胃韧带悬吊。部分胸膜腔位于膈肌前方。胸主动脉与胸导管毗邻，位于左膈角后方。

4. 腰$_1$水平（横切面）肾脏毗邻关系　肾动脉进入肾门后分为肾段动脉。右肾上腺最下部分位于此右侧。在此平面，主动脉前无膈角，腹腔神经节位于主动脉前表面。腰升静脉紧贴于腰 1 椎体。网膜孔标志网膜囊出口，门静脉、胆总管位于网膜孔的前方。脾静脉经过其左侧。第 12 肋和左、右肾的背侧为髂肋肌、竖背肌。

5. 腰$_2$水平（横切面）肾脏毗邻关系　右输尿管位于右肾下极前中侧，肝右叶覆盖右肾。左肾静脉回流至腔静脉，左肾动脉起自腹主动脉。左性腺静脉位于左肾静脉主要属支的内侧。门静脉位于腔静脉前方。结肠脾曲位于脾与左肾之间的左肾筋膜前方，胰尾紧靠左肾。腰方肌形成肾脏支撑，其后侧、外侧分别为竖脊肌、背阔肌。

6. 腰$_{2\sim3}$水平（横切面）肾脏毗邻关系　空肠位于左肾前面，胰体后面。升结肠位于右肾前面，肝右叶后面。输尿管位于椎体外侧。左性腺静脉位于输尿管前内侧。腹主动脉位于中间，膈肌在此水平未能发现。结肠外侧筋膜向前与肾前后筋膜融合。左肾被竖脊肌支撑。

7. 通过右肾上腺（矢状切面）　右肾上腺位于 11～12 肋之间，肝尾状叶下方，与下腔静脉毗邻。十二指肠上部，降部位于其前下方。右肾动脉穿行于右肾旁间隙。

8. 通过右肾门（矢状切向）　右肾前上方为胆囊、门静脉、肝总管、肝右叶，前方为十二指肠降部和结肠肝曲。右肾深部为背阔肌、竖背肌、腰方肌、12 肋、腰大肌。右肾门含有肾动、静脉分支。肾内、后层筋膜形成肾旁间隙，其后为肾周间隙，腹横筋膜。

9. 通过左肾（矢状切面）　胰体和脾动、静脉位于左肾上极的前方。胃体、脾分别位于胰体、脾动、静脉前方，上方。胃短动脉位于脾、胰之间。大网膜连接胃与横结肠，并支撑横结肠。降结肠位于肾下极前方。肾动、静脉位于肾门内，输尿管位于其外。腰方肌和髂肋肌位于肾脏背侧。

10. 通过肾门的冠状切面　右肾在肾旁间隙内，相对于腰$_{2\sim3}$椎体，毗邻腰大肌。右肾上腺位于其上方，与膈肌腰部毗邻。左肾相对于腰$_{1\sim2}$椎体，胰头及脾动、静脉位于其上方。左肾上腺覆盖其上极。结肠脾曲位于其外侧。

（王锦涛）

第三节 输尿管结构、功能及毗邻关系

一、输尿管结构

输尿管壁分为三层结构，由内到外为黏膜层、肌层及纤维层。

1. 黏膜层 输尿管黏膜光滑，约有 6 条纵行的皱襞，当有尿液充盈时皱襞消失，黏膜层向上延续于肾乳头，向下与膀胱黏膜相连接。黏膜层表面为移行上皮，黏膜下层含有较多弹性纤维；移行上皮一般有 4～6 层细胞，而在肾盂及肾盏处则仅有 2～3 层细胞，且没有黏膜下层。

2. 肌层 从输尿管上 2/3 以上至肾盏，只有内纵外环二层平滑肌。纵肌起始于肾乳头处的肾盏，环形肌围绕肾乳头基底部，具有排空尿液的作用。输尿管下 1/3 在环形肌外面增加了一层纵肌，而内层纵肌纤维变得难以辨认。正常情况下，输尿管膀胱壁内段长约 1.5cm，黏膜下长度达 1.0cm，位于膀胱黏膜与逼尿肌之间。输尿管纵向肌层进入膀胱后向膀胱出口方向延伸，并呈扇形展开构成三角区浅肌层。而膀胱逼尿肌在输尿管末端形成 Waldeyer 鞘，该鞘向下伸展则形成三角区深肌层。当膀胱充盈时，输尿管纵行肌及三角区肌肉收缩，使输尿管黏膜下隧道受压，被动地起到活瓣作用而关闭输尿管口。排尿时，膀胱内压不能增加，逼尿肌收缩时，Waldeyer 鞘将输尿管向上方牵拉，而三角区肌肉向下收缩以张开膀胱颈，使输尿管拉向下方，这样，输尿管膀胱壁内段被动延长，加上膀胱内压直接作用于黏膜下输尿管，关闭了输尿管末端，形成了抗膀胱输尿管反流机制。

3. 纤维层 输尿管壁最外层，上端于肾窦内与肾纤维囊相延续，末端与膀胱壁纤维层相连接。

二、输尿管功能

其主要功能是传输尿液，在末端与膀胱逼尿肌构成抗反流机制。输尿管的蠕动是其平滑肌层电位变化引起肌肉收缩的结果。肾盂输尿管连接部是蠕动的起搏点。当尿液从肾乳头汇集在肾盏内后，肾盏会出现有节律的收缩与舒张，将尿液挤入肾盂内。正常肾盂容量为 5ml 左右，随着尿液积聚，肾盂开始扩张，接着肾盂输尿管连接部及输尿管随着充盈，形成肾盂输尿管圆锥充盈，蠕动由上向下传递，尿液被排入膀胱。

输尿管蠕动的频率为每分钟 2～10 次，每次收缩时间为 2～3s，有时可达 7s，每次松弛时间为 1～3s，蠕动间隔时间为 7～9s，蠕动速度约每秒 3cm。输尿管蠕动的频率和幅度与分泌的尿量有关，分泌的尿量多时，输尿管蠕动的频率和幅度也较大，反之则降低。而在肾造瘘及逆行输尿管插管时，由于尿液通过导管流出体外，肾盂及输尿管圆锥失去尿液充盈扩张刺激，输尿管蠕动基本停止。

三、输尿管的分段及毗邻

输尿管是位于腹膜后间隙的细长形肌性器官，左右各一，起于肾盂，止于膀胱，略呈 "S" 走行，成人长 25～30cm，右侧输尿管较左侧的约短 1.0cm。解剖学将其分为腹部、盆部和壁内部。腹部又以与性腺血管交叉点为界，分为腰部和髂部。而临床上常将输尿管分为三段，上段从肾盂处至骶髂关节上缘处，中段为骶髂关节上下缘间，下段为骶髂下缘至输尿管膀胱开口处。

1. 腹部 起自肾盂，沿腰大肌前面下行，周围有疏松结缔组织包绕，形成输尿管周围鞘。输尿管在下降过程中稍偏向内侧，进入盆腔时，跨过髂总动脉末端或髂外动脉始部的前面，两侧输尿管的外侧均有性腺血管。右侧输尿管前面是十二指肠降部，胰腺头部，升结肠及其系膜，阑尾及系膜，其间隔以后腹膜，内侧为下腔静脉。左侧输尿管前面是十二指肠空肠曲的右端，降结肠和乙状结肠上端及其系膜，后腹膜隔于其间，内侧为腹主动脉。精索血管开始都走在腰部输尿管的前内侧，在腰大肌中点处，相当于第 3 腰椎水平偏下方呈锐角转向输尿管的前外侧，同输尿管呈锐角交叉，此即为输尿管髂部的起点。在 X 线照片上该分界处相当于第 5 腰椎横突位置。

左侧输尿管有乙状结肠系膜的覆盖，乙状结肠手术时，易伤及左侧输尿管。右输尿管无肠系膜保

护，如手术牵拉腹膜，可能被拉至手术野而受损。

2. 盆部 起自骨盆上口相当于输尿管与髂血管交叉处的稍上方，下至输尿管膀胱入口处。盆部在坐骨棘以上部分称为壁部，以下的部分称为脏部。壁部在腹膜外结缔组织内沿盆侧壁行走，经髂内血管、腰骶干及骶髂关节的前方或前内侧，在闭孔神经及血管的内侧跨过，至坐骨棘水平，转向前内方，离开盆侧壁，移行为脏部，经盆底上方的结缔组织内行直达膀胱底。此段行程男女有显著不同。男性输尿管从坐骨棘水平开始向内下方，经直肠前外侧壁与膀胱后壁之间，贴近直肠侧韧带，在输精管的外后方与输精管交叉，并转向输精管的内下方和精囊顶部的上方，斜行穿入膀胱壁，开口于膀胱三角的外侧角。输尿管进入膀胱的角度变化很大，从90°~135°不等。老年男性因前列腺增生，膀胱三角区被抬高后此角度更大。输尿管末端周围有膀胱静脉丛。在盆腔手术时易损伤输尿管，如在结扎子宫动脉、卵巢动脉或直肠上动脉，尤其是在右侧钳夹直肠上动脉时，可误夹输尿管。此外在分离直肠外侧韧带，切除盆腔大肿瘤时，均可能伤及盆部输尿管。

3. 壁内部 两侧输尿管抵达膀胱后壁时相距约5cm，然后向下内斜穿膀胱壁，形成输尿管壁内部，壁内部长1.5~2.0cm，在空虚的膀胱，二开口间距离约为2.5cm。正常情况下，输尿管壁内段及其黏膜下段，与膀胱逼尿肌在输尿管末端形成的 Waldeyer 鞘共同组成膀胱输尿管抗反流机制。输尿管管腔全长粗细不一，有三个生理性狭窄，口径2~3mm。三个生理狭窄分别位于肾盂输尿管连接部，输尿管与髂血管交界处及输尿管壁内部，是结石易于停留的位置。

四、输尿管的血供

输尿管的血供较丰富，上1/3段输尿管由肾动脉分支供应，中1/3段由腹主动脉、髂总动脉、精索内动脉分支供应，下1/3段由膀胱下动脉分支供应。这些动脉分支在进入输尿管浆膜层下后有广泛的交通形成动脉网。因此，切断任何一段输尿管断端的局部血供并无大影响。但在输尿管损伤后或二次手术时，由于已发生严重粘连，剥离困难，勉强游离会造成浆肌层损伤，这样将严重影响局部血供。

（王锦涛）

第四节 膀胱结构、功能及毗邻关系

一、结构及功能

（一）膀胱结构

输尿管膀胱结合部由五部分组成，其有让尿液进入膀胱和防止尿液逆流入输尿管的功能。这些部分包括近膀胱壁输尿管、输尿管壁内段、输尿管黏膜下段、浅三角区和膀胱壁。

1. 近膀胱壁输尿管 近膀胱壁输尿管止于膀胱壁的外膜，由于其被包在输尿管周围鞘（Waldever鞘）内而显得重要。

输尿管段由明显的外膜包绕，同时该外膜套在由通尿肌衍生的纤维肌性输尿管周围鞘（Waldeyer鞘）内。从解剖学来讲，形成输尿管覆盖层。鞘从输尿管口到包绕近膀胱，输尿管处长3~4cm，在近膀胱输尿管平面融合到输尿管肌系中。在输尿管口上方，鞘纤维向近端膀胱后壁上扩展且并列由逼尿肌中环层延续的深三角区。一些纤维与对边的另一些纤维相遇形成输尿管间壁的深部，其浅部由浅三角区形成。其他肌纤维斜穿输尿管口和膀胱口之间，构成深三角区的余部，而且大多数外侧纤维形成输尿管壁的深部。膀胱壁本身在输尿管进入膀胱的位置包绕输尿管，发出少数肌纤维到输尿管周鞘，但输尿管却自由穿过逼尿肌裂孔。输尿管主要依赖于输尿管周鞘和其延续的深三角区，以及附着的浅三角区：在输尿管壁内段和浅三角区的收缩期间，输尿管壁内段的运动取决于输尿管周鞘下面的疏松外膜层。

近膀胱壁的输尿管延续为膀胱内（终末）输尿管，约1.5cm，由膀胱壁内段和膀胱黏膜下的短的黏膜下段组成。

2. 输尿管壁内段 壁内段输尿管的结构不同于其上的输尿管，壁内段的肌纤维走行几乎全部是纵向的，取代了适合于蠕动或推进的螺旋形肌束，包埋在也是纵向的弹性纤维和胶原束的筛网内。肌性部和弹性部的平衡保证尿液从这段输尿管通过时所需的顺应性。功能性梗阻（原发性巨输尿管）可能由于过多结缔组织沉积干扰了肌肉的运动，致顺应性下降。

3. 输尿管黏膜下段　穿过膀胱壁后，输尿管在浅三角区行走于黏膜下，壁内段见到的纵肌一直延续到这段。

4. 浅三角区　输尿管纵肌延续到膀胱，扩展形成浅三角区，即由相对小的平滑肌束组成的薄层，由薄层结缔组织与深三角区的环肌层分隔。由输尿管处移行而来的肌肉扩展覆盖形成深三角区的中环层中心部分，且在中线处相遇。一些纤维横向交叉，但大多数则沿尿道壁下行成为尿道壁并加入射精管肌层内。在女性，浅三角区的肌肉扩展至尿道全长以纤维环终止于快近外尿道口处。

浅三角区可能在排尿时开放膀胱颈没什么作用，但是在排尿时通过收缩和增加输尿管壁内段的倾斜度阻止膀胱输尿管逆流是重要的。

5. 膀胱壁　当输尿管以斜段穿过膀胱壁时，被覆的膀胱壁进行性变薄，似皮瓣的作用。其后，膀胱壁进行性增厚到管口，从而否定了输尿管是膀胱内压升高而压缩的理论。

（二）膀胱输尿管功能

反流可能被黏膜下和壁内段输尿管的倾斜、特别是黏膜下段（皮瓣）的收缩性能阻止，该作用可由浅三角区收缩引起输尿管长度增加而增补。当膀胱内低压时，静息张力是使覆盖黏膜下输尿管的皮片关闭，还允许蠕动推进的尿液团的通过。当膀胱充盈和腔壁张力增高时，浅三角区被拉伸，牵拉壁内输尿管更斜。因此当膀胱开始排空时，浅三角区反射性缩短，使壁内输尿管变得更长、更斜，增加了皮瓣的效应。当尿液蠕动团通过时，壁内输尿管的纵向纤维缩短，使上方输尿管的螺旋形肌层相互滑行且被拉进裂孔，即减低尿流的阻力。

二、膀胱的形态和位置

膀胱（urinary bladder）的形态、大小和位置随膀胱内尿液的多少及其与邻近脏器的状态而不同，其位置又与年龄密切相关。当膀胱空虚时，完全位于盆腔内；充盈时则向前上膨胀至腹腔。空虚的膀胱呈四面锥体形，分底、体、尖、颈四部和上面、下外侧面膀胱底（fundus ofbladder）为三角形，朝向后下方。男性底的上部隔着直肠膀胱陷凹、下部有精囊腺和输精管壶腹与直肠相邻。膀胱尖（apex of bladder）朝向耻骨联合上部，自尖向上有脐正中韧带连于脐。膀胱体（body of bladder）上面为三角形，前角为膀胱尖，后方两侧角为输尿管进入膀胱部，两侧边缘有脐外侧韧带。男性上面被以腹膜，向后再向下延续为直肠膀胱陷凹。充盈的膀胱基本呈椭圆球形，膀胱尖处的腹膜反折遂之向上推移，可高出耻骨联合 3～5cm。因而在耻骨联合上缘行膀胱穿刺术时可不损伤腹膜。此时的下外侧面成为前面。膀胱颈（neck of bladder）位于最下部，也是最固定的部位，它在耻骨联合下部后方 3～4cm 处，也就是位于骨盆下口稍上方水平。男性的膀胱颈下方与前列腺底紧密相邻。新生儿的膀胱位置较成人相对为高，尿道内口平对耻骨联合上缘，应该说膀胱是腹部的器官，约占脐下的 2/3，以后逐渐下降至盆腔。

三、前列腺和膀胱韧带

男性的膀胱出口由前列腺从下方支持，而前列腺由耻骨坐骨肌支持。左，右耻骨前列腺韧带从前部支持前列腺，形成耻骨前列腺内侧韧带，附着于耻骨联合。

四、与膀胱有关的筋膜

膀胱作为泌尿系统的一部分，位于腹膜后筋膜的中间层内。肾筋膜（Gerota 筋膜）的后层与壁筋膜（横筋膜）的骨盆部在膀胱后融合，盆壁筋膜来自腹膜后筋膜的外层，与覆盖骨盆血管为同一层。肾筋膜的前层继续向尾侧延伸，在成为覆盖膀胱的筋膜之前，包绕鞘内的输尿管。

五、膀胱颈和三角区

膀胱颈与膀胱底一起是膀胱扩张性最小的部分，位于穿过耻骨联合和坐骨尖平面。三角区和后尿道是膀胱颈完整部分。浅三角区（膀胱三角，Lieutand）是光滑的，相对平坦的高起结构，有扩展到膀胱颈的尖（膀胱腭垂）和两个环绕输尿管口的上极。

三角区向上止于输尿管间嵴或壁（输尿管或膀胱隆凸，Merciei 壁），向外侧止于输尿管壁（输尿管嵴或贝尔肌）。输尿管间襞由横肌纤维不明显的黏膜下囊，与由输尿管口来的输尿管平滑肌穿过膀胱颈延续的。三角区的尖正好在膀胱出口，由于胚胎起源，实际上在男性是在精阜处。三角区大小形状是变化的，儿童期近似等边的三角形，而成人，尤其男性则被拉长。

六、膀胱镜下解剖

1. 膀胱整体观　用膀胱镜观察膀胱内部可见膀胱颈、浅三角区、膀胱壁三部分。

膀胱壁则分底部或基底部（膀胱底），延伸到输尿管间嵴上方；两个外侧壁、前壁和气泡标志的顶部或穹隆部。

2. 膀胱颈的镜观　在无前列腺增大的膀胱颈像一个圆形的开口，浅三角区的尾侧伸展区在底部可见其伸展到含前列腺囊和射精管的精阜。良性前列腺增生，由于前列腺叶从外侧挤压膀胱颈而变为三角形。

3. 输尿管口的镜观　输尿管口关闭时，其形状位于输尿管间嵴和输尿管嵴结合部附近成斜隙样，由输尿管肌系扩展区－浅三角区的牵拉，保持管口的合适位置。排尿时，输尿管壁内段的纵肌纤维向上拉三角区的角和管口；排空期，浅三角区从远处牵拉管口，使穿过膀胱壁的输尿管段更倾斜，因此更能抑制尿返流。

透过黏膜层观察膀胱壁的固有层可见有细小的血管支。

七、膀胱壁的结构

膀胱黏膜是与输尿管、尿道相延续的，由移行上皮组成。在膀胱排空时变成皱褶，膀胱膨胀时则上皮细胞能变得高度扁平。黏膜下层的固有层是富含弹性组织的疏松结构，其下是逼尿肌的内纵、中环、外纵三层结构。

1. 黏膜层　黏膜层（mucous layer）呈粉红色，由移行上皮组成，向上与输尿管黏膜层、向下与尿道黏膜层相连续。空虚膀胱的黏膜层增厚，且形成大量的皱褶，膨胀时则变薄且皱褶消失。膀胱三角区的黏膜层，由于紧密与肌层相贴，故不论膀胱充盈与否，黏膜层总是平滑，只不过在膨胀时，黏膜层稍变薄。一般认为黏膜内不存在腺体，但有人认为在接近尿道内口处有腺体存在。

2. 黏膜下层（submucous layer）　由大量的疏松结缔组织组成，除膀胱三角区外均存在。它适应膀胱的收缩与膨胀，收缩时此层较厚，膨胀时则变薄，与其他管腔壁的构造比较，其特点是此层内没有黏膜肌层，也没有真正的黏膜腺。

3. 逼尿肌层

（1）逼尿肌弓（逼尿囊或逼尿肌）：由独立的粗平滑肌囊组成。大部分膀胱体肌囊的平面和方向是变化的，它们互相交错以致单一纤维可能通过所有三层延续。这种排列从功能上讲适于在所有方向上协调收缩，从而在排尿时获得表面的一致缩小。

在前后壁发现有逼尿肌外层，基本纵向的宽肌囊，而在外侧壁则不能清楚见到此层。当外层的后纵囊接近膀胱颈时，较中心部分插入深三角区的尖部以形成部分中环层。后肌囊的外侧部环绕输尿管膀胱结合部，形成逼尿肌弓，前纵囊在子宫颈前弓处加入逼尿肌等。

内外层之间的中层即中环层，有或多或少的环行纤维，从预到底形成绕膀胱壁的环。内层肌囊呈内纵层，会聚于膀胱颈，其表面的浅三角区由于膀胱内压升高和逼尿肌肥大可引起黏膜层和固有穿过环、纵肌囊之间的间隙形成膨出，而导致小渠的形成。

（2）膀胱底的肌系：由于膀胱底有潴留、排放尿液的功能，其结构与膀胱体有明显不同。在男性膀胱底也形成生殖系统最近端部分，有阻止精液逆流的功能。膀胱体主要由副交感神经支配运动的，而膀胱底则和前列腺、精囊腺、射精管相似，由副交感神经支配膀胱底有控制尿液和排空尿液功能、前者由肌肉和有括约肌作用的弹性组织完成，后者由纵向肌的扩张作用完成。

（3）膀胱颈括约肌系统：由逼尿肌中环层肌囊组成，该肌囊向前下斜行，环绕输尿管口，加入外层前纵肌囊的深层，这层呈不对称的同心环，形成所谓的基底环或三角区环。另外，后纵肌囊的外侧部从各边绕过，在前下位点结合形成凹面向后的弓，即所谓逼尿肌弓。

膀胱颈系统是前列腺前括约肌的延续，这个关系对膀胱颈高度控制尿液是很重要的，尿管膀胱颈从结构上不是真的括约肌，通过 X 线摄影术观察到在膀胱出口处能控制尿液，故常称其为内括约肌。它所联结的平滑肌和弹性纤维压缩松软的内衬黏膜层以达到控制功能。在膀胱充盈时，通过去甲肾上腺能交感神经的刺激，此括约肌和前列腺括约肌的紧张等反射性增加。

公认开放膀胱颈的扩张肌系由纵向肌形成。来自外纵肌层的前、后纵肌囊的中间部分从远端通过且固定到子宫颈前弓，一些肌囊则下降与前列腺底部的肌层融合。少数肌囊伴行于耻骨前列腺韧带。当由纵肌层的肌囊会聚到由尿道口，附着于环肌或者向下延续到尿道渐渐消失合并到尿道前列腺前部的内纵肌层时，这些肌囊变成辐射向。扩张肌系统主要由胆碱能（副交感）神经纤维支配。

另外，腹侧外纵层像背侧一样绕背侧面成环，产生外纵层肌囊环绕尿道一周的效果。因此，认为男性近端尿道和女性全尿道都是膀胱壁的延续，尽管这些部位发育是不同的。

八、脐尿管和脐韧带

脐尿管是膀胱尿道管腹侧末端的遗迹，包埋在中线处腹膜内形成脐尿管韧带或脐正中韧带。脐尿管的起始部位于膀胱前隙（Retzius 隙），其遗迹走在脐膀胱筋膜（中间层）内，腹膜和横筋膜之间。脐膀胱筋膜中间层向外侧扩展成脐内侧韧带，包绕从膀胱上动脉到脐的脐（闭）动脉。向下，脐膀胱筋膜与膀胱、前列腺的筋膜融合。

成年脐尿管通常达不到脐，多止于一条下腹（闭）动脉附近，或加入两条下腹（闭）动脉，或脐尿管短且部分退化成脐下纤维丛（Lnschka 丛）。脐尿管壁由外膜、膀胱附近更充分发育的外平滑肌层，黏膜下结缔组织层和有变移上皮，偶成立方上皮的内上皮层组成。

（王锦涛）

第二章

泌尿外科疾病常见症状

第一节 排尿异常

一、尿频

排尿次数增多称为尿频，为泌尿系统疾病最常见的症状之一。通常情况下，正常成人白天排尿次数为4~5次，夜间排尿次数0~1次，一般不超过2次。每次排尿量200~300ml，且不同年龄段的儿童排尿差异较大。尿频的产生常与下面三个因素有关：小便产生过多、膀胱容量功能性降低以及膀胱不能完全排空。

二、尿急

指突然间出现的强烈的、难以控制的排尿意愿。泌尿系统炎症、焦虑症、膀胱异物、神经源性膀胱功能障碍、前列腺增生症，及膀胱出口梗阻等疾病都可出现尿频的症状。

三、尿痛

常继发于尿道、膀胱、前列腺急性感染，指在排尿时出现烧灼样疼痛。在男性位于尿道远端，女性局限于尿道。尿痛通常只在排尿进程中出现，而排尿结束后即可消失。排尿开始时尿道即出现疼痛提示病变位置在尿道。而膀胱病变导致的尿痛多于排尿即将结束时发生。尿痛作为泌尿系统感染的首要基础症状，常与尿频、尿急同时存在。

四、排尿困难

排尿困难即指患者小便排出不畅。临床表现或轻或重，轻者可有排尿犹豫、尿线无力、射程变短；重者尿线细软或淋漓不续，每次排尿均较正常时费力，即使借助腹压作用协助排尿，也只能排出少量尿液，形成间歇性排尿，且患者常伴排尿不尽感。主要原因有：①膀胱颈以下机械性梗阻，常见病因有前列腺增生症、尿道或尿道口狭窄、晚期膀胱癌、子宫肌瘤或子宫脱垂压迫膀胱颈。②支配膀胱神经功能的中枢或周围神经损伤，造成膀胱逼尿肌的张力减弱或尿道括约肌痉挛，临床多见于颅脑或脊髓损害、糖尿病、直肠癌、子宫颈癌根治术损伤骨盆神经或阴部神经者、脊髓膨出、脊椎裂等疾病中。此类患者同时可伴会阴部感觉减退、肛门括约肌松弛、导尿管易于插入等症状，应注重其与机械性梗阻的鉴别。

五、尿潴留

膀胱内充满尿液而不能排出。临床多见于前列腺增生、尿道狭窄或损伤、神经源性膀胱、急性前列腺炎和脓肿等泌尿系统病症中，亦可见于糖尿病、颅脑和脊髓损伤，或痔疮、肛瘘、妇科或直肠肿瘤根治术后。分为急性和慢性尿潴留。急性尿潴留发病较急，膀胱满胀难忍，患者痛苦异常，体检时可于耻骨上方触碰到胀满的膀胱，以手按压时患者尿意明显；慢性尿潴留是因长期排尿困难发展而来，患者多不伴有排尿痛苦不适感，多为充溢性尿失禁。长期慢性尿潴留可能会引起双肾积水，使肾功能受损。

六、漏尿

指小便不经尿道外口排出，而绕过尿道括约肌由瘘口流出。外伤、产伤、感染、局部放疗、手术、肿瘤等为其常见病因，发病部位则多见于膀胱阴道瘘、尿道直肠瘘以及尿道阴道瘘，先天性异位输尿管开口和输尿管阴道瘘则较为少见。

七、遗尿

指患者在入睡后出现的尿液不自主流出，膀胱括约肌失去自我控制能力。每夜可发生 1～2 次，或者每几晚发生一次。遗尿可为生理性表现，多发于 3 岁以下的儿童。15% 的儿童可持续到 5 岁，仅有 1% 的儿童可持续到 15 岁。此种现象可因先天，也可因睡眠程度过深、大脑皮质发育迟缓或者泌尿系统病变等引起。

（王锦涛）

第二节　尿量异常

一、少尿和无尿

以 24h 计，尿量少于 400ml 称之为少尿，100ml 以下即为无尿。少尿和无尿产生的原因可分为肾性、肾前性、肾后性。肾性即指肾脏本身病变；肾前性可见于严重脱水、出血、休克等；肾后性常由双侧输尿管梗阻导致，也可见于一侧肾无功能，另一侧输尿管梗阻。

二、多尿

即 24h 尿量超出正常尿量的范围，少则 2 000ml，多则 6 000ml，甚至超过 10 000ml。多见于糖尿病、尿崩症以及急性肾功能衰竭的多尿期等。

（王锦涛）

第三节　尿液异常

一、血尿（含肉眼血尿和镜下血尿）

尿液中混有红细胞称为血尿。若每 1 000ml 尿内最低含 0.5～1.0ml 血，肉眼也可看到，即为肉眼血尿。而当出血量较少，只有在显微镜检查时才可发现异常数量的红细胞，通常每高倍视野下超过 3 个，而肉眼观察尿无血色，则为镜下血尿。

二、血红蛋白尿

血红蛋白尿即为尿液中出现大量游离血红蛋白的现象。一般情况下，人尿液中没有可测知的游离血红蛋白，而血红蛋白尿的出现是由于大量红细胞在血管内被溶解破坏，游离血红蛋白数量明显增多，超过近端肾曲管的重吸收能力及结合珠蛋白结合能力，导致尿中出现大量血红蛋白所致。其说明了血管内有非正常溶血的发生。根据含血红蛋白量的多少，血红蛋白尿可呈现出均匀的浓茶色、葡萄酒色、棕色及酱油色等多种不同的颜色。多是由各种血液病、药物或毒蛇咬伤、重度烧伤和严重感染等引起急慢性血管内溶血所致。慢性溶血伴血红蛋白尿的，临床表现主要有低热、腰痛、腹痛、周身不适等。而急性血管内溶血发作时可出现高热、寒战、肢体酸痛、明显腰痛、呼吸急促、胸闷、乏力、头痛、恶心、呕吐、腹痛、腹泻等不适症状，之后第 1 次尿液为葡萄酒色、棕褐色甚或酱油色，可伴有发作后巩膜黄染。若急性溶血发生于全身麻醉状态下，可见手术创面严重渗血、血压下降，最后可见血红蛋白尿。在诊断和鉴别诊断时，可取适量新鲜尿液标本离心，于显微镜下检查未见红细胞或只有少数红细胞，而尿液的联苯胺或愈创木酯试验阳性或强阳性，并除外肌红蛋白尿即可明确诊断为血红蛋白尿。

三、脓尿

脓尿指小便中有脓细胞存在。常见的有非特异性感染和特异性感染两种。非特异性感染以大肠埃希菌最为多见，其次有变形杆菌、葡萄球菌、肠球菌、产气杆菌、铜绿假单胞菌等。特异性感染临床多指淋病奈瑟菌和结核分枝杆菌。多见于肾盂肾炎、肾脓肿、膀胱炎、前列腺炎或脓肿、尿道炎以及毗邻器官的炎症等疾病。梗阻是其最常见的诱因，多由泌尿系肿瘤、损伤、结石、神经源性膀胱、尿道异物、狭窄、憩室等原因导致。

四、细菌尿

正常尿液是无菌的，如尿中有细菌出现，且菌落数 $> 10^5/ml$ 时，称为细菌尿，说明泌尿系存在感染。其中，革兰阴性杆菌占到非特异性感染致病菌 70% ~ 80%，包括大肠埃希菌、副大肠埃希菌、变形杆菌、产气杆菌与铜绿假单胞菌；余 20% 致病菌主要是革兰阳性球菌，多为葡萄球菌和链球菌等。

五、乳糜尿

尿液中出现乳糜液或淋巴液，使尿液呈现出乳白色，即为乳糜尿。病理状态下，乳糜液因不能进入血循环而发生反流、淋巴液瘀滞，使淋巴管内压力增高，导致淋巴管曲张、破裂，若破裂位置刚好与泌尿系统相通，乳糜液进入尿中即形成乳糜尿。其最常见的病因为丝虫病、创伤、结核、腹膜后肿瘤。另外，先天性淋巴管瓣膜功能异常亦可导致乳糜尿发生。

六、结晶尿

正常小便中富含很多有机盐和无机盐物质。在饱和状态下，这些物质可因缺少某些抑制这些物质沉析的因素或者温度、尿酸碱度、代谢紊乱而发生沉淀、析出，形成结晶则称为结晶尿。尿内结晶以草酸盐、磷酸盐、尿酸、尿酸盐较为多见。

七、气尿

排尿过程中伴有气体排出，称为气尿，多提示膀胱和肠道间有瘘管存在。糖尿病患者伴有产气杆菌感染时也可出现气尿，是由于尿液中糖的浓度较高，发酵时产生 CO_2 所致。但此种情况较为少见。常见病因包括手术、外伤、结核、Crohn 病、乙状结肠癌和放射性肠炎等。

（王锦涛）

第四节 尿失禁

一、真性尿失禁

是指不管患者身在何时何地，处在何种体位，尿液均持续不自主地从尿道流出的现象。多是由于膀胱括约肌受到损伤，或神经功能障碍导致膀胱括约肌失去控摄尿液的能力。多见于外伤、手术导致的神经源性膀胱、膀胱括约肌损伤及阴茎耻骨型尿道上裂等。

二、压力性尿失禁

平时尚能控制尿液，而在咳嗽、打喷嚏、运动或其他增加腹内压的动作时出现尿液不自主流出，称为压力性尿失禁。多发生于有过多次怀孕和自然分娩史的中年以上妇女。常见病因有盆底组织薄弱、膀胱尿道括约肌松弛、膀胱底部下垂、膀胱尿道后角消失、尿道难以伸到足够长度、以及尿道倾斜角增大等。

三、急迫性尿失禁

是指强烈尿意来临时无法控制，尿液快速流出。为膀胱过度活跃症的严重表现。一般可因局部的强烈刺激引发，如急性膀胱炎和部分上运动神经元病变等。临床多见于神经源性膀胱、膀胱炎、逼尿肌老化、严重的膀胱出口梗阻引起的膀胱顺应性降低等；也可见于心脑血管病变、糖尿病早期。另外，精神紧张、焦虑等精神原因也可引发。

四、充盈性尿失禁

又称假性尿失禁，当下尿路出现严重的功能或机械性梗阻时可引发尿潴留，使膀胱内压力升高，当压力升到至超过尿道阻力时，可出现小便从尿道中漏出，即为充盈性尿失禁。多由尿道狭窄、前列腺增生症、神经源性膀胱功能障碍导致。

（王锦涛）

第五节　疼痛

一、肾区疼痛

常由于肾脏的炎症或梗阻等导致肾被膜受牵拉而引起。典型的肾脏疼痛部位在骶脊肌旁第 12 肋下的肋脊角，向前绕过腰部可放射至上腹部和脐周，向下可放射至会阴和睾丸。由炎症引起的肾区疼痛表现为单侧或双侧腰部酸楚胀痛不适，多为持续性钝痛。多见于肾内或肾周感染，或者肾积水、肾结石和肾挫伤等疾病中。梗阻导致的疼痛为阵发性绞痛，且消化道症状较为明显。

二、输尿管区疼痛

输尿管疼痛多由急性输尿管梗阻导致，发病急。典型的输尿管区疼痛包括肾包膜扩张引起的背部疼痛，以及从肋脊角沿输尿管放射至下腹部的强烈绞痛。男性可伴膀胱、同侧阴囊和睾丸放射痛，在女性则放射至外阴。一般可根据疼痛的部位判断输尿管梗阻的位置。发生于输尿管上段的梗阻，于男性可出现同侧睾丸放射痛。右侧下腹部疼痛多见于右侧中段输尿管梗阻，伴麦氏点放射痛，应与阑尾炎疼痛相鉴别。若梗阻在左侧中部输尿管，多与憩室炎或乙状结肠、降结肠疾病混淆；下段输尿管梗阻多伴尿频、尿急等膀胱刺激症状。

三、膀胱区疼痛

膀胱区疼痛多由急性尿潴留导致，也可因炎症、结石、结核、异物或肿瘤等病变引发。急性尿潴留患者耻骨上区强烈疼痛不适感多由膀胱过度膨胀导致。膀胱炎症病变可引起间歇性耻骨上区疼痛不适。憋尿时明显，排尿后迅速缓解。若伴有阴茎头及会阴部剧烈放射痛应考虑膀胱颈内结石。对于膀胱肿瘤患者来说，膀胱区出现疼痛多提示盆腔周围组织已被肿瘤浸润。

四、尿道疼痛

尿道疼痛多由尿道内部或尿道口梗阻引发，如后尿道瓣膜、尿道狭窄、包茎或尿道内结石和肿瘤等，邻近器官的炎症蔓延到尿道也可引起疼痛，如精囊炎、阴道炎和子宫颈炎等；有时器械检查和留置导尿管等机械或化学性刺激引起的尿道炎也可继发道疼痛。

五、阴囊部疼痛

阴囊部疼痛通常由阴囊壁组织或阴囊内容物病变导致，根据病因不同可分为原发性和继发性，根据程度划分为急性和慢性。原发性急性疼痛临床多见于以下疾病中：急性睾丸炎、急性附睾炎、睾丸、附睾扭转及阴囊急性炎症等；而原发性慢性疼痛好发于鞘膜积液、慢性附睾炎、精索静脉曲张等疾病进程中。由肾脏、腹膜后或腹股沟病变引起的放射痛为继发性阴囊部疼痛。

（王锦涛）

第六节　肿块

一、肾区肿块

正常肾脏位置较高，位于横膈以及低位肋骨之下，受其保护不易损伤。因为肝脏的存在，右肾位置低于左肾。在男性，肾脏一般很难触及，一方面是由于腹壁肌张力的存在，另一方面是因为男性肾脏的位置更加固定，仅能够随姿势改变和呼吸运动发生轻微的移动。偶尔能够触及右肾下极，尤其对于体形偏瘦的患者。左肾一般不会被触及，除非左肾增大或位置异常。因此，只要是在腹部两侧发现的肿块都应考虑排除肾脏病变。肾区肿物可考虑为以下几方面因素：对侧肾脏萎缩或者缺失导致该侧肾脏代偿性肥大；肾积水、囊肿、多囊肾、肿瘤等肾脏病变；腹膜后肿物，脾脏、肠管病变、胰腺囊肿或胆囊疾病等。对于触及到的肿块，应探查其大小、位置、性质、活动度、坚硬程度以及是否有结节等。性质坚硬，呈分叶状，表面较光滑的多为肾肿瘤，早期活动度强，晚期固定难移。肾囊肿及肾积水表面光滑且伴囊性感。多囊肾双侧多见，肾脏增大伴囊性结节，时可在腹部两侧触及。由肾脏损伤导致的肾周围血肿、尿液外渗，可于腹部或腰部触及肿块及疼痛。除此之外，肾下垂和游走肾的肿块特点是活动度大，前者在站立位即可触及，后者肿块多位于髂窝，此二者在临床上较为少见。

二、膀胱区肿块

下腹部膀胱区肿块最常见的两种情况为膀胱尿潴留或膀胱肿瘤、盆腔恶性肿瘤及隐睾恶变。正常膀胱一般不会被触及，除非适度充盈状态下。在膀胱过度充盈状态下，行下腹正中部触诊可触及卵圆形、伴有压痛性质的弹性肿块，无法推动，为横平的椭圆或球形，其下界位于耻骨之后而难以触清，按压时会有尿意产生，排空后肿物缩小或消失，这几点可与常见耻骨上包块如卵巢囊肿或妊娠子宫等相鉴别。对于位于下腹部的肿块，除经腹检查外，亦可行经直肠或阴道的双合诊检查，以确定肿块的大小、位置及活动度。

三、腹股沟部肿块

腹股沟肿物中以疝最为多见，触诊时时可触及下降不全的异位睾丸。而输精管、精索的良性和恶性肿瘤临床均极为罕见。

四、阴茎肿块

阴茎头肿块为阴茎癌的主要临床特征。肿瘤早期通常都被包茎包绕，当肿瘤发展至破溃穿破包皮时显露于外才被发现。晚期肿瘤多有恶臭，呈菜花样、易于出血。转移至腹股沟淋巴结时，淋巴结表现为变硬，与周围组织粘连。儿童包皮内的扁圆形小硬节多为包皮垢，翻开或切开包皮即可发现乳酪样硬节，与皮肤无粘连。阴茎海绵体肿块应考虑为阴茎硬结症，其形状不规则，肿块坚硬、无触痛，呈片状，勃起时可伴疼痛和/或阴茎弯曲。此外尿道肿块还应除外尿道结石、狭窄或肿瘤等。

五、阴囊肿块

阴囊内肿块最为常见的是斜疝，肿物可还纳为其主要特征。其次是睾丸或精索鞘膜积液、精液囊肿、精索静脉曲张，此四类除精索静脉曲张以外，余三类透光试验都为阳性。还可见于睾丸肿瘤，多坚实、沉重。而精索肿瘤及附睾肿瘤则极为罕见。

（王锦涛）

第三章

泌尿系统感染

第一节 非特异性尿路感染

非特异性尿路感染是肾脏、输尿管、膀胱和尿道等泌尿系各部位感染的总称，其中以膀胱炎和肾盂肾炎最为常见。

致病菌是引起感染的重要条件，绝大多数致病菌为革兰阴性杆菌，最常见的致病菌为肠道细菌，60%～80%为大肠埃希菌，其他为副大肠埃希菌、变形杆菌、葡萄球菌、粪链球菌、产碱杆菌、铜绿假单胞菌等。由于广谱抗生素的广泛应用，真菌性尿路感染的发病率日益增加。病毒也可能造成泌尿系感染。淋菌性尿道炎是世界性广为流行的性传播病。由衣原体引起的尿道炎在我国也常有发现。

由于泌尿生殖系统在解剖、生理方面的特点，致病菌在正常情况下不易停留和繁殖，但是一旦泌尿生殖系统发生病理改变，感染的防御功能被破坏，致病菌乘虚而入，从而诱发感染。感染的诱发因素主要有4个方面。

1. 梗阻因素 如先天性泌尿生殖系统异常、结石、肿瘤、狭窄、前列腺增生或神经源性膀胱，引起尿潴留，降低泌尿生殖道上皮防御细菌的能力。

2. 机体抗病能力减弱 如糖尿病、妊娠、贫血、慢性肝病、慢性肾病、营养不良、肿瘤及先天性免疫缺陷或长期应用免疫抑制剂等。

3. 医源性因素 如留置导尿管、造瘘管、尿道扩张、前列腺穿刺活检、膀胱镜检查等操作，由于黏膜损伤或忽视无菌观念，容易引入细菌而诱发或扩散感染。

4. 女性尿道结构特点 女性尿道较短，容易导致上行感染，经期、更年期、性交、妊娠时更易发生。尿道口畸形或尿道口附近有感染病灶如尿道旁腺炎、阴道炎亦为诱发因素。

感染途径主要有4种，最常见为上行感染和血行感染。

1. 上行感染 致病菌从尿道口上行进入膀胱引起感染，还可由膀胱经输尿管上行播散至肾脏。大约50%的下尿路感染病例会导致上尿路感染，因为膀胱炎出现黏膜水肿，使得输尿管膀胱入口处功能改变，易发生输尿管反流，致病菌可直达肾脏。此类感染常发生于女性新婚期、妊娠期，婴幼儿和伴尿路梗阻的患者。致病菌大多为大肠埃希菌。

2. 血行感染 在机体免疫力功能低下或某些因素促发下，身体任何部位的细菌形成的感染病灶所产生的菌血症，均可由血液传播至泌尿生殖系统，常见为肾皮质感染。致病菌大多为金黄色葡萄球菌。

3. 淋巴感染 致病菌从邻近器官的病灶经淋巴管播散至泌尿生殖系统，是较为少见的一种感染途径。

4. 直接感染 由于邻近器官的感染直接蔓延所致。如阑尾脓肿、盆腔化脓性炎症等，致病菌经肾区瘘管和异物导致的感染等。

一、肾盂肾炎

（一）急性肾盂肾炎

急性肾盂肾炎是细菌侵袭肾盂、肾盏及肾实质所引起的急性细菌性感染。上行感染时，致病菌多由尿道进入膀胱引起膀胱炎，继而再沿输尿管上行至肾脏，先后侵犯肾盂黏膜、肾盏、肾乳头和肾实质，因而患者一般先有尿路刺激症状，后出现全身症状。血行感染时，致病菌以身体的感染病灶侵入血流而到达肾脏，引起肾盂肾炎，因而患者常先有全身症状，继而出现尿路刺激症状。尿路梗阻和尿流停滞是常见的诱因。致病菌常由大肠埃希菌引起，约占70%以上。

1. 临床表现　如下所述。

（1）全身症状：一般突然起病、畏寒发热，体温可达39℃以上，常伴有头痛、乏力、食欲缺乏、恶心、呕吐及全身不适等。

（2）泌尿系统症状：包括尿频、尿急、尿痛等膀胱刺激症状，腰痛和/或下腹部痛、肋脊角及输尿管点压痛，肾区压痛和叩击痛等。

2. 实验室检查　如下所述。

（1）血白细胞总数及中性粒细胞增高。

（2）尿白细胞及脓细胞增多，>5个/HP，甚至有白细胞管型，少量红细胞及蛋白。

（3）细菌学检查：尿沉渣涂片染色可找到致病菌；中段尿培养，菌落数 $> 10^5$ 个/ml；耻骨上膀胱穿刺，取尿进行培养可有细菌生长；对细菌培养阳性者需做药物敏感试验；当患者有脓毒血症时，需做血液细菌培养。

（4）一般患者肾功能正常。但有尿路梗阻、严重感染、肾乳头坏死、休克者则肾功能减退，甚至发生急性肾功能衰竭。多数患者在控制感染后肾功能可恢复正常。

3. 影像学检查　如下所述。

（1）腹部平片可见肾影增大或肾外形不清；静脉肾盂造影见肾盏显影延迟和肾盂显影减弱。

（2）B型超声显示皮质及髓质界限不清，并有比正常回声偏低的区域。

（3）CT扫描可显示肾外形增大，增强扫描显示肾强化减弱，肾皮质和髓质交界边缘模糊，呈多个楔形缺损区。

4. 鉴别诊断　如下所述。

（1）急性膀胱炎：可有下尿路刺激症状，但少有发热、寒战等全身症状。尿常规多无蛋白尿及管型。

（2）急性前列腺炎：可有排尿不畅及膀胱刺激症状，严重时会有发热、寒战等全身症状。直肠指检可发现前列腺肿大且有明显压痛，但无腰痛和肾区叩痛。

（3）急性胆囊炎和急性阑尾炎：有时症状与急性肾盂肾炎表现相似。但急性胆囊炎患者胆囊区有较明显压痛。急性阑尾炎患者右下腹麦氏点有局限及明显的压痛及反跳痛。急性胆囊炎及急性阑尾炎患者均无尿路刺激症状，尿液检查也无异常。

（4）急性盆腔炎：急性肾盂肾炎可表现为发热及下腹疼痛，类似急性盆腔炎，但后者下腹痛往往较剧烈，常于行经期、月经后、流产或分娩后发病，一般伴有白带增多，子宫体及附件有明显压痛等症状。

5. 治疗　防治肾盂肾炎应掌握3个重要环节，即控制感染、去除病因、提高机体抵抗力。

（1）一般治疗：多饮水，勤排尿。应用解痉药解除膀胱刺激症状。控制高血压，纠正贫血及水、电解质紊乱，以及酸碱平衡紊乱。注意休息并补充营养。

（2）抗菌治疗：收集尿液进行细菌培养及药物敏感试验。在抗生素敏感试验未出结果之前，先根据尿涂片染色结果，选用肾毒性小的广谱抗生素治疗，采用肌内注射或静脉途径。若选用的抗生素疗效好，则继续治疗1周，当全身症状消失后，改用口服抗生素持续2周。若治疗后症状未好转，则应行肾B型超声及CT检查，了解有无肾周脓肿等特殊情况。抗生素的应用应持续到体温正常，全身症状消失、尿细菌培养阴性后 2 周。

（3）对原发因素的处理：应尽早发现治疗尿路梗阻、尿路结石、膀胱输尿管反流等问题。

（二）慢性肾盂肾炎

慢性肾盂肾炎多是由于在急性感染期治疗不彻底或治疗不当而转入慢性阶段，病期超过 6 个月。慢性肾盂肾炎是一种以肾小管为主的肾功能损害和慢性肾间质性肾炎，特征是有肾实质瘢痕形成，多见于女性。

1. 临床表现　慢性肾盂肾炎的症状复杂多样，且不典型。主要是根据肾实质破坏和肾功能减退的程度而有所不同。通常无特异性体征，在急性发作时肾区可有叩击痛，晚期可有高血压或各种肾功能不全表现。

（1）炎症静止期：全身和尿路症状不明显，但有持续性的细菌尿，常伴有腰酸、头晕、乏力等。

（2）炎症活动期：临床表现与急性肾盂肾炎相似或较轻，以尿路刺激为主，伴有明显疼痛、发热等不适。

（3）炎症晚期且累及双侧肾脏可出现高血压、贫血、面部水肿等尿毒症症状，甚至可出现高血压脑病、心力衰竭。

2. 实验室检查　如下所述。

（1）尿常规检查：仅在部分病例中可发现菌尿或脓尿，有时可发现蛋白尿，表明病变已累及到肾小球，意味病情较严重。

（2）尿细菌培养：菌落计数 $> 10^5/ml$ 可以肯定为感染。

（3）肾功能检查：晚期可出现血肌酐和血尿素氮升高。

3. 影像学检查　如下所述。

（1）腹部平片：可见一侧或双侧肾脏缩小且不规则。

（2）静脉肾盂造影：可见肾盏扩张、肾脏显影不良或显影延迟、肾实质变薄、变形等。

（3）放射性核素扫描：可测定患侧肾功能损害，显示患侧较正常小。

4. 膀胱镜检查　可见膀胱内充血、水肿等膀胱炎征象，通过膀胱造影了解膀胱输尿管反流。双侧插输尿管导管收集尿液并培养可确定感染部位。

5. 鉴别诊断　如下所述。

（1）下尿路感染：主要表现为膀胱刺激征，慢性肾盂肾炎也有类似表现。应根据膀胱冲洗后培养，通过输尿管导管法收集尿液进行培养等方法鉴别。

（2）尿道综合征：好发于中年女性，虽有膀胱刺激征，但多次中段尿培养均无细菌生长。

（3）慢性间质性肾炎：主要表现为肾功能障碍，氮质血症。但无尿路刺激症状。

（4）尿路滴虫病：主要表现为尿路刺激征，尿道口常有脓性分泌物和红肿疼痛，分泌物涂片检查常能找到滴虫，通常无全身感染表现。

6. 治疗　慢性肾盂肾炎应采用综合治疗。

（1）全身支持治疗：适当休息，加强营养，纠正贫血，改善全身情况，提高机体抵抗力。

（2）药物治疗：发病时选用 1～2 种药物治疗 2 周，停 5～7d 后改用另一组抗菌药，如此循序轮换，总疗程为 2～4 个月。停药后定期复查尿常规及细菌培养。

（3）手术治疗：通过手术解除引起感染的原发病，如尿路梗阻、结石、畸形及膀胱输尿管反流等，当终末期肾尿毒症时需行肾移植术。

（三）黄色肉芽肿性肾盂肾炎

黄色肉芽肿性肾盂肾炎是慢性细菌性肾盂肾炎的一种类型，其特征是肾实质破坏，出现肉芽肿、脓肿和泡沫细胞。该病临床少见，病因不明。

1. 临床表现　黄色肉芽肿性肾盂肾炎临床表现复杂，缺乏特异性。绝大多数患者表现为肾区疼痛、发热、腹部肿块，以及乏力、厌食、体重减轻等表现。常并发泌尿系统感染。

2. 实验室检查　并发泌尿系统感染时尿中有大量白细胞，中段尿培养可以培养出细菌。

3. 影像学检查　如下所述。

（1）B 型超声：无特异性，可表现为肾积水、肾输尿管结石，或肾内低回声病变。

（2）静脉肾盂造影：无特异性，可表现为患肾肾影增大，肾输尿管结石并肾积水、患侧肾脏不显影或肾盂肾盏受压、破坏。

（3）CT 检查：对黄色肉芽肿性肾盂肾炎有重要意义。局灶型，较少表现有泌尿系统结石及梗阻，表现为肾实质内低密度软组织肿块，平扫密度低于肾实质，由于肿块内含有大量脂质的泡沫细胞，CT 值可为负值。增强扫描强化不明显或轻度强化。弥漫型，可显示肾输尿管结石，增大的肾内可见多个水样低密度区，增强扫描显示包绕低密度区域的周围肾组织轻度或中度强化，而低密度区无强化。

（4）肾血管造影：多数病例显示血管减少或完全无血管，也有病例显示血管增多。

5. 鉴别诊断　如下所述。

（1）尿路结石：主要表现为肾绞痛等症状，可导致上尿路积水，B 型超声、IVP、CT 等影像学检查可以确诊。

（2）肾癌：多有血尿等症状，B 型超声和 CT 等影像学检查提示肾脏实性占位，病理确诊。

6. 治疗　如下所述。

（1）一般治疗：抗菌治疗效果不佳。

（2）手术治疗：多数病变为单侧，早期可以行肾部分切除术，晚期可行肾切除术及肾周围病变组织切除术。

二、肾皮质化脓性感染

身体其他部位感染病灶经血运进入肾皮质而引起的严重感染，细菌以金黄色葡萄球菌为最多见。在没有形成液化的肾脏炎性肿块称为急性局灶性细菌性肾炎，形成脓肿后称为肾皮质脓肿或化脓性肾炎，几个脓肿融合则称为肾痈。肾皮质小脓肿可融合成较大脓肿，称为肾脓肿。若全肾均被破坏形成大脓肿时，则称为脓肾。肾皮质化脓性感染可经肾被膜蔓延到肾周围脂肪囊，形成肾周围炎或肾周围脓肿。

1. 临床表现　如下所述。

（1）近期常有皮肤或呼吸道化脓性感染的病史。

（2）多突然发作，有寒战、高热、食欲减退、出汗、乏力等脓毒血症表现；肾区疼痛，有时呈持续剧烈疼痛，无尿路刺激症状。

（3）肋脊角有明显压痛及叩击痛，可伴有肌紧张。

2. 实验室检查　如下所述。

（1）血常规：白细胞总数和中性粒细胞增高。

（2）尿液检查：白细胞可增多，尿沉渣涂片或中段尿培养可查到致病菌。

（3）血培养：可有致病菌生长，且与尿培养一致。

3. 影像学检查　如下所述。

（1）腹部平片：可见肾影增大或肾影模糊，IVU 显示肾盂肾盏显影延迟，还可见肾盂肾盏被压迫变形。

（2）B 型超声：肾皮质内局灶性低回声，边界不清。

（3）CT 检查：低密度实质性肿块，增强后密度不均匀增强，但低于正常肾组织，肿块边界不清。

（4）放射性核素扫描：显示肾内占位病变。

4. 鉴别诊断　如下所述。

（1）肾周围炎和肾周围脓肿：主要表现为畏寒、发热、腰痛。但患者有腰椎向患侧弯曲，肢体活动受限。且 KUB 平片显示肾区密度增加，腰大肌阴影消失。B 型超声和 CT 可鉴别是肾皮质还是肾周化脓性感染。

（2）急性肾盂肾炎：其症状与肾皮质化脓性感染相似，但后者多高热持续不退，常同时伴有脓毒败血症，肾区剧烈疼痛，叩压痛非常显著。

（3）急性胆囊炎：主要表现为右上腹部持续性疼痛，可伴畏寒、发热，且有腹肌紧张，墨菲征阳性，但尿常规正常。B 型超声可见胆囊壁毛糙、胆囊增大。

5. 治疗　如下所述。

（1）治疗原发病：积极治疗原发病，如有结石，则应取出结石。

（2）抗生素治疗：在细菌结果未报告之前，可先根据经验选用抗生素；当尿培养或血培养得出结果后，静脉应用敏感的抗生素。

（3）手术治疗：若药物治疗无效，可行脓肿切开引流；若脓肿引流不畅，且肾功能差，对侧肾功能良好者，可考虑行肾切除。

三、坏死性肾乳头炎

肾乳头坏死，又称为坏死性乳头炎，是由肾乳头处髓质内层缺血性梗死而引起的一种疾病，多见于女性。病因复杂，多与糖尿病、长期服用镇痛剂等因素有关。

1. 临床表现　如下所述。

（1）暴发型：一般继发于尿路感染，表现为突发性发热、寒战、腰痛，甚至出现感染性休克和尿毒症，更有甚者死亡。患者可有肾区叩击痛，甚至出现血压下降、少尿或无尿。

（2）慢性型：大部分患者隐匿，仅在肾乳头坏死脱落引起尿路梗阻时才出现明显的腰痛、血尿。偶尔通过 IVU 发现。通常无明显体征。

2. 实验室检查　血白细胞总数升高，尿中可找到白细胞，血中肌酐、尿素氮升高。

3. 影像学检查　如下所述。

（1）排泄性尿路造影：是诊断肾乳头坏死的首选方法。原位肾乳头坏死尿路造影缺乏特异性。部分肾乳头坏死和全肾乳头坏死尿路造影比较典型，表现为肾乳头萎缩，边缘不规则，肾盏扩大，髓质内空洞。如全乳头坏死，坏死乳头脱离游离于充满造影剂的小腔内形成典型的"印戒征"，通常为三角形充盈缺损。

（2）B 型超声：对肾乳头坏死的诊断敏感性较低，表现为肾窦周围髓质多个圆形或三角形囊腔，偶尔可在囊腔边缘见到弓状动脉产生的强回声。

4. 治疗　如下所述。

（1）抗生素治疗：根据尿培养结果选择敏感的抗生素，积极抗感染治疗。

（2）治疗原发病：积极治疗糖尿病等原发病，严格控制血糖，对长期服用镇痛剂者，应立即停止使用镇痛药物。

（3）手术治疗：病变局限于一侧的暴发型肾乳头坏死，如病情不能控制，而对侧肾功能正常，可考虑切除患侧肾。因为只要引起肾乳头坏死的原发病得不到治疗愈合，对侧肾脏发生肾乳头坏死的可能性依然存在，故患侧肾的切除应十分慎重。坏死性肾乳头脱落引起急性尿路梗阻时，可先给予解痉镇痛治疗，无效时可逆行插管引流或放置双 J 管，也可通过输尿管镜取出脱落的组织。

四、膀胱炎

（一）急性膀胱炎

膀胱炎与尿道炎统称为下尿路感染。膀胱炎是膀胱黏膜发生的感染，高发人群包括 4 种，学龄期少女、育龄妇女、男性前列腺增生者、老年人。

1. 临床表现　如下所述。

（1）多发生于新婚或妊娠期，或有导尿、应用尿道器械等病史。

（2）突然或缓慢发生，全身症状不明显。主要表现为尿频、尿急和尿痛等症状。部分患者有终末血尿或全程血尿。有的患者出现尿液混浊或脓尿。

（3）耻骨上区有明显压痛。

2. 实验室检查　如下所述。

（1）尿常规：白细胞＞5个/HP即有临床意义。

（2）尿培养：晨尿沉淀涂片细菌数15～20/HP，中段尿培养菌落数＞10^5/ml。

3. 鉴别诊断　如下所述。

（1）急性肾盂肾炎：除膀胱刺激征外，还有寒战、高热和肾区叩痛。

（2）结核性膀胱炎：慢性病程，抗菌药物疗效不佳，尿液中可找到抗酸杆菌，尿路造影显示患侧肾脏有结核病变。

（3）间质性膀胱炎：尿液清晰，无白细胞、无细菌，膀胱充盈时有剧痛。

（4）腺性膀胱炎：靠膀胱镜及活检鉴别。

4. 治疗　如下所述。

（1）一般治疗：急性发作时应注意休息，多饮水，碱化尿液。解痉剂解除痉挛，以减轻症状。

（2）抗生素应用：应用抗生素前需做新鲜中段尿培养及药物敏感试验，根据培养结果选用适当的抗生素。若未做细菌培养则选用较广谱的抗生素。喹诺酮类抗生素为广谱抗菌药，是目前治疗单纯性膀胱炎的首选。单纯性膀胱炎提倡3d短程疗法。第1次发病治疗要彻底，防止细菌产生耐药性或病情转为慢性。

（二）慢性膀胱炎

1. 临床表现　如下所述。

（1）病史：常为继发感染，多有泌尿系其他疾病病史，部分患者有急性膀胱炎病史。

（2）病程较缓慢，尿路刺激症状较轻，但常反复发作，时轻时重。肉眼血尿少见。

（3）耻骨上区可有压痛。

2. 实验室检查　如下所述。

（1）尿常规检查：可发现少数白细胞。

（2）尿液细菌学检查：中段尿培养可有致病菌生长。

3. 膀胱镜检查　膀胱三角区和膀胱颈部有充血和水肿，无溃疡，常伴有轻度尿道炎。

4. 鉴别诊断　如下所述。

（1）尿道综合征：也表现为尿频、尿痛、尿急等尿路刺激症状。但尿道综合征患者常伴下腹部不适，尿常无白细胞，尿培养阴性，膀胱镜可见膀胱黏膜光滑，三角区呈苍白改变。

（2）膀胱肿瘤：表现为全程肉眼血尿，但通常为无痛性血尿，而且B型超声和膀胱镜可见膀胱内有占位，而非膀胱黏膜广泛出血。

5. 治疗　如下所述。

（1）一般对症处理。

（2）消除原发病灶，如解除尿路梗阻、祛除结石等。

（3）选用敏感的抗生素，连续应用10～14d。复查尿培养，如为阴性，则剂量减半，维持1～2周或更长。再次复查尿培养，如为阴性方可停药。

（三）间质性膀胱炎

间质性膀胱炎亦称膀胱黏膜下纤维化或Hunner溃疡，是一种非细菌性的累及膀胱全层的炎性疾病，多见于女性，我国少见。其发病原因和发病机制尚不清楚。

1. 必需条件　①膀胱镜检见膀胱壁有Hunner溃疡或点状出血；②膀胱区疼痛伴有尿急。

出血点形成应当是在麻醉下膀胱灌水膨胀（压力为7.8～9.8kPa，持续1～2min）后出现。膀胱镜观察应当在膀胱膨胀2次以上后进行。出血形成部位为弥漫型，至少在膀胱有3个象限存在，并且每个象限至少有10个病灶。

2. 排除条件　①非麻醉条件下膀胱容量大于350ml；②膀胱灌水速度为30～100ml/min条件下，进水至100ml内未出现明显尿急；③在上述条件下，未见逼尿肌无抑制性收缩；④发病不足9个月；⑤无夜尿增多；⑥抗生素、抗胆碱能药物或抗痉挛药物可以缓解症状；⑦白天排尿次数小于 8 次；⑧8 个月内，曾被诊断为细菌性膀胱炎或前列腺炎；⑨膀胱或输尿管下段结石；⑩活动性生殖器疱疹。

3. 鉴别诊断　急性膀胱炎：有明显尿频症状，与间质性膀胱炎相似。但急性膀胱炎有明显的尿痛症状。实验室检查尿液混浊可有大量的脓细胞、红细胞等，尿培养常常阳性。

4. 治疗　如下所述。

1）膀胱水扩张：一般主张先行膀胱镜检查，在 7.8kPa 压力下持续扩张 1～2min。重新注水进行诊断。然后，再进行水扩张 8min，达到治疗目的。最明显的效果发生在扩张后的短期内，一般能持续 6 个月。麻醉下膀胱扩张的容量低于 200ml 时，其治疗效果不佳。

2）药物治疗：免疫抑制剂、抗抑郁药、钙离子通道阻断药等药物治疗，可以暂时缓解症状，但长期效果不佳。

3）膀胱内灌注：硝酸银、二甲基亚砜、肝素等药物膀胱灌注。输尿管反流为本方法的禁忌证。

4）神经刺激：经皮神经刺激（TENS）和针灸可以缓解症状。

5）外科手术

（1）适应证：为症状严重，病期较长，药物治疗不佳，或膀胱功能受限出现膀胱挛缩及输尿管反流、肾积水等。

（2）手术方式：根据患者病情决定手术方式，包括经尿道膀胱溃疡电灼或电切、肠道膀胱扩大术或尿流改道术等。

（3）手术并发症：经尿道电切术可能出现的并发症有术中出血、膀胱穿孔、TUR 综合征等；肠道膀胱扩大术或尿流改道术可能出现的并发症有吻合口尿漏、输尿管反流、输尿管狭窄、肠粘连、肠梗阻等。尿流改道术因术式不同，可能出现的并发症也不同。

（四）腺性膀胱炎

腺性膀胱炎是一种黏膜增生性、化生性病变，发病病因不明，可能与膀胱感染、梗阻、结石等慢性刺激有关。近几年发病率有增高趋势，好发于中年人，女性多于男性。大部分学者认为腺性膀胱炎是一种癌前病变。

1. 病史　常有膀胱慢性炎症、结石、肿瘤或膀胱出口梗阻等病史。

2. 临床表现　与一般慢性膀胱炎相似，早期主要表现为尿频、尿急、尿痛、排尿困难，发展到一定阶段可出现无痛性全程肉眼血尿。

3. 影像学检查　如下所述。

（1）B 型超声检查：可显示膀胱壁不同程度的增厚或膀胱内占位性病变，并可确定部位大小，是否有并发症等，检出率较高。对早期诊断及病变的随访有一定的参考价值。

（2）静脉肾盂造影：表现为膀胱内占位性病变及出现单侧或双侧肾盂积水。

4. 膀胱镜检查　这是本病诊断的主要依据。根据膀胱镜检结果，可将腺性膀胱炎分为 4 种类型。

（1）乳头状瘤样型：可见带蒂的乳头状肿物或散在的聚集的小乳头状突起。通过观察其乳头透亮及少血管或无血管，可初步区别于乳头状瘤。

（2）滤泡样水肿型：增生病变呈绒毛样或呈片状浸润型滤泡样水肿隆起。滤泡可呈圆形，透明或半透明的囊性隆起，临床上以此型最为常见。

（3）慢性炎症型：表现为局部黏膜粗糙，血管纹理增多，局部充血，或有小的糜烂灶。

（4）黏膜无显著变化型：膀胱黏膜大致正常。此型因容易漏诊，故检查时要充分引起注意。

5. 病理组织学检查　膀胱黏膜组织活检及病理检查是确诊依据。腺性膀胱炎的主要病理组织学特征是黏膜固有层中存在 Brunn 巢、囊及腺体。通常的上皮来源于正常尿路上皮间变和内胚层组织的胚胎残留。此外，还有淋巴细胞和浆细胞浸润。腺性膀胱炎的腺体可分为 3 种类型：移行细胞型、肠腺型和尿道或前列腺型。

6. 鉴别诊断　如下所述。

（1）急性膀胱炎：尿频、尿急、尿痛等尿路刺激症状与腺性膀胱炎相似，但前者症状更明显。B

型超声检查无明显膀胱壁增厚或膀胱内占位病变。通过膀胱镜检和黏膜组织活检可帮助诊断。

（2）间质性膀胱炎：临床表现尤其是尿路刺激症状与腺性膀胱炎相似，但前者膀胱疼痛更为严重。尤其是在膀胱充盈时有剧痛，排尿后症状减轻为特征。在耻骨上区有压痛或可触及膀胱。诊断需通过膀胱镜检及黏膜组织活检。典型病变为 Hunner 溃疡或膀胱黏膜多片状出血。

7. 治疗　本病的治疗方法有多种，但目前尚无确切的治疗办法。

（1）去除诱发因素：如膀胱结石、前列腺增生、膀胱颈硬化等。

（2）膀胱灌注治疗：灌注药物有消炎药、化疗药、10% 硝酸银等。

（3）外科手术治疗：经尿道电灼、电切或激光治疗，术后定期复查。如病变广泛且病理证实为恶变者，可考虑行膀胱全切术。

五、尿道炎

（一）淋菌性尿道炎

淋病，即淋菌性尿道炎，由淋病奈瑟菌引起的尿道感染，常累及泌尿生殖系统的黏膜。淋病奈瑟菌为革兰阴性的奈瑟双球菌。人是淋病奈瑟菌的唯一天然宿主，主要通过性接触传播。潜伏期为 1~14d，2~5d。

1）患者近期多有不洁性交史。

2）男性最初有尿道口黏膜红肿、发痒和轻微刺痛。尿道排出深黄色脓液。淋病奈瑟菌侵及后尿道时出现尿急、尿频、尿道等膀胱刺激征。女性尿道短，症状不明显，而以白带增多为主要表现。

3）并发症：男性并发症可有急性前列腺炎、急性精囊炎、急性附睾炎，女性可并发急性阴道炎、急性子宫颈炎、急性输卵管炎等。严重者可引起不育。症状经久不愈时应考虑转为慢性。慢性淋病奈瑟菌可造成尿道狭窄。

4）实验室检查：分泌物直接涂片找出革兰阴性双球菌。淋病奈瑟菌培养及免疫学检查也有应用。

5）治疗

（1）一般治疗：注意休息，增加饮水量，禁饮酒及刺激性食物，保持局部清洁，病愈前不能性交，性伴侣同时治疗。

（2）药物治疗：青霉素类药物、喹诺酮类药物、头孢类药物等疗效均较满意。治疗标准为自觉症状消失，无尿道分泌物，治疗 1 周后做分泌物涂片和培养复查阴性。

（3）并发症治疗：淋菌性尿道狭窄处理以定期逐渐扩张尿道为主，同时给予抗菌药物，必要时行尿道狭窄切开。

（二）非淋菌性尿道炎

非淋菌性尿道炎是指除淋病奈瑟菌以外由其他病原体所引起的接触性尿道感染，其病原体主要为衣原体和支原体，亦有滴虫、单纯性疱疹病毒、肝炎病毒、白色念珠菌、包皮杆菌等，通过性接触或同性恋传播，比淋菌性尿道炎发病率更高，在性传播疾病中居第 1 位。

1）近期多有不洁性交史。

2）临床表现：与淋菌性尿道炎类似，但症状更轻，分泌物常为少量稀薄液体，有时仅为痂膜封口或裤裆污秽，常见于晨间。女性多无症状。

3）实验室检查：①直接涂片检查：每高倍视野下白细胞多于 10 个，而淋病奈瑟菌阴性；②病原体培养：取分泌物或小拭子取出接种培养，可帮助检查支原体或衣原体；③免疫学检查：用补体结合试验、酶联免疫试验或间接免疫荧光试验检查血清中衣原体抗体成分，也可应用 PCR 技术检查尿道分泌物的衣原体或支原体。

4）治疗

（1）一般治疗：治疗期间避免性生活。

（2）药物治疗：米诺环素（美满霉素）、红霉素等药物均有较好疗效，配偶应同时治疗。治愈标准是患者自觉症状消失，男性患者无尿道分泌物，尿沉渣无白细胞；女性患者子宫颈内膜炎临床表现消失，分泌物衣原体和支原体检查阴性。

六、附睾炎

（一）急性附睾炎

阴囊内最常见的感染性疾病，多见于中青年，常由泌尿系统感染和前列腺炎、精囊炎扩散导致，以大肠埃希菌和葡萄球菌多见。感染由尾部向头部扩散，附睾肿胀变硬。

1. 临床表现　如下所述。

（1）常有留置导尿、尿道内器械操作、前列腺手术史或前列腺炎、精囊炎等病史。

（2）突然发生附睾肿胀、疼痛，有时出现寒战、发热。

（3）附睾触诊有肿大或硬结，压痛明显。

（4）常因并发前列腺炎和精囊炎而反复发作。

2. 实验室检查　血红细胞升高。尿培养可发现致病菌。

3. 鉴别诊断　如下所述。

（1）附睾结核：很少有疼痛、发热，输精管可有串珠样改变，附睾结核形成寒性脓肿。

（2）睾丸扭转：突发性阴囊肿大、疼痛伴明显触痛，无发热，B 型超声可见睾丸血流灌注减少。

（3）嵌顿性斜疝：也可表现突发性阴囊疼痛和肿大。患者常有腹股沟斜疝病史，嵌顿后可出现腹胀、呕吐。

4. 治疗　如下所述。

（1）卧床休息，急性期托起阴囊。

（2）应用广谱抗生素及镇痛药治疗，病情较重者给予静脉用药。

（3）脓肿形成时应切开引流。

（4）对因留置导尿管而引起的急性附睾炎应尽可能拔除导尿管，以利感染消退。

（二）慢性附睾炎

慢性附睾炎是由于急性附睾炎未治疗愈合而变为慢性。患者常同时并发前列腺炎或精囊炎。

1. 病史　常有急性附睾炎或急性睾丸炎病史。

2. 症状与查体　阴囊疼痛、坠胀感。体检可扪及附睾增大、较硬，轻度触疼，患侧输精管粗硬。

3. 实验室检查　前列腺液常规检查可见白细胞。

4. 鉴别诊断　如下所述。

（1）附睾结核：也表现为附睾硬结、疼痛。患者多有泌尿系结核史。附睾结节多位于尾部，质硬、不规则，有时还与阴囊皮肤粘连、溃破并形成流脓窦管。分泌物镜检可找到抗酸杆菌。

（2）精液囊肿：也表现为附睾结节，但结节多位于附睾头部，表面光滑，无压痛。B 型超声可见附睾头部有囊性占位。

（3）附睾肿瘤：极为少见，活检可确定诊断。

5. 治疗　如下所述。

（1）托起阴囊，局部热敷、理疗等可缓解症状。

（2）应用广谱抗生素。

（3）如存在前列腺炎，应重视前列腺炎的综合治疗。

（4）反复发作影响工作和生活者，可考虑行附睾切除。

七、睾丸炎

（一）急性化脓性睾丸炎

急性化脓性睾丸炎是由葡萄球菌、大肠埃希菌、链球菌等致病菌引起的睾丸非特异性感染。感染途径以上行性感染多见。

1. 临床表现　突发睾丸红、肿、热、痛，常有全身寒战、发热、恶心、呕吐等。

2. 查体　发现阴囊红肿，睾丸有明显压痛。若形成脓肿，则触之有波动感。

3. 实验室检查　血常规有白细胞升高，血培养可能有致病菌生长。

4. B 型超声检查　可见睾丸增大，血流丰富。

5. 鉴别诊断　如下所述。

（1）急性附睾炎：早期易与睾丸炎鉴别，后期因睾丸被动充血而易误诊。如有尿道分泌物、脓尿、尿常规异常，前列腺液培养阳性可以认为是急性附睾炎。

（2）精索扭转：发病急骤，附睾于睾丸前方被扪及，且局部疼痛显著，B 型超声可协助诊断。

6. 治疗　如下所述。

（1）卧床休息，托起阴囊，早期冰袋冷敷可防止肿胀，晚期局部热敷可加速炎症吸收。

（2）应用广谱抗生素。

（3）因长期留置尿管而引起睾丸炎者，应尽早去除尿管。

（4）已形成睾丸脓肿者应切开引流，睾丸严重破坏时行睾丸切除。

（二）腮腺炎性睾丸炎

腮腺炎性睾丸炎是由腮腺炎病毒经血行进入睾丸引起，多见于青春后期的男性，病程一般 7 ~ 10d。

1. 病史　急性流行性腮腺炎的病史。

2. 临床表现　主要表现为阴囊肿痛，伴畏寒、发热、恶心、呕吐等全身症状。

3. 体检　发现阴囊红肿，一侧或双侧睾丸肿大，有明显触痛，能区分睾丸和附睾。两个月后睾丸萎缩。当时腮腺肿胀，可见腮腺管口红肿等改变。

4. 实验室检查　血白细胞增高，尿液一般正常，急性期可以在尿液内发现致病病毒。

5. 鉴别诊断　如下所述。

（1）急性附睾炎：早期易与睾丸炎鉴别，后期因睾丸被动充血而易误诊。如有尿道分泌物、脓尿、尿常规异常，前列腺液培养阳性可以认为是急性附睾炎。

（2）精索扭转：发病急骤，附睾于睾丸前方被扪及，且局部疼痛显著，B 型超声可协助诊断。

6. 治疗　如下所述。

（1）一般治疗：卧床休息，抬高阴囊，局部冷敷。

（2）药物治疗：抗生素对腮腺炎性睾丸炎无效，可应用抗病毒药物。可用 1% 利多卡因 20ml 做精索封闭，以缓解睾丸肿胀和疼痛，亦有改善睾丸血运，保护睾丸生精功能的作用。

八、精囊炎

精囊炎很少见，多由尿道炎或前列腺炎直接蔓延所致。致病菌以大肠埃希菌、葡萄球菌为多见。

1. 临床表现　急性精囊炎常有寒战、发热、全身不适。慢性精囊炎症状类似慢性前列腺炎。下腹部疼痛可放射至腹股沟、会阴部，并发后尿道炎时可出现尿频、尿急、尿痛、排尿困难、血尿及尿道稀薄分泌物等症状。射精时疼痛或有血精。

2. 体格检查　下腹部有压痛，直肠指检前列腺旁有触痛。

3. 实验室检查　精液检查镜下有多数红细胞，有时可见白细胞及死精子。

4. 鉴别诊断　如下所述。

（1）前列腺炎：精囊炎常与前列腺炎同时发生。单纯的慢性前列腺炎通常没有血精，而前列腺液常规中可见卵磷脂小体减少，白细胞增多。

（2）精囊结核：虽症状与精囊炎相似，但精囊结核患者可扪及前列腺、精囊内有浸润性硬结，多伴有附睾结核结节。

5. 治疗　如下所述。

（1）精囊炎急性发作期应适当休息，热水坐浴，禁忌房事。禁忌局部按摩。

（2）治疗方法同前列腺炎，应用广谱抗生素，慢性期可作前列腺精囊按摩，促进引流，每周 1 次。

（方江胜）

第二节　特异性尿路感染

一、泌尿男性生殖系结核

（一）肾、输尿管、膀胱结核

泌尿系各个器官都可发生结核病变，其中最主要的是肾结核，其他泌尿器官的结核病变大多继发于肾结核。

1. 流行病学　我国的结核病人数居世界第 2 位，目前全球每年约有 300 万人死于结核病。

泌尿生殖系结核是最常见的肺外结核病之一，糖尿病、血液透析、肾移植患者肾结核患病率明显高于正常人群。附睾结核是临床最常见的男性生殖系统结核，与泌尿系统结核关系密切。

2. 病因学与发病机制　如下所述。

（1）细菌学：结核菌属于分枝杆菌，对人有致病性者主要为人型及牛型结核分枝杆菌。L 型结核菌不引起皮肤迟发型超敏反应，也不易引起结核性病理损伤，但可以在体内长期生存，在一定条件下可恢复为原生结核菌，导致结核病发生。感染 L 型结核菌的结核病患者，其临床表现不典型，PPD 试验不敏感，误诊率高，疗效差。

（2）发病机制：结核病的发病是人体与结核杆菌相互作用的结果。肾结核的主要原发病灶为肺结核，少数来自于骨、关节、肠、淋巴结的结核病灶，血行播散是肾结核的主要感染方式。男性生殖系统结核多数是由泌尿系统结核经射精管口直接蔓延，逆行感染所致。少数与肾结核相同，经血行感染，为身体其他器官结核病灶的继发性病变。

3. 病理学　如下所述。

（1）肾脏：肾结核的病原菌主要来自肺结核的血行播散。经血流播散的结核杆菌往往同时侵入两侧的肾小球。早期病灶小而限于皮质，一般不引起临床症状，也无 X 线异常改变，称"病理性肾结核"。由于皮质血流供应良好，病变可自行愈合；但如果患者机体抵抗力较差，病灶不愈合而扩散，侵及髓质的肾小管、肾盏和肾盂等处，引起临床症状，称"临床肾结核"。这个过程要经过相当长的时间，而这时肺内原发病灶可能已经愈合，所以部分泌尿系结核患者不伴有明显的肺结核病。

肾内结核病灶可在肾内发生播散，肾实质逐渐被破坏，以致肾功能完全丧失。带菌的尿液逐渐引起输尿管结核，膀胱结核及尿道结核。病理性肾结核绝大多数是两侧性的，但多数病灶能自行愈合，所以发展到临床肾结核阶段，多数为单侧性，大致 10% 肾结核为双侧性。

当出现肾结核时，由于症状较轻且无特异性往往不被患者重视，随着肾结核的发展，当引起膀胱结核出现膀胱刺激征如尿频、尿急时才来就诊。结核病变由肾向输尿管蔓延，使其管壁增厚，管腔变窄，严重者输尿管腔闭合，膀胱的继发病变自行愈合，肾脏钙化，产生"肾自截"。

一侧肾结核可引起对侧肾积水。其原因是膀胱结核引起对侧输尿管口狭窄或扩张以及膀胱挛缩时，膀胱内压长期处于较高状态，引起膀胱尿液逆流，造成对侧肾及输尿管扩张、积水。

（2）输尿管：输尿管结核多由肾结核蔓延而来。病变早期，黏膜水肿充血，有散在的结核结节，进而许多结核结节融合，发生干酪样坏死，并形成溃疡。后期肉芽组织机化、管壁纤维组织增生。纤维组织增生可致输尿管增粗、僵硬，进而导致输尿管狭窄或完全阻塞，使狭窄近端及肾盂扩张、积水。输尿管狭窄多发生于输尿管膀胱连接部的膀胱壁间段或肾盂输尿管连接处。

（3）膀胱：早期黏膜充血水肿，进一步发展为结核结节，可形成黏膜溃疡，此时病变一般位于患侧输尿管周围。以后病变逐渐蔓延至三角区，甚至整个膀胱。晚期纤维化可导致膀胱广泛性瘢痕形成、膀胱挛缩、容量变小。输尿管入口也可因此发生阻塞或关闭不全，狭窄阻塞导致该侧肾盂、输尿管积水。

（4）前列腺结核：大部分病例由血行感染，少数病例可由尿道直接蔓延逆行感染引起。早期前列

— 30 —

腺结核病常发生于两侧叶，在两侧呈现融合性干酪样坏死区，继而液化而呈空洞，使前列腺含多个空洞而明显增大。晚期，前列腺常发生皱缩硬化，质地变硬而被疑为癌。

（5）睾丸结核：睾丸结核常继发于附睾结核，少数病例可由血行播散引起，成为全身粟粒型结核病的一个组成部分。单纯睾丸结核极为罕见。

（6）附睾结核：附睾结核主要由血行感染引起，可伴有泌尿系统结核，也可独立存在。少部分可从前列腺结核逆行感染而来，病变在附睾尾部并可累及输精管。附睾结核时可见附睾肿大，切面见散在或融合性灰黄色干酪样坏死灶，呈现典型的干酪型结核，大小不规则的干酪样坏死灶绕以结核性肉芽组织。严重病例整个附睾发生干酪样坏死，结核结节偶见。陈旧病灶呈明显纤维化和钙化。

（7）输精管结核：一般继发于附睾、精囊或前列腺结核。精索增粗，并有串珠状小结节形成，常为干酪型结核。

（8）阴茎结核：多见于幼年及青年人。大多数由泌尿、生殖器官结核直接或经淋巴道蔓延而来，从肺等器官经血行播散引起者少见。病变一般在龟头、系带和尿道口处。病程较长患者，由于结核灶内大量纤维结缔组织增生和瘢痕形成可导致阴茎变形。腹股沟淋巴结可因阴茎结核蔓延受累而肿大。

（9）尿道结核：尿道结核多由生殖系统结核和泌尿系统结核蔓延而来。尿道壁形成结核结节、干酪样坏死、溃疡和纤维化等病变。急性期病变主要为结核结节伴干酪样坏死，表现为尿道有脓性分泌物，伴附睾炎、前列腺炎等。慢性期病变主要为广泛的纤维化，表现为尿道狭窄。

4. 临床表现　如下所述。

（1）详细询问以往结核病史。

（2）膀胱刺激症状：长期尿频、尿急、尿痛，特别是夜尿增多往往是肾结核的最重要也是最早期出现的症状。早期尿频是由于结核菌和脓尿刺激膀胱黏膜或黏膜溃疡所致；晚期则因膀胱容量缩小，以致排尿次数增多，乃至出现充盈性尿失禁。

（3）血尿：常是肾结核的第2个重要症状。血尿的程度不等，多为镜下血尿或轻度肉眼血尿，仅少数病例为明显的肉眼血尿。并且是唯一的首发症状，多数为终末血尿，乃是膀胱结核性炎症的溃疡在排尿时膀胱收缩所致出血。若出血来自肾脏，则可为全程血尿。

（4）脓尿：尿混浊如米汤样，有时可有干酪样物质排出。

（5）腰痛：肾结核一般无明显疼痛，但晚期结核性脓肾，患侧肾体积增大，则可出现腰痛。并发对侧肾积水时，可在对侧出现腰部症状。少数患者可因血块或脓块堵塞输尿管而引起绞痛。

（6）全身症状：如贫血、消瘦、低热、盗汗、食欲减退等，晚期患者可因肾破坏，对侧肾积水导致尿毒症。

5. 实验室检查　如下所述。

（1）红细胞沉降率增速。

（2）尿常规和尿沉渣涂片：尿液呈酸性反应，蛋白微量，有多数红细胞和白细胞，尿液一般呈酸性，在尿液未被污染的情况下可呈现典型的"无菌性脓尿"。尿沉渣涂片作抗酸染色，检查前1周停用抗结核药物和抗生素药物，留取清晨第1次新鲜尿液送检，连续检查3~5次，或留取24h尿液送检。

（3）尿液结核杆菌检查：尿沉渣涂片找抗酸杆菌，连续3次检查均为阳性，诊断才比较可靠。

（4）尿结核杆菌培养：以清晨尿液标本用于培养，最有较好的诊断价值，尿结核菌培养阳性率可高达90%，但培养时间长，需8周才有结果。尿结核菌动物接种阳性率高达90%以上，但费时较长，需2个月才能得到结果。

（5）结核菌素反应：属迟发型变态反应（PPD试验）。PPD试验阳性支持结核病的诊断，PPD试验阴性不能完全排除泌尿男性生殖系统结核。患恶性肿瘤、营养不良、接受激素治疗或放射治疗及艾滋病患者，在接种结核菌素后个体局部反应能力会降低。

（6）尿结核菌DNA检测（PCR-TB-DNA）：是对结核杆菌较特异和敏感的方法。但由于标本中存在某些扩增抑制药物、DNA变性，或操作不规范等，使部分病例出现假阳性或假阴性结果。

6. **影像学检查**　如下所述。

（1）超声检查：肾影增大，肾实质及肾周围光点不均匀或出现无回声暗区。具体表现如下：①肾积水，肾盏扩张，集合系统不规整，并发强回声钙化灶；②肾实质无回声区，局限一极或累及整个肾脏；③输尿管增粗，管壁回声增强，内径轻度扩大，也可以不显示管腔，与肾积水不成比例；④膀胱体积正常或缩小，壁厚呈毛糙态，常伴有对侧输尿管扩张和肾积水。

（2）尿路平片：显示肾外形增大或呈分叶状；肾实质内有不规则的密度不均匀的斑点状钙化，如为"自截肾"则呈现全肾钙化影。

（3）静脉尿路造影：可以了解肾功能、病变程度和范围。可见肾盏杯口边缘不整，即虫蚀样改变，杯口消失或肾实质内有空洞。增殖性病变可见肾盂肾盏受压，肾盏漏斗部延长、狭窄，盏距增宽及充盈缺损。严重者整个肾盂肾盏不显影或部分肾盏不显影。也可表现为一侧肾结核，对侧肾积水。膀胱边缘不光滑、毛糙，晚期因膀胱挛缩可表现为小膀胱。

（4）CT：对肾实质及肾盂、肾盏的形态结构显示良好，它对发现钙化和伴随的淋巴结病变更敏感。表现为肾影增大，肾脏内出现大小不等空腔。可以鉴别其他泌尿男性生殖系统改变，如肾上腺、前列腺、精囊的干酪样坏死。

（5）磁共振尿路成像（MRU）：结核患者严重肾功能不全、碘过敏、IVU 显影不良、逆行输尿管插管受限或顾及插管造成尿路感染时可选用 MRU。

（6）放射性核素检查：患侧肾破坏严重时，呈无功能低平线。肾结核导致对侧肾积水，则呈梗阻曲线。

（7）膀胱镜检查：早期可见膀胱黏膜充血和水肿，较晚期可见膀胱结核结节和溃疡。膀胱挛缩时禁忌膀胱镜检查。也可通过膀胱镜逆行插管造影或取分肾尿进行检查。

7. **鉴别诊断**　如下所述。

（1）慢性肾盂肾炎：也表现为血尿、腰痛及膀胱刺激症状。但症状呈间歇性发作，一般无进行性加重；以往有泌尿系统感染史；有进行性肾功能不全及高血压表现，尿的普通培养可发现致病菌。

（2）前列腺炎：也可表现有膀胱刺激征，但直肠指检时前列腺明显压痛；前列腺液检查有大量白细胞和红细胞；治疗后症状常迅速减轻。

（3）膀胱肿瘤：也表现为血尿及膀胱刺激症状。但主要特点是无痛性间歇性肉眼血尿；尿细胞学检查发现肿瘤细胞；膀胱镜检查发现肿瘤。

（4）泌尿系结石：以镜下血尿为主，有时也表现为程度不同的膀胱刺激症状。但血尿出现多与患者的活动、疼痛密切相关；结石活动时可引起绞痛；尿路平片可发现结石阴影；超声检查发现强光团伴有声影。

8. **治疗**　如下所述。

1）药物治疗：药物治疗是泌尿男性生殖系统结核的基本治疗手段，手术治疗必须在药物治疗的基础上进行。

（1）药物治疗原则：泌尿、男性生殖系统结核的抗结核药物治疗和肺结核相同，即早期、联用、适量、规律、全程使用敏感药物。

（2）抗结核药物治疗的适应证：①孤立肾结核；②局限性的一侧或双侧肾结核；③伴有身体其他部位的活动性结核，暂时不宜手术者；④双侧重度肾结核不宜手术者；⑤配合手术治疗，作为手术前用药；⑥肾结核手术后的常规用药。

（3）抗结核治疗的一线药物：一线抗结核药物有 5 种：异烟肼（H）、利福平（R）、吡嗪酰胺（Z）、链霉素（S）、乙胺丁醇（E）。除 E 为抑菌药外，其余均是杀菌药。

异烟肼（INH，雷米封）：用药剂量以每日 300mg，一次服用为宜。主要不良反应为精神兴奋和多发性末梢神经炎，与维生素 B_6 排出增加或干扰吡哆醇代谢有关。因此，服异烟肼时应加服维生素 B_6 5～10mg，可防止不良反应的发生。

利福平（rifampin，RFP）：每日用量 600～900mg，分 1～2 次空腹服用。不良反应很少，偶有消化道反应及皮疹。近年来发现少数病例有肝功能损害，血清转氨酶升高、皮肤黄疸等综合征。应用利福平时，尿液及体液可变为红色，甚至可使皮肤变红。

吡嗪酰胺（pyrazinamide，PZA）：常用剂量为每天 1.5~2.0g。与利福平、异烟肼合用可缩短疗程。不良反应为对肝脏有毒性，严重时可引起急性黄色肝萎缩。

乙胺丁醇（ethambutol，EMB）：一般用量为每日 600mg，分 3 次或 1 次口服。其毒性作用主要是球后视神经炎，出现视力模糊，不能辨别颜色（尤其对绿色）或有视野缩小等，严重者可致失明。视神经炎是可逆性的，停药后多能恢复。毒性反应的发生率与剂量有关。

链霉素（streptomycin，S）：成人普通剂量每日 1.0g，分 2 次肌内注射；与其他抗结核药物联合应用时，每周注射 2.0g，或每 3d 注射 1.0g。如同时服用碳酸氢钠碱化尿液可增强其疗效。主要的不良反应是对第Ⅷ对脑神经前庭支的影响。少数病例可出现变态性休克。链霉素可经胎盘传至胎儿，引起第Ⅷ对脑神经的损害。

（4）推荐的疗程：泌尿系统结核的标准化方案是 6 个月短程化疗。国际防结核和肺病联合会（IU-ATLD）推荐的标准短程化疗方案（三联化疗）是：2HRZ/4HR，即：前 2 个月为强化阶段，每日口服异烟肼、利福平和吡嗪酰胺，后 4 个月为巩固阶段，每日口服异烟肼和利福平。但对复发性结核，巩固阶段应为 6 个月。

（5）用药方法：目前规范的用药方法是：①督导治疗，即所有抗结核药物均在医护人员或患者家属的监管下服用，这在化疗第 1 个月尤为重要；②顿服治疗，可以明显提高血中药物浓度，从而增强治疗效果，同时也有利于患者服用。一般将一日全部药量于睡前 1 次顿服。

（6）药物治疗期间的观察和随访：药物治疗期间，应定期做尿常规、结核菌培养、结核菌耐药试验及静脉尿路造影，以观察治疗效果。必须重视尿液检查和泌尿系造影的变化，如经治疗 6~9 个月，仍不能转为正常，或肾脏有严重破坏者，则应进行手术治疗。在停止用药后，患者仍需强调继续长期随访观察，定期做尿液检查及泌尿系造影检查至少 3~5 年。

（7）抗结核药的停药标准：①全身情况明显改善，红细胞沉降率正常；②排尿症状完全消失；③反复多次尿常规检查正常；④尿抗酸杆菌检查多次阴性；⑤泌尿系造影检查病灶稳定或已愈合；⑥全身检查无其他结核病灶。

2）手术治疗

（1）肾切除术

适应证：①单侧肾结核病灶破坏范围超过 50% 以上；②全肾结核性破坏，肾功能已丧失；③结核性脓肾；④双侧肾结核，一侧破坏严重，而另一侧为较轻度结核；⑤自截肾。

手术方式：①开放肾、输尿管切除术；②后腹腔镜下肾、输尿管切除术；③粘连重，不易与周边组织分离的，可以行包膜下肾切除术。

切除范围：①充分暴露以便减少对脓肾的挤压，从而避免结核扩散；②尽量切除肾周脂肪和病变输尿管；③并发附睾结核的，如患者情况允许，应同时切除附睾。

（2）肾部分切除术

适应证：①局限性钙化病灶，经 6 周药物治疗无明显改善；②钙化病灶逐渐扩大而有破坏整个肾脏危险；③双侧肾结核。

禁忌证：①孤立肾病变部分超过肾脏体积五分之二或残余部分不足以维持肾脏生理功能；②未进行规范化疗或全身性结核未控制；③同侧输尿管以及膀胱已经被结核浸润。

切除范围：①术前静脉肾盂造影、彩超显示已经因结核病变无功能的肾脏部分；②术中探查发现已经结核受累的病变组织；③肾脏一端，不超过中线。

（3）输尿管整形手术

适应证：①肾盂输尿管连接部狭窄；②输尿管中段或下段梗阻；③壁间段狭窄。

手术时机：应用抗结核药物至少 6 周后，结核基本得到控制。

手术方式：①肾盂输尿管连接部梗阻式式：开放手术或后腹腔镜下肾盂输尿管离断成形术，内置双

J导管引流至少3周；②输尿管中、下段狭窄术式：输尿管镜下狭窄段纵形内切开、膀胱镜下输尿管扩张术，内置双J导管至少6周；开放手术：狭窄段切除吻合术、输尿管膀胱再植术、膀胱壁瓣输尿管膀胱吻合术或狭窄段切除并回肠/阑尾代输尿管术，内置双J导管至少4周。

（4）尿道结核的手术治疗：尿道结核常导致尿道狭窄。狭窄段在2cm以内的，可行尿道镜下尿道狭窄段内切开术。狭窄段长且膀胱挛缩不明显的，可行狭窄段切除、皮瓣法成形尿道。狭窄段长且膀胱挛缩明显或尿道闭锁的，可行尿流改道手术。后尿道狭窄并发尿道直肠瘘，可行经腹会阴后尿道吻合术，同时修补直肠瘘口。

（5）并发症治疗

a. 肾结核的治疗：肾结核对侧肾积水是结核的晚期并发症，如何保留和恢复对侧积水肾的功能是处理的核心，治疗的顺序应根据积水肾的功能情况来决定。如果对侧肾积水较轻，肾功能及一般情况较好，能耐受手术，血尿素在18mmoL/L以下，可在抗结核治疗下先行结核肾切除，待膀胱结核好转后，再处理对侧肾积水。如果肾积水梗阻严重，伴肾功能不全或继发感染应先解除梗阻挽救肾功能，待肾功能及一般情况好转后再行结核肾切除。

b. 膀胱结核、膀胱挛缩的治疗：在有效的抗结核药物治疗的基础上，膀胱挛缩时因输尿管口狭窄及反流引起的肾功能不全，只要肌酐清除率不小于15ml/min，仍可行膀胱扩大手术。对尿失禁及膀胱颈、尿道狭窄者不宜行肠膀胱扩大手术，而应行尿流改道手术。膀胱扩大术常采用的材料为回盲肠或结肠。术前患者至少接受4周的抗结核药物治疗。

c. 肾和输尿管积水的治疗：肾和输尿管积水的治疗取决于引起梗阻的原因，最关键的问题在于有无膀胱挛缩。如果无膀胱挛缩，而仅有输尿管口或下段狭窄，则治疗同输尿管下段狭窄。如果有膀胱挛缩，则治疗按照膀胱挛缩处理。

d. 尿道狭窄的治疗：尿道结核引起的尿道狭窄，多采用尿道扩张术。应先采用药物治疗，待结核治愈后再行尿道扩张。一般患者需多次定期扩张。如狭窄局限可行狭窄段切除尿道吻合术，或尿道镜下尿道内切开术。狭窄段长且膀胱挛缩不明显的，可行狭窄段切除，皮瓣法尿道成形术。狭窄段长且膀胱挛缩明显者，则可行尿流改道手术。

3）随访：全面了解并注意观察患者服药可能出现的不良反应，及时处理，使患者能够坚持完成治疗，避免发生严重的不良反应。注意观察治疗效果及耐药的发生。肾切除手术后应注意对侧肾功能及形态变化及结核性膀胱炎的改善状况。附睾切除术后要注意泌尿系统及对侧睾丸附睾的变化。

治疗期间，每月复查尿常规、尿结核分枝杆菌、红细胞沉降率。单纯药物治疗的患者3～6个月做静脉肾盂造影1次。注意泌尿生殖系结核并发症的发展变化及泌尿系外结核的变化。通过详细询问病史、体检及定期进行各种有关检查，达到疾病痊愈标准才可考虑停止治疗。停药后，仍需强调长期随访观察，定期做尿液结核菌检查3～5年。

（二）男性生殖系结核

男性生殖系统最常发生结核的部位是前列腺，而临床上最易被发现的部位是附睾结核。男性生殖系统结核多来源于肾结核，结核分枝杆菌感染膀胱、尿道，再侵入前列腺和输精管，最后引起附睾结核，还可蔓延到睾丸和阴囊。

1. 诊断标准　如下所述。

（1）发病缓慢，无疼痛。少数患者发病突然、局部疼痛明显。早期病变位于附睾尾部，逐渐波及整个附睾。触诊附睾尾部增大，质硬，不规则，或局限性附睾结节。

（2）结核病变累及输精管时可触及增粗的输精管并有串珠样改变；附睾干酪样病变及脓肿可累及周围组织，与阴囊皮肤粘连，破溃后形成窦管，经久不愈。并发前列腺与精囊结核可出现血精。阴茎海绵体结核菌感染者形成阴茎结核，表现为阴茎头有轻度疼痛，并见溃疡长期不愈。附睾结核常波及睾丸形成睾丸结核，局部检查时可发现睾丸和附睾都增大，边界不清、质硬、有压痛。

2. 鉴别诊断　非特异性慢性附睾炎通常有急性附睾炎病史，疼痛较明显，附睾肿块不如结核大而硬，不形成窦管和瘘管，无皮肤粘连和输精管串珠样改变。

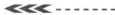

3. 治疗　如下所述。

（1）抗结核药物：早期药物治疗可避免手术。

（2）附睾结核一般并发前列腺和肾脏的损害，极少情况下附睾结核向睾丸侵袭。治疗方法是药物治疗，如果治疗几个月后仍有脓肿或窦管形成则需行附睾切除术。

二、性传播疾病

引起性传播疾病（STD）的病原菌涵盖医学微生物学的所有谱系（病毒、细菌、原虫、体外寄生虫等），包括尿道炎、梅毒、生殖器溃疡、生殖器疣，以及人类免疫缺陷病毒（HIV）感染等。

（一）尿道炎

男性尿道炎以尿道分泌物和尿痛或尿道不适为主要特征。检查可见脓性、黏液脓性或浆液性尿道分泌物。最重要的病原体为细菌，即淋病奈瑟菌和沙眼衣原体。男性尿道炎的并发症有睾丸炎、播散性淋病奈瑟菌感染和 Reiter 综合征。女性伴尿道炎的并发症包括盆腔炎症性疾病、异位妊娠和不孕症。儿童中的并发症包括新生儿肺炎及新生儿眼炎。

淋菌性尿道炎（淋病）由淋病奈瑟菌引起的特异性感染，主要通过性接触传播。潜伏期为 1～14d，3～5d。青年多见。患者近期有接触史。

1）男性最初有尿道口痒、轻痛；尿道口红肿，以后从尿道中排出深黄色脓液。淋病奈瑟菌侵及后尿道时出现尿急、尿频、尿痛等膀胱刺激征。女性尿道短，症状不明显，而以白带增多为主要表现。

2）男性并发症可有急性前列腺炎、急性精囊炎、急性附睾炎。

3）慢性淋病奈瑟菌可造成尿道狭窄，女性可并发急性阴道炎、急性子宫颈炎、急性输卵管炎等。严重者可引起不育。症状经久不愈时应考虑转为慢性、夫妇间相互感染、再感、细菌耐药、混合感染，以及发生并发症等。

4）实验室检查：分泌物直接涂片找出革兰阴性双球菌。通过革兰染色、培养或核酸扩增试验检测到淋病奈瑟菌时，即可诊断为淋病。

5）治疗

（1）注意休息，增加饮水量，禁饮酒及刺激性食物，保持局部清洁，病愈前不能性交，性伴侣同时治疗。

（2）药物治疗：青霉素类药物、喹诺酮类药物、头孢类药物等疗效均较满意。治疗标准为自觉症状消失，无尿道分泌物，治疗 1 周后做分泌物涂片和培养复查阴性。需密切随访观察疗效，防止治疗失败。

（二）尖锐湿疣

由人类乳头瘤病毒（HPV）感染引起，80 多种 HPV 基因型有 20 多种可感染生殖器部位。主要通过性接触传播。潜伏期最短 1 个月，最长 1 年，2～3 个月。

1）生殖器疣最常用的诊断是临床观察。好发部位：男性好发于阴茎头冠状沟、包皮及其内板、系带及尿道口等，女性多好发于阴唇、阴道口、阴道内、子宫颈处及肛周。发病部位偶有痒及刺痛不适，出现淡红色针头大小丘疹，逐渐增大增多，有的重叠性生长，融合成乳头状，菜花样或鸡冠状赘生物。

2）可行活组织病理检查除外癌变。用 5% 醋酸涂抹在病灶处，3～5min 后局部变白。

3）采用特异性抗 HPV 抗体染色治疗 HPV，用核酸杂交技术检测 HPV 的 DNA 型。

4）治疗：治疗的主要目的是去除有症状的损害。生殖器疣通常无症状，并且临床损害能自发消退。

（1）局部药物治疗：外用 25% 足叶草酯酊，2.5%～5.0% 氟尿嘧啶霜，0.1% 酞丁安霜，苯酚（石碳酸）等治疗。

（2）免疫疗法：可用干扰素治疗。

（3）外科治疗：用激光、冷冻或手术切除。以液氮或冷探头冷冻治疗，必要时每隔 1～2 周重复治疗；或10%～25%足叶草酯酊外搽，必要时1周重复1次；或外用80%～90%三氯醋酸或二氯醋酸直至疣体处形成白霜，必要时1周重复1次；或外科去除（激光外科）；或损害内注射干扰素。如果生殖器疣数量多或体积大，或诊断不明确，或患者对其他疗法无反应，外科治疗是最有用的方法。应告知患者烧灼疗法后常会出现瘢痕、色素减退和色素沉着，偶尔会有慢性疼痛。

（三）生殖器疱疹

生殖器疱疹是由单纯疱疹病毒引起的一种性传播疾病，也可通过母婴传播或间接接触传播。人是疱疹病毒的唯一宿主，人体感染后病毒可长期在体内存活，当机体抵抗力降低或某些刺激因素使其激活而发病。一般潜伏期为2～24d。

1）表现为外生殖器或肛门周围有成簇或散在的小水疱，2～4d后溃破形成糜烂或溃疡。

2）全身症状可有发热、全身不适，头痛及肌痛等。

3）实验室检查

（1）细胞学检查：以玻片在疱底做印片，染色，显微镜下可见具有特征性的多核巨细胞或核内病毒包涵体。

（2）检测病毒抗原：从皮损处取标本，以单克隆抗体直接荧光法或酶联免疫吸附法可检测出单纯疱疹病毒抗体。

（3）病毒培养：从皮损处取标本做病毒培养，发现有单纯疱疹病毒和细胞病变。

4）治疗

（1）保持疱疹清洁和干燥，防止继发感染；每天用等渗盐水清洗2次；疼痛明显时可用止痛剂。

（2）抗病毒治疗：首选阿昔洛韦，一般口服200mg，每日5次，7～10d为1个疗程。病情严重者采用静脉用药，5mg/kg体重，每8h1次，7d为1个疗程。

（3）免疫疗法：干扰素肌内注射对病毒有抑制作用。

治愈标准是患处疱疹损害完全消退，疼痛及淋巴结肿痛消失。

三、其他特异性感染

（一）泌尿男性生殖系滴虫病

滴虫病是由毛原虫即阴道毛滴虫感染所致，主要通过性交直接传染或通过内裤、游泳衣、浴巾、马桶、浴盆等传播。

（1）本病主要是女性生殖系疾病，但也可感染泌尿男性生殖系，如肾脏、膀胱、尿道、前列腺、精囊、包皮囊内，引起相应炎症表现。

（2）分泌物或尿中找到毛滴虫是确诊的依据。

（3）治疗：首选甲硝唑200mg，每日3次，同时每晚以200mg栓剂放入阴道，连续7d，男女同治。

（二）泌尿生殖系真菌病

主要由于广谱抗生素或肾上腺糖皮质激素的广泛应用等因素，使人体皮肤、口腔、肠道、肛门等部位正常存在的原本不致病的真菌产生致病作用。其主要病原菌为念珠菌属。

1）白色混浊尿液：尿液中有白色丝状物漂浮或沉淀，有时可出现白色块状物。

2）尿路刺激症状：出现尿频、尿痛、尿急等症状。

3）急性输尿管梗阻：当真菌团堵塞输尿管时，可出现肾绞痛。同时可伴寒战、发热。当两侧受累会出现无尿及肌酐升高等。

4）尿液检查可见到真菌丝。尿培养可有真菌生长。

5）治疗

（1）一般治疗：一旦确诊后，停用抗生素、糖皮质激素等可能导致真菌感染的药物。

（2）药物治疗：以抗真菌药物治疗为主，同时服用碱性药物碱化尿液，以加强抗真菌药物的作用。

常用的药物有：

  a. 酮康唑：静脉滴注 200mg，每日 2 次。

  b. 咪康唑：一般每日 600～1 200mg，加入葡萄糖液或生理盐水 500ml 静脉滴注。

  c. 两性霉素 B：一般用 50mg 溶于等渗葡萄糖液 500ml 中缓慢滴入，隔日 1 次。

  d. 碳酸氢钠片：1.0g，每日 3 次，口服。

（三）泌尿男性生殖系丝虫病

丝虫病是由丝虫成虫寄生于人体淋巴系统引起的慢性寄生虫病。

1）在泌尿系多表现为乳糜尿或乳糜血尿，在男性生殖系急性期表现为精索炎、附睾睾丸炎、丝虫热等。慢性期多表现为鞘膜积液，肢体、阴囊、阴茎等部位的淋巴水肿及象皮肿。

2）流行病史：外周血中找到丝虫蚴，即可确诊。

3）治疗

（1）药物治疗：乙胺嗪，每天 2～3 次，每次 0.3g，7d 为 1 个疗程。左旋咪唑，每天 2 次，每次 2～2.5mg/kg，服 5d。呋喃嘧酮，每天 2 次，每次 10mg/kg，服 7d。

（2）手术治疗：巨大阴囊象皮肿可行整形手术。鞘膜积液可做鞘膜翻转术。顽固性乳糜尿可行大隐静脉分支与腹股沟淋巴吻合术，肾蒂淋巴管结扎术等。

（方江胜）

第四章

泌尿系统损伤

第一节　肾脏损伤

肾脏位置较深，且有脂肪囊和周围组织结构的保护，受伤机会较少。肾脏损伤多由火器伤、刺伤以及局部直接或间接暴力所致，多发在 20～40 岁的男性青壮年。

一、病因

1. 闭合性肾损伤　直接暴力、间接暴力、肌肉强力收缩等原因。
2. 开放性肾损伤　多由枪弹、弹片及直接刺伤引起，常并发胸腹部其他器官损伤。
3. 医源性肾损伤　ESWL 及腔内手术引起的肾包膜下出血、肾挫裂伤、意外的穿破伤、大出血等。

二、分类

根据损伤程度分为两大类。
1. 轻度损伤　轻微包膜下血肿、肾挫伤或表浅肾裂伤，肾包膜完整。
2. 重度损伤　肾全层裂伤、肾破裂及肾蒂血管断裂。

三、诊断标准

1. 多有明确的外伤史　症状和体征取决于损伤的程度和有无其他脏器的损伤。
2. 临床表现　如下所述。
（1）休克：常发生在重度的肾脏损伤，如肾全层裂伤、肾破裂及肾蒂血管断裂，特别是开放性肾损伤及并发其他脏器的损伤，出血严重的患者极易出现休克。伤后数日内出现休克，表示有继发性出血或反复出血。在儿童的肾损伤，迟发性休克较常见。
（2）血尿：是肾损伤最常见且重要的症状，分为镜下血尿和肉眼血尿。血尿的严重程度与肾损伤的程度不一定成正比，约 40% 肾损伤患者可无血尿，如肾蒂、输尿管断裂或发生血块堵塞输尿管时，可能不出现血尿，而表现全身失血征，常出现失血性休克，危及生命。
（3）疼痛及肿块：肾破裂后出现出血或尿外渗，在肾周形成肿块。如后腹膜出现较大的血肿，可出现腹膜刺激征。腰部肿块表示尿外渗和腹膜后积血较多，这是伤情较重的症状之一。
（4）感染及发热：血肿及尿外渗有可能继发肾周感染，在伤后数日患者会出现发热、局部压痛和肌紧张等体征。
3. 辅助检查　如下所述。
（1）B 型超声：快捷、无创、可重复。
（2）CT 与 MRI：诊断率达 100%，可显示肾皮质裂伤、尿外渗、肾周血肿的范围和血管损伤，并可了解损伤的程度以及有无并发伤。

（3）IVP：在患肾显影不良的情况下，可采用双倍或大剂量 IVP，对诊断有重要价值。

（4）腹腔穿刺：如出血量较大，可抽出不凝血。

（5）腹主动脉肾动脉造影：经大剂量 IVP 检查后，尚有少数患者损伤肾不能显影，在这部分患者中一部分即为肾蒂损伤，在病情稳定时应实施腹主动脉肾动脉造影，能进一步提高诊断。

四、治疗

治疗方法取决于损伤的程度和范围，治疗及时多数患者可以通过非手术疗法治愈。

1. 防治休克　对重度肾损伤患者，严密观察病情变化，失血严重者及早输血输液，补充血容量，维持血压，并采取止痛保暖等措施。在休克得到纠正后，再尽快明确肾脏损伤的程度及有无其他脏器的损伤，再做进一步处理。

2. 非手术治疗　适用于轻度肾损伤患者，如肾挫伤、轻微肾裂伤，以及无胸、腹其他脏器并发伤的患者。

（1）休克的处理：严密观察病情变化，失血严重者及早输血输液，补充血容量，维持血压，并采取止痛保暖等措施。

（2）观察治疗：密切观察生命体征，并予以镇痛止血药物。对持续血尿较重而无尿外渗的患者，可采取肾动脉插管做选择性栓塞或根据需要行肾动脉栓塞术。如患者的血红蛋白持续下降，腰腹部肿块继续增大，脉搏增快，血压持续下降，应积极考虑手术探查。

（3）感染的预防：应用抗生素预防感染。

（4）卧床休息：绝对卧床至少 10~14d，避免过早活动而再度出血。

3. 手术治疗　如下所述。

（1）适应证：①开放性肾损伤；②经检查证实为肾粉碎伤；③经检查证实为肾盂破裂；④IVP 检查损伤肾不显影，经动脉造影证实为肾蒂伤；⑤尿外渗视其程度、发展情况及损伤性质而定。

（2）手术方法：根据损伤的程度实施包括肾修补、肾部分切除、肾切除等手术。①肾周引流术：适用于尿、血外渗，形成感染，或因贯通伤并有异物和感染；②肾修补术和肾部分切除术：适用于肾裂伤；③肾切除术：适用于严重的肾粉碎伤或严重的肾蒂损伤，肾切除前一定要了解对侧肾功能是否正常；④肾损伤或粉碎的肾脏需要保留时，可用大网膜或羊肠线织袋包裹损伤的肾脏；⑤闭合性腹内脏器损伤并发肾脏损伤行开腹探查时，要根据伤肾情况决定是否同时切开后腹膜探查伤肾。如血尿轻微，肾周血肿不明显，则不需要切开后腹膜探查伤肾。

（方江胜）

第二节　输尿管损伤

输尿管损伤多见于医源性损伤，偶见于外伤性损伤，如车祸、贯穿性腹部损伤等。放疗也可造成输尿管放射性损伤。

一、病因

1. 手术损伤　是最常见的原因，多见于骨盆、后腹膜广泛解剖的手术如结肠、直肠、子宫切除术以及大血管手术，由于解剖较复杂，手术野不清，匆忙止血，大块钳夹、结扎致误伤输尿管；肿瘤将输尿管推移或粘连，后腹膜纤维化等会使手术发生困难，较容易误伤。

2. 腔内器械损伤　常见有经膀胱镜输尿管插管、输尿管镜检查、取石或套石或在高压下向输尿管内注射液体时。

3. 外伤性损伤　可分为贯穿性损伤，如弹片、枪弹、各种锐器损伤和非贯穿性损伤，如车祸、高处坠落、腹部钝伤等。

4. 放射性损伤　见于子宫颈癌、前列腺癌等放疗后，使输尿管管壁水肿、出血、坏死、形成尿瘘或纤维瘢痕组织形成，造成输尿管梗阻，引起肾积水。

二、诊断标准

1）有盆腔手术、输尿管内器械操作或外伤史。

2）临床表现

（1）腹痛和感染症状：输尿管损伤后，局部组织坏死，引起局部炎性反应，尿瘘或尿外渗可继发感染。

（2）尿瘘或尿外渗：分为急性尿瘘或尿外渗和慢性尿瘘。前者在输尿管损伤当日或数日内出现伤口漏尿、腹腔积尿或阴道漏尿。后者最常见的是输尿管阴道瘘，常出现在损伤后 2～3 周，偶见输尿管皮肤瘘。

（3）无尿：双侧输尿管发生断裂或误扎，可导致无尿。应注意与创伤性休克后急性肾功能衰竭导致的无尿进行鉴别。输尿管损伤的无尿，在伤后即可发生，而创伤性休克后急性肾功能衰竭导致的无尿常有病理发展过程，可借助于 IVP、放射性核素肾图等检查进行鉴别。

（4）血尿：可以是肉眼血尿或镜下血尿。

3）辅助检查

（1）IVP：可显示患肾积水，损伤以上输尿管扩张、扭曲、成角、狭窄以及造影剂外溢。

（2）膀胱镜及逆行造影：可观察瘘口部位并与膀胱损伤鉴别；逆行造影对明确损伤部位、损伤程度有价值。

（3）B 型超声：可显示患肾积水和输尿管扩张。

（4）CTU：对输尿管外伤性损伤部位、尿外渗及并发肾损伤或其他脏器损伤有非常重要的诊断意义，可取代 IVP 检查。

（5）阴道检查：有时可直接观察到瘘口的部位。

三、治疗

（1）对因输尿管镜等器械损伤，可先行输尿管插管，充分引流，有利于损伤的修复和狭窄的改善。

（2）手术时发生输尿管损伤，应及时修复，并留置双 J 管引流尿液。

（3）如损伤超过 24h，此时创面水肿，充血脆弱，修复的失败机会较大。故应先做肾造瘘引流，3个月后再行输尿管手术。

（4）输尿管被误扎，可行松解术；输尿管被切割或穿破，可行局部修补，并放置双 J 管。

（5）输尿管断裂，早期可行输尿管端端吻合。如已有感染应先做肾造瘘引流，待感染控制后，再行输尿管手术。①若输尿管缺损不超过 2cm，可采用输尿管端端吻合，腔内留置双 J 管 2～4 周，周围放置引流管；②若输尿管损伤位置在输尿管远端靠近膀胱，可行输尿管膀胱吻合或输尿管膀胱瓣、管状成形；输尿管缺损位置较高，可暂时行输尿管皮肤造瘘或肾造瘘，二期再行修复；③中段输尿管缺损较大，可行自体肾移植、回肠代输尿管或上尿路改道。

（6）输尿管损伤、狭窄继发肾脏严重积水或感染，确已造成肾功能丧失，而对侧肾功能正常，可行患肾切除术。

（方江胜）

第三节　膀胱损伤

一、类型

1. 腹膜内损伤　位置多在膀胱顶部和后壁，膀胱壁连同覆盖其上的腹膜同时穿破，尿液进入腹腔，引起腹膜炎。

2. 腹膜外损伤 多发生在骨盆骨折时，破裂多发生在膀胱前壁。尿液经裂口流出，局限在膀胱周围引起炎症。

3. 混合性膀胱损伤 多由枪弹伤、利刃贯通伤所致，常并发其他脏器损伤。

二、病因

1. 闭合性膀胱损伤 如下所述。

（1）直接暴力：暴力直接作用于下腹部，使过度充盈的膀胱破裂，多为腹膜内损伤。

（2）间接暴力：多发生于外伤性骨盆骨折时，一般为腹膜外损伤。

（3）自发性破裂：多在膀胱过度充盈情况下，尤其在膀胱本身存在病变时，如膀胱结核、炎症、憩室、肿瘤、结石、神经性膀胱、膀胱多次手术后以及尿道狭窄等，可以造成膀胱自发性破裂。

2. 开放性膀胱损伤 多因子弹、弹片、刀器直接损伤膀胱，常常并发其他脏器损伤。

3. 医源性膀胱损伤 多由器械操作、下腹部和盆腔手术以及放射治疗造成。

三、诊断标准

1. 病史 下腹部外伤史、骨盆骨折史、难产、膀胱尿道器械操作后出现以下临床表现，应考虑膀胱损伤的可能。

2. 临床症状 如下所述。

（1）出血与休克：常因并发骨盆骨折或其他脏器损伤，大量出血出现休克；尿性腹膜炎可促进休克的发生。

（2）排尿障碍和血尿：尿液外渗表现为尿量的减少，且外渗的尿液刺激膀胱，患者常有膀胱刺激征，表现为不能排尿或只有血尿。

（3）腹膜炎症状：外肾的尿液引起膀胱周围炎，可产生腹痛；当大量尿液进入腹腔时，腹膜炎症状进一步加重，可出现麻痹性肠梗阻。

（4）发生膀胱阴道瘘或膀胱直肠瘘时，可出现阴道漏尿或直肠漏尿。

3. 体检 发生腹膜外损伤出现尿液外渗，下腹耻骨上区有明显的触痛，有时可触及包块；腹膜内损伤时，若有大量的尿液进入腹腔，可有腹肌紧张、压痛、反跳痛及移动性浊音。

4. 辅助检查 如下所述。

（1）导尿：是鉴别尿道还是膀胱损伤的简便有效的方法。导尿时发现膀胱空虚仅有极少血性尿液时，可注入一定量的消毒生理盐水，片刻后重新抽出。如抽出液量少于注入量，应怀疑有膀胱破裂和尿外渗。

（2）膀胱造影：可见造影剂外溢，有助于确定膀胱破裂、尿外渗、膀胱瘘口等情况。

（3）腹腔穿刺：腹膜内膀胱破裂后，大量尿液进入腹腔，因此腹腔穿刺可抽取尿液或淡血性液体。如抽得多量血性液体，可测定其尿素氮及肌酐含量。如高于血肌酐和尿素氮，则可能是外渗的尿液。

（4）膀胱镜检查：对于晚期膀胱直肠或膀胱阴道瘘，可行膀胱镜检查，明确诊断，了解损伤部位。

四、治疗

1. 全身治疗 治疗休克，也是手术前必要的准备，迅速使患者脱离休克状态。应用抗生素预防感染。

2. 腹膜内膀胱破裂的治疗 应积极手术治疗。取下腹正中切口，进入腹腔，先探查腹腔内有无其他并发伤后再清除腹腔内尿液，探查膀胱圆顶和后壁以确定裂口，同时可在腹膜返折下切开膀胱前壁并观察膀胱内部。修复裂口后如无腹腔内脏损伤，即缝合腹膜。在膀胱前壁做一高位造瘘。

3. 腹膜外膀胱破裂 对较严重的腹膜外膀胱破裂，出血及尿外渗显著者，应积极手术探查，清除膀胱外尿液和血肿，修整膀胱创口周边坏死组织，修补膀胱创面并行膀胱造瘘，充分引流，应用抗生素抗感染治疗。

4. 并发症的处理　如下所述。

（1）骨折：根据骨折、脱位情况采用牵引、固定等。

（2）膀胱阴道瘘：较小的膀胱阴道瘘，可保留尿管 10～14d，应用抗生素预防感染。较大的膀胱阴道瘘需手术修补，尿流改道，分层缝合膀胱和阴道。

（3）膀胱直肠瘘：早期膀胱直肠瘘，应做尿和粪便改道，再修补膀胱和直肠创面。晚期膀胱直肠瘘应先应用抗生素抗感染后再行手术。手术应充分切除窦管周边的瘢痕，再分层缝合膀胱和直肠壁，然后行膀胱造瘘和结肠造瘘。

（方江胜）

第四节　尿道损伤

尿道损伤是泌尿系统最常见的损伤，几乎全部发生于男性尿道，尤其是较固定的球部或膜部。

一、病因

1. 尿道内损伤　多为医源性、尿道内误入高浓度的药物导致的化学损伤或放疗引起的损伤。

2. 尿道外损伤　可分为闭合性损伤和开放性损伤。尿道闭合性损伤主要由会阴骑跨伤和骨盆骨折引起。

（1）会阴骑跨伤：多因患者从高处坠落，会阴部骑跨在硬物上，使尿道球部处于暴力与耻骨弓之间产生的损伤。

（2）骨盆骨折：骨折使骨盆变形、牵拉撕裂或撕断膜部尿道；骨折后的骨片可以直接造成尿道的损伤。

（3）开放性损伤：多因子弹、弹片、刀器直接损伤尿道，多伴有会阴部其他组织器官的损伤。

二、诊断标准

1. 临床表现　如下所述。

（1）休克：骨盆骨折并发后尿道损伤或并发其他内脏损伤常出现休克，这是疼痛和失血引起的。

（2）疼痛：损伤部位处疼痛，尿时尤重，疼痛可牵涉会阴、阴茎、下腹部等处，有时向尿道外口放射。

（3）排尿困难：损伤导致局部水肿或血肿、疼痛、尿道断裂引起排尿障碍，甚至尿潴留。

（4）尿道出血：是尿道损伤的重要症状。前尿道损伤时，可有尿道外口滴血；后尿道损伤，由于尿道括约肌的作用，血液有时不从尿道流出而进入膀胱，出现血尿。

（5）损伤部皮下瘀血、青紫或肿胀，以会阴部和阴囊最为明显。

（6）尿外渗：范围随损伤部位、程度不同而异。前尿道损伤若阴茎筋膜完整时，尿外渗及血肿局限于阴茎筋膜之内，表现为阴茎肿胀呈青紫色；若阴茎筋膜破裂，尿外渗可进入阴囊皮下、会阴部，向上可蔓延到下腹部皮下。

2. 辅助检查　如下所述。

（1）导尿：如导尿管很容易插入膀胱并导出清亮的尿液，表明尿道损伤较轻或只有较小的破裂，膀胱无损伤。若导尿管插入过程中受阻，表明尿道已断裂或大部分破裂，此时不宜反复插管。

（2）肛诊：对骨盆骨折导致的尿道损伤患者，为确定后尿道损伤情况和有无并发直肠损伤，要进行肛门指诊。

（3）X 线骨盆像：了解有无骨盆骨折及骨折对尿道的影响。

（4）尿道造影：了解尿道损伤的部位及程度。

三、治疗

1. 全身治疗　尿道损伤常因并发骨盆骨折以及大出血而出现休克。因此，要及时予以输血输液，并应用镇痛、止血药和抗生素。

2. 膀胱尿液引流和防止尿外渗 应尽早将导尿管插入膀胱，以引流尿液并最大限度地减少尿外渗。

3. 后尿道损伤 将膀胱切开，直视下将尿道断端修补吻合后，再行膀胱造瘘。尿道内尿管应保留至少 3 周以上。

4. 前尿道球部损伤 应急诊手术，清除血肿，经会阴切口可找到尿道的破裂处或断端，予以修补或断端吻合术，再行膀胱造瘘。

5. 并发症处理 如下所述。

（1）后尿道损伤伴有骨盆骨折：在修补尿道或恢复尿道的连续性后，应予骨折必要的治疗，包括卧床休息、骨盆牵引、下肢牵引等。

（2）尿瘘：新鲜尿瘘无感染者，可予以早期修补；如已有感染应先抗感染治疗和膀胱造瘘，3 个月后再行修补术。

（3）尿道阴道瘘：伤后形成瘘口早期应先行膀胱造瘘，较小的瘘口可自行愈合。如果瘘口较大且局部炎症明显，应先抗感染治疗，3 个月后再行修补术。

（4）尿道直肠瘘：如在伤后几小时内发现，可修补尿道和直肠创口。如损伤范围较大、污染较重，应同时做膀胱造瘘和结肠造口。如发现较晚，应先做膀胱造瘘和结肠造口，3 个月后再行修补术。

（方江胜）

第五节 男性生殖器损伤

一、阴茎损伤

（一）病因

阴茎损伤较少见，按损伤类型有阴茎挫伤、切割伤、贯通伤、折断、脱位、绞窄、离断等，严重的阴茎损伤必须及时治疗，以免影响排尿及性功能。

（二）诊断标准

1）明确的外伤史。

2）临床表现：阴茎损伤的症状随损伤的原因不同而异。

（1）阴茎折断：常发生于阴茎勃起状态下，患者突然感到局部组织破裂，在受伤的瞬间常有响声和剧痛，勃起的阴茎随即松软，因海绵体出血及白膜下血肿，阴茎肿大，晚期由于瘢痕挛缩使阴茎变形，引起勃起障碍。

（2）阴茎绞窄：为环状物套在阴茎上所致，绞窄远端阴茎肿大，甚至淤血坏死。

（3）阴茎脱位：表现为阴茎包皮环形裂开，阴茎被挤至阴囊根部、下腹部或大腿根部皮下。

3）检查：阴茎头部、阴茎体或会阴皮肤出现瘀斑、血肿、坏死、撕脱；阴茎海：绵体裂开出血，阴茎离断等，伴有尿道损伤排尿时可发现漏尿。

4）怀疑伴有尿道损伤者，在对伤口清创止血后必要时行尿道造影，同时行 X 线平片、B 型超声检查了解是否伴有其他损伤。

（三）治疗

（1）轻度挫伤者休息，应用抗生素预防感染。

（2）阴茎损伤伴尿道损伤，如尿管无法插入膀胱，应行耻骨上膀胱造瘘。

（3）阴茎绞窄者，应立即将绞窄物去除，有些绞窄物如金属环、硬塑料环等较难去除，应使用特殊的器械。

（4）阴茎折断、脱位、撕脱等应及早手术，清创、止血、缝合破裂的阴茎白膜，阴茎复位固定。阴茎皮肤血运丰富，皮肤撕脱清创时应尽量保留。如有创面用中厚皮片植皮。

（5）阴茎切断者若断端完整，应清创并做断端再植术。若无法再植，清创时尽量保留残留的海绵体，以后可做阴茎再造术。

二、睾丸损伤

（一）病因

睾丸损伤分为闭合性损伤与开放性损伤。常见的原因为直接暴力睾丸被挤压受伤。睾丸被暴力打击后，脱离阴囊而至附近部位皮下组织内称为睾丸脱位。

（二）诊断标准

1）明确的外伤史。

2）临床表现：①睾丸受伤后局部剧痛，可放射至下腹、腰部或上腹部，伴恶心呕吐，甚至疼痛性休克，如睾丸出血，阴囊出现肿胀，触痛；②睾丸脱位表现为阴囊内正常睾丸位置空虚，睾丸被推向腹股沟、下腹部、股管、耻骨前、会阴或大腿内侧皮下。

3）B型超声：显示睾丸白膜不完整，睾丸回声不均，阴囊内积液或积血。

4）鉴别诊断

（1）睾丸扭转：部分患者有剧烈活动或阴囊受伤史，但多数无明确的外伤史，表现为突发阴囊疼痛，如早期就诊，查体可发现睾丸位置上移，睾丸横位，附睾移至睾丸前方、侧面或上方。拖起睾丸时疼痛不减轻反而加重。如就诊较晚，则扭转睾丸因血运障碍出现红肿，体温升高，睾丸与附睾位置不清，与急性附睾睾丸炎不易鉴别。彩超或核素扫描显示扭转睾丸血流灌注减少。

（2）急性附睾睾丸炎：患侧阴囊与睾丸附睾出现红、肿、热、痛等急性炎症表现，往往伴有发热、血白细胞升高等全身症状，发热常出现在睾丸疼痛之前。彩超及核素检查显示患侧睾丸附睾血运丰富。

（三）治疗

（1）睾丸挫伤应卧床休息，阴囊托起，局部冷敷。伴有休克者先抗休克，给予止痛剂及精索局部麻醉封闭。

（2）应用抗生素预防感染。

（3）睾丸脱位可予手法复位，复位不成功，应行手术复位，做睾丸固定术。

（4）睾丸破裂伴有较大阴囊血肿时，应尽早手术探查，清除血肿，缝合破裂的白膜并做阴囊引流。

（5）术中尽量保留损伤的睾丸组织，如睾丸广泛损伤，或血运受影响不得不切除时，可睾丸移植于腹直肌内。

（方江胜）

第五章

肾上腺疾病

第一节 皮质醇症

一、概述

　　皮质醇症是由于机体长期处于过量糖皮质激素的作用而产生的一系列典型的临床症候群，是最常见的肾上腺皮质疾病。1912 年 Harvey Cushing 收集文献中的 10 例病例，结合自己观察的 2 例，首次对其临床特点做了系统描述，故也称为库欣综合征（Cushing's syndrome）。通常把由于垂体分泌过量促肾上腺皮质激素（ACTH）而引起的肾上腺皮质增生症称为库欣病（Cushing's disease）。伊森科（ИцеНКО）在 1925 年曾提出此病症在垂体和间脑有病变的观点，故亦称之为"伊森科 – 库欣综合征"。现在可以肯定这一类病症的直接原因都是皮质醇量过多，故不论其原因如何，均称之为皮质醇增多症（hypercortisolism），简称皮质醇症。

二、病因和分类

　　皮质醇症分为外源性（医源性）和内源性，其中医源性最常见。内源性又分为 ACTH 依赖性和 ACTH 非依赖性两大类。ACTH 依赖性皮质醇症包括库欣病和异位 ACTH 综合征；ACTH 非依赖性皮质醇症包括肾上腺皮质腺瘤和腺癌及少部分原发性肾上腺皮质增生。内源性皮质醇症中，以库欣病的比例最高，约占 70%；肾上腺皮质肿瘤占 20%；异位 ACTH 综合征占 10% ～20%。

　　（1）医源性皮质醇症：长期大量使用糖皮质激素治疗某些疾病可出现皮质醇症的临床表现，这在临床上十分常见。这是由外源性激素造成的，停药后可逐渐复原。但长期大量应用糖皮质激素可反馈抑制垂体分泌 ACTH，造成肾上腺皮质萎缩，一旦急骤停药，可导致一系列皮质功能不足的表现，甚至发生危象，故应予注意。长期使用 ACTH 也可出现皮质醇症。

　　（2）库欣病：专门指垂体性双侧肾上腺皮质增生，主要是由于垂体分泌过多 ACTH 引起双侧肾上腺皮质弥漫性或结节状增生，进而产生大量糖皮质激素所致。这类病例由于垂体分泌 ACTH 已达反常的高水平，血浆皮质醇的增高不足以引起正常的反馈抑制，但口服大剂量地塞米松仍可有抑制作用。其原因：①垂体肿瘤：80% 以上的库欣病患者存在自主或相对自主地分泌 ACTH 的腺瘤或微腺瘤，多见嗜碱细胞瘤，10% ～20% 为嫌色细胞瘤。垂体 ACTH 瘤大多数为良性肿瘤，平均直径 6mm，仅小部分为较大的腺瘤，因此库欣病患者多数在 X 线及 CT 检查中较难发现垂体占位性病变及蝶鞍改变。这类患者在垂体 ACTH 瘤摘除后，90% 左右的患者可获得临床症状及内分泌检查指标的缓解。②垂体 ACTH 细胞增生：垂体无明显肿瘤，而表现为垂体 ACTH 细胞弥漫性、簇状增生或形成多个结节。此类患者比例较小，可能是由于下丘脑或下丘脑外分泌过量促肾上腺皮质激素释放因子（CRF）刺激垂体分泌 ACTH 的细胞增生所致。

　　（3）异位 ACTH 综合征：是指垂体以外的肿瘤组织分泌大量 ACTH 或 ACTH 类似物质，刺激双侧肾上腺皮质增生，进而分泌过量皮质激素所引起的一系列综合征。能引起异位 ACTH 综合征的肿瘤很多，最常见的是小细胞性肺癌（约占 50%），胰岛细胞瘤和胸腺细胞瘤各占 10% 左右，支气管类癌约占 5%，其他还有甲状腺髓样癌、嗜铬细胞瘤、神经节瘤、神经节旁瘤、神经母细胞瘤、胃肠道恶性肿瘤、鼻咽癌、卵巢或睾丸的恶性肿瘤。异位 ACTH 综合征的肾上腺皮质的病理改变和库欣病相同，但增生程度更明显。这类患者常伴有明显的肌萎缩和低钾血症。病灶分泌 ACTH 类物质是自主的，不受 CRH 的兴奋，口服大剂量地塞米松亦无抑制作用。病灶切除或治愈后，症状可缓解。

（4）肾上腺皮质肿瘤：其中 60% 为良性的肾上腺皮质腺瘤，40% 为恶性腺癌。肿瘤的生长和分泌肾上腺皮质激素是自主性的，不受 ACTH 的控制。由于肿瘤分泌了大量的皮质激素，反馈抑制垂体的分泌功能，使血浆 ACTH 浓度降低，从而使非肿瘤部分的正常肾上腺皮质明显萎缩。此类患者无论是给予 ACTH 兴奋或大剂量地塞米松抑制，皮质醇的分泌量都不会改变。肾上腺皮质肿瘤多为单个良性腺瘤，直径一般 2～4cm，色棕黄，有完整的包膜，瘤细胞形态和排列与肾上腺皮质细胞相似。腺癌则常较大，鱼肉状，有浸润或蔓延到周围脏器，常有淋巴结和远处转移，细胞呈恶性细胞特征。肾上腺腺瘤通常只分泌糖皮质激素；而肾上腺皮质癌除分泌糖皮质激素外，还可以分泌雄激素，甚至醛固酮、雌二醇等；无内分泌功能的肾上腺皮质肿瘤则不导致皮质醇症。

（5）原发性肾上腺皮质增生：包括 ACTH 非依赖性肾上腺大结节性增生（adrenocorticotropin - independent macronodular adrenal hyperplasia，AIMAH）和原发性色素结节性皮质病（primary pigmented nodular adrenocortical disease，PPNAD），两者都比较少见。AIMAH 属增生与腺瘤的中间型，为良性疾病，发病原因不清，可能与异位受体表达或遗传有关。AIMAH 患者肾上腺增生不依赖于 ACTH，血浆 ACTH 可呈较低水平，大剂量地塞米松不被抑制。PPNAD 多单独存在，也可以伴随多发肿瘤综合征，即 Carney 综合征。PPNAD 患者双侧肾上腺外观仅轻度增大，切面多发深褐色或黑褐色色素沉重结节为其特征，结节间肾上腺皮质大多数明显萎缩。

三、临床表现

皮质醇症可发生于任何年龄组，但以青壮年女性最多见。本病均为体内皮质醇过多所致，但不同患者临床轻重不一、表现各异。

（1）向心性肥胖：为皮质醇症的经典表现，包括满月脸、水牛背、悬垂腹和锁骨上窝脂肪垫，而四肢瘦小。向心性肥胖是由于皮质醇过量引起的脂代谢异常和脂肪异常分布所致。

（2）皮肤紫纹、皮肤菲薄：此为蛋白质代谢障碍所致的典型表现。大量皮质醇促进蛋白质分解，抑制蛋白质合成，形成负氮平衡状态。患者因蛋白质过度消耗而表现的皮肤菲薄，毛细血管脆性增加，呈现典型的宽大皮肤紫纹，多见于耻区、大腿内侧、臀部、腋下等处皮肤。

（3）糖耐量下降或糖尿病：皮质醇症患者半数有糖耐量受损，约 20% 有显性糖尿病。高皮质醇血症加速糖原异生，使肝脏向血液中分泌葡萄糖增多；同时使脂肪细胞和肌肉细胞对胰岛素的敏感性下降，使这些细胞对葡萄糖的摄取和利用减少，结果导致血糖增高、糖尿、糖耐量减低，甚至糖尿病。

（4）高血压、低血钾：大量皮质醇有潴钠排钾作用，且部分皮质醇症患者还伴有盐皮质激素分泌增加。患者常表现为轻中度高血压、低钾血症、高尿钾及轻度碱中毒等。

（5）性功能紊乱：高皮质醇血症不仅直接影响性腺功能，还可抑制下丘脑促性腺激素释放激素的分泌。男性表现为性功能低下、阳痿、睾丸变软等；女性表现为月经不调、闭经、不育等，男性化性征亦常见，如女性长胡须、体毛旺盛、面部痤疮、皮脂腺分泌增加、阴蒂肥大等。

（6）神经精神障碍：患者易出现不同程度的激动、烦躁、失眠、抑郁、妄想、记忆力减退等神经精神的改变，但一般较轻。

（7）骨骼系统：可见骨质疏松，出现腰背痛、脊柱压缩性骨折，后期可因椎体塌陷而成驼背。

（8）其他症状：如肌肉消瘦无力，伤口愈合不良，体重增加，多血质，机体抵抗力下降、易发感染，小儿生长发育迟缓，肾凝结物发病率增高等。

四、诊断和鉴别诊断

（一）诊断

皮质醇症的诊断首先是结合病史、典型症状和体征进行初步筛选。对可疑者再借助一些实验室和影像学检查进一步明确。主要分为两部分：定性诊断明确是否为皮质醇症；定位诊断明确皮质醇症的病因、病变部位（表 5－1）。

表 5－1　皮质醇症的诊断方法

诊断步骤		具体方法
定性诊断		24h 尿游离皮质醇（UFC）（重要）
		24h 尿 17－羟皮质类固醇（17－OHCS）
		血浆皮质醇（PF）及节律
		小剂量地塞米松抑制实验（重要）
		胰岛素诱发低血糖试验
功能定位诊断		血浆 ACTH 测定
		大剂量地塞米松抑制实验（重要）
		CRH 兴奋试验
		岩下窦静脉分段取血测 ACTH
		24h 尿 17－酮类固醇（17－KS）
		甲吡酮（美替拉酮）试验
解剖定位诊断	垂体定位	蝶鞍 X 线片、CT、MRI（重要）
	肾上腺定位	B 型超声、CT（重要）、MRI、^{131}I 标记胆固醇肾上腺皮质扫描
	异位 ACTH 肿瘤定位	X 线、CT、MRI

（1）24h 尿游离皮质醇（UFC）：人体内约 1/100 的皮质醇分泌量是以游离及未代谢的形式从尿中排泄。24h－UFC 可以客观地反映人体 24h 内肾上腺皮质醇的分泌量，即不受血液中皮质醇结合蛋白（CBG）浓度的影响，也不受血浆皮质醇昼夜节律波动的影响，是皮质醇症较重要的定性诊断方法。测定 2 次以上 24h－UFC 超过正常上限的 5 倍以上（>300μg 或 828nmol/d），即可诊断为皮质醇症。应注意过量饮水、乙醇中毒、抑郁症、肥胖、肝硬化、妊娠等可造成一定的假阳性，周期性皮质醇症、严重肾功能不全等可造成一定的假阴性。

（2）24h 尿 17－羟皮质类固醇（17－OHCS）：尿 17－OHCS 的水平代表着体内皮质醇代谢产物的水平，也反映着体内皮质醇的分泌量。当皮质醇症时，患者体内皮质醇分泌量明显增加，24h 尿 17－OHCS 的也明显升高（正常值男性 5～15mg/24h，女性 4～10mg/24h）。

（3）血浆皮质醇（PF）及节律：皮质醇的分泌有明显的昼夜变化：于清晨 8：00 时达最高峰 [（10±2.1）μg/dl]，以后逐渐下降，16：00 时平均值（4.7±1.9）μg/dl，午夜 0 时水平最低。若每 4h 测定 1 次血浆皮质醇浓度并标在坐标上连成一曲线，应呈 "V" 形。而皮质醇症时其血浆皮质醇浓度可 >30μg/dl，并失去 "V" 形曲线的变化规律，常常 16：00 时及午夜 0 时 PF 均增高，甚至可接近上午 8 时的最高水平。PF 昼夜节律的消失对早期提示本病有重要意义。但应注意血浆皮质醇受 CBG 浓度的影响，妊娠及服用含雌激素的药物均可使血浆皮质醇总量上升。

（4）小剂量地塞米松抑制实验（LDDST）：地塞米松是一种人工合成的高效糖皮质激素，服用后不干扰血尿皮质醇的测定值，但可抑制下丘脑－垂体－肾上腺轴的功能，正常情况下，可使皮质醇分泌量减少。故地塞米松抑制试验为皮质醇症重要的诊断方法。LDDST 有两种实施方法：①每 6h 口服 1 次地塞米松，0.5mg/次，连服 8 次。服药前 1d 和服药第 2d 留 24h 尿测 UFC 和 17－OHCS。正常反应为第 2d UFC <20μg/24h 或 17－OHCS <4mg/24h，而皮质醇症患者不被抑制。②过夜小剂量地塞米松抑制试验：适用于门诊患者留取 24h 尿困难者，方法为晚上 23：00～24：00 顿服地塞米松 1.0mg，服药日晨及次晨 8：00～9：00 测定血浆皮质醇浓度。正常反应，次晨 PF <1.8μg/dl（50nmol/L）为被抑制，皮质醇

症患者不被抑制，若 > 5μg/d1（140nmol/L）可提高诊断皮质醇症的特异性。LDDST 敏感性可达 95% 以上，特异性可达 80%。假阳性见于抑郁、焦虑、强迫症、病态肥胖、嗜酒、糖尿病、雌激素、妊娠等情况。

（5）胰岛素诱发低血糖试验：本试验是利用低血糖这种人为刺激来兴奋下丘脑 – 垂体 – 肾上腺轴，是了解该轴功能完整性的重要试验。如果这一轴系的任一环节有问题，则有效的低血糖刺激不能使皮质醇分泌增加。正常注射胰岛素后血糖应明显下降，血糖最低值 <2.2mmol/L 为有效刺激。皮质醇症患者，不论是何种原因，有效的低血糖刺激并不能使血浆皮质醇水平显著上升。这是因为本病的病因是肾上腺皮质分泌自主性增强或异位 ACTH 分泌过量所致，故本试验也是皮质醇症定性诊断的重要方法之一。本试验有一定危险性，应事先准备好高渗葡萄糖，一旦患者于试验中出现低血糖休克表现，应及时静脉推注高渗葡萄糖，以免发生生命危险。

（6）血浆 ACTH 测定：对于皮质醇症的病因鉴别具有重要意义。血浆 ACTH < 1.1pmol/L（5pg/ml），提示 ACTH 非依赖性皮质醇症（来源于肾上腺）；持续血浆 ACTH > 3.3pmol/L（15pg/ml），提示 ACTH 依赖性皮质醇症；异位 ACTH 综合征患者血浆 ACTH 常 > 100pg/ml。通常采用放射免疫法测定血浆 ACTH 的含量。

（7）大剂量地塞米松抑制试验（HDDST）：方法同 LDDST，只是地塞米松的服用量从每次 0.5mg 增至 2mg 或过夜地塞米松的顿服量由 1mg 增至 8mg。服药第 2d 24h UFC 和 17 – OHCS 或血浆 PF 较服药前 1d 下降 50% 以上为被抑制。库欣病多数被抑制；肾上腺皮质肿瘤患者几乎均不被抑制；异位 ACTH 综合征除支气管类癌外，其余均不被抑制。

（8）CRH 兴奋试验：一般用人工合成的羊 CRH$_{1-41}$ 100μg（或 1μg/kg），静脉注射，测定注射前后 –30min、0min、30min、60min、90min、120min 血 ACTH 和皮质醇的水平。注射后 ACTH 峰值比基础值增加 50% 以上，血皮质醇峰值比基础值增加 25% 以上为兴奋试验有反应。86% 的库欣病有反应，90% 的异位 ACTH 综合征和 100% 的肾上腺肿瘤无反应。此试验主要用于 ACTH 依赖性皮质醇症的病因鉴别。如同时 HDDST 被抑制，诊断库欣病的特异性可到 98%。

（9）岩下窦静脉分段取血测 ACTH：主要用于临床表现、生化和放射结果不一致或不明确的 ACTH 依赖性皮质醇症的病因鉴别。方法为：双侧岩下窦静脉插管后，同时在双侧岩下窦和外周静脉抽取基础血样，以及在静脉注射 CRH（100μg）后 3min、5min、10min 分别取血样用于测定 ACTH 测泌乳素作为对照。一方面，血 ACTH 中枢与外周比值超过 2：1 或 CRH 兴奋后比值超过 3：1 则诊断为库欣病；血 ACTH 中枢与外周无明显差别而又大于正常水平时，则为异位 ACTH 综合征；另一方面，双侧岩下窦静脉血 ACTH 比值 >1.4，则提示垂体 ACTH 微腺瘤的部位在左侧或右侧，以便在经蝶窦探查微腺瘤未果时可做患侧垂体半切除术。本项检查系有创性检查，操作复杂，有一定的危险性，需在 X 线下进行。

（10）24h 尿 17 – 酮类固醇（17 – KS）：尿 17 – KS 反映人体内 C17 为酮基的类固醇激素的含量，即盐皮质激素的水平。库欣病患者尿 17 – KS 水平可正常（正常值男性 6 ~ 18mg/24h，女性 4 ~ 13mg/24h）；而异位 ACTH 综合征和肾上腺皮质腺癌时尿 17 – KS 常显著高于正常水平。本检查对病因鉴别有一定价值。

（11）甲吡酮（美替拉酮）试验：甲吡酮抑制 11β – 羟化酶而使 11 – 脱氧皮质醇转变成皮质醇的过程受阻。正常人用药后血浆皮质醇会降低，皮质醇的前体 11 – 脱氧皮质醇生成增加，其代谢产物 17 – OHCS 从尿中排出增加。血皮质醇的降低使垂体 ACTH 分泌增加，导致 11 – 脱氧皮质醇进一步增加，但皮质醇的坐成仍因 11β – 羟化酶的阻断而无增加。垂体性皮质醇症患者对甲吡酮的反应与正常人相似，且反应更大些。肾上腺肿瘤和异位 ACTH 综合征患者皮质醇的合成也可以被甲吡酮抑制，但由于异位肿瘤已大量分泌 ACTH 或肾上腺肿瘤自主性分泌大量皮质醇，使下丘脑和垂体被反馈抑制，当血皮质醇降低时，不能兴奋垂体 ACTH 分泌，血 ACTH 不会比试验前明显升高，同时 24h 尿 17 – OHCS 也无明显变化。本试验主要用于皮质醇症的病因诊断。

（12）垂体定位（蝶鞍 X 线片、CT、MRI）：蝶鞍侧位 X 线摄片和正侧位体层摄片是皮质醇症患者的常规检查。但由于 80% 以上的垂体 ACTH 瘤为微腺瘤，因此蝶鞍片较难发现垂体异常，只有在大腺瘤时才可能在 X 线片上发现蝶鞍体积增大、鞍底双边及鞍背直立等异常征象。CT 扫描垂体瘤的发现率明显优于一般 X 线检查，需要做蝶鞍部的 CT 冠状位扫描，以 2mm 的薄层切片加造影剂增强及矢状位重建等方法检查，能使垂体微腺瘤的发现率提高到 50% 左右，垂体大腺瘤则基本不会漏诊。对鞍区进行局部薄层 MRI 扫描可使垂体微腺瘤的发现率高达 90% 以上，扰相梯度序列 MRI 更能增加鞍区肿物的发现率。

（13）肾上腺定位（B 型超声、CT、MRI、^{131}I-标记胆固醇肾上腺皮质扫描）：肾上腺腺瘤直径一般 >2cm，腺癌体积更大，均在 B 型超声检出范围，加之 B 型超声简单易行、价格低廉、无损伤，故常作为首选的初步检查方法，符合率在 80% 左右。CT 对肾上腺的分辨率最高，对肾上腺肿瘤的检出率几乎达 100%。对于临床上和实验室检查符合皮质醇症的患者，当 CT 扫描未见肾上腺肿瘤，同时双侧肾上腺体积增大、变厚则可诊断为肾上腺皮质增生。但 CT 较难明确肾上腺增生的部位。MRI 对肾上腺疾病的敏感性与 CT 相仿，主要用于肾上腺疾病的分型。^{131}I-标记胆固醇肾上腺皮质扫描对肾上腺肿瘤的诊断率也较高。正常肾上腺显影较淡且对称，部分人不显像；皮质腺瘤或腺癌时则腺瘤侧肾上腺放射性浓集，对侧不显像，但部分腺癌病例两侧都不显像；皮质增生时两侧肾上腺显像对称但浓集。本法也适用于手术后残留肾上腺组织、移植的肾上腺组织的测定和寻找迷走的肾上腺组织。但此法需要几天时间，患者接受核素的时间较长，费用高，故其应用不如 CT 普遍。以往临床也常用腹膜后充气造影检查显示双侧肾上腺区域的占位性病变，或采用静脉尿路造影通过肾脏是否受压移位反映肾上腺的情况，目前都已较少使用。

（14）异位 ACTH 肿瘤定位（X 线、CT、MRI）：对于垂体影像正常、CRH 兴奋试验无反应和 HDDST 无抑制的 ACTH 依赖性皮质醇症，需怀疑为异位 ACTH 综合征患者，应努力需找原发肿瘤的位置。异位分泌 ACTH 的肿瘤位于胸腔内的比例最高，故应常规进行胸部正侧位 X 线片、胸部 CT 或 MRI 扫描等。必要时还应探查腹腔、盆腔等。但 5%~15% 的患者经过仔细检查仍不能发现具体的病因，应密切随访。

（二）鉴别诊断

（1）单纯性肥胖及Ⅱ型糖尿病：可有肥胖、高血压、糖代谢异常、月经紊乱、皮肤白纹等，血尿皮质醇及其代谢产物也可轻度增高，但可被小剂量地塞米松所抑制，皮质醇及 ACTH 昼夜节律正常。

（2）假性 Cushing 综合征：酒精性肝脏损害时，不仅各种症状及激素水平类似本病，且对小剂量地塞米松给药无反应或反应减弱，但戒酒即可恢复。

（3）抑郁症：虽然增高的激素及其代谢物不被小剂量地塞米松所抑制，但无库存欣综合征的特征性临床表现。

五、治疗

皮质醇症的诊断一旦确立，应立即进行治疗。病因不同，治疗方案有很大差别，但针对病因的手术为一线治疗。垂体有腺瘤的库欣病首选显微镜下经鼻经蝶窦行垂体瘤切除术，手术失败或存在手术禁忌证者则行垂体放疗或双侧肾上腺次全切除术或药物治疗；病变部位已确定的异位 ACTH 综合征，需手术切除肿瘤，若无法确定或不能切除时，可按库欣病的原则做肾上腺切除，以减轻症状；肾上腺肿瘤则首选腹腔镜下或开放性肾上腺肿瘤切除术。总之，皮质醇症治疗的目标是：第一切除任何致病肿瘤；第二及早控制高皮质醇血症及其并发症；第三减少永久性内分泌缺陷；第四避免终身依赖药物治疗。

1. 垂体肿瘤切除　适用于由垂体肿瘤所致的双侧肾上腺皮质增生，尤其伴有视神经受压症状的病例更为适宜。由垂体微腺瘤引起的双侧肾上腺皮质增生首选显微镜下经鼻经蝶窦行选择性垂体微腺瘤切除，此法创伤小，不影响垂体功能，而且属病因治疗，故效果好。然而该手术要求的设备条件、经验和技术都比较高，国内能开展此项手术的医院还比较少。目前国内不少医院仍然采取以肾上腺大部分切除或全切加肾上腺组织自体移植为主的治疗方法。垂体手术常常不能彻底切除肿瘤，长期缓解率仅 50%~60%，复发率 20%，并可影响垂体其他的内分泌功能。如手术切除不彻底或不能切除者，可做垂体放射治疗。如出现垂体功能不足者应补充必要的激素。

2. **肾上腺皮质肿瘤切除** 适用于肾上腺皮质腺瘤及肾上腺皮质腺癌。对于体积较小的良性腺瘤可选腹腔镜下肾上腺肿瘤切除术；双侧的腺瘤应尽量保留肾上腺，减少激素长期替代；对于体积较大的腺瘤和腺癌可以谨慎采用腹腔镜手术或开放手术。开放性手术多经患侧第 11 肋间切口进行。如不能明确定位，则需经腹部或背部切口探查双侧肾上腺。肾上腺皮质腺瘤切除术效果较好，但肾上腺皮质腺癌者常不能达到根治的目的。由于肿瘤以外的正常肾上腺呈萎缩状态，故术前、术后均应补充皮质激素。术后尚可肌内注射 ACTH，共 2 周，以促进萎缩的皮质功能恢复。术后激素的维持需达 3 个月以上，然后再逐步减量至停服。

3. **双侧肾上腺切除** 适用于双侧肾上腺皮质增生病例，一般作为治疗 ACTH 依赖性皮质醇症的最后手段。其方法有：①双侧肾上腺全切除：优点是控制病情迅速，并可避免复发；缺点是术后要终身补充皮质激素，术后易发生 Nelson 综合征（垂体肿瘤 + 色素沉着）。②一侧肾上腺全切除，另一侧肾上腺次全切除：由于右侧肾上腺紧贴下腔静脉，如有残留或肾上腺增生复发，再次手术十分困难，故一般做右侧肾上腺全切除。左侧残留肾上腺应占全部肾上腺重量的 5% 左右。残留过多，则复发率高。残留过少或残留肾上腺组织血供损伤，则出现肾上腺皮质功能不全或 Nelson 综合征，故术中应注意勿损伤其血供。由于肾上腺血供是呈梳状通向其边缘，故残留的组织应是边缘的一小片组织。有人采用一侧肾上腺全切除加垂体放疗，但常无效或易复发。

在做肾上腺手术时，应注意以下几点。①切口的选择：可经第 11 肋间切口进行，但部分肾上腺皮质腺瘤患者可能误诊为肾上腺皮质增生，术中需更换体位时，则发生困难。患者肥胖，经腹部探查双侧肾上腺较困难，比较合适的是患者全身麻醉下取俯卧位，经背部八字切口，或经第 11 肋间切口探查。一般先探查右侧，如发现右侧肾上腺增生（常为双侧肾上腺增生）或萎缩（左侧肾上腺常有皮质腺瘤），则需再探查左侧肾上腺。如发现右侧肾上腺皮质腺瘤则可做腺瘤摘除，不需再探查左侧。巨大的肾上腺腺癌可选用胸腹联合切口进行手术。腹腔镜手术可采用经腹腔或经后腹腔进路。②皮质激素的补充：皮质醇症患者体内皮质醇分泌处于高水平，术后皮质醇水平骤降易导致急性肾上腺皮质功能不足而发生危象。其临床表现为休克、心率快、呼吸急促、发绀、恶心、呕吐、腹痛、腹泻、高热、昏迷甚至死亡，故于术前、术中和术后均应补充皮质激素以预防。一旦危象发生，应快速静脉补充皮质激素，纠正水、电解质紊乱以及对症处理。情绪波动、感染以及某些手术并发症可诱发危象发生，并有时会混淆诊断（如气胸、出血等），应予注意避免发生。常规补充的皮质激素量虽已超过正常生理分泌量，但由于术前患者皮质醇分泌处于很高的水平，故部分病例仍有发生危象的可能。由于术后危象大多发生于手术后 2d 之内，故可于手术日及术后 2d 再静脉补充氢化可的松 100 ~ 200mg/d，从而使危象的发生大大减少。如怀疑有危象或有手术并发症，均应加大皮质激素用量。皮质激素的长期维持是醋酸可的松 25.0 ~ 37.5mg/d（为正常生理需要量）。腺瘤患者一般需维持 3 ~ 6 个月后停药，双侧肾上腺全切除者需终生服药。如患者有其他疾病、感染及拔牙等手术时，应增大激素用量。如有腹泻及不能进食时，应改成肌内注射用药。患者应随身携带诊断书，随时供医生参考。肾上腺腺瘤及肾上腺大部切除患者在病情稳定后可逐步停药。停药前如需测定体内皮质醇分泌水平，可停服醋酸可的松，改服地塞米松（0.75mg 地塞米松相当于 25mg 醋酸可的松）1 ~ 2 周，再测 24h 尿 UFC、17 - OHCS、17 - KS 的排出量。如已接近正常，则可逐步减量停药。如水平极低，则仍继续改服醋酸可的松维持。有学者报道将切除的肾上腺切成小块，埋植在缝匠肌或肠系膜中治疗手术后肾上腺皮质功能低下，获得一定疗效。经放射性核素标记胆固醇扫描证明移植区确有放射性浓集，尿 17 - OHCS 排出量也有升高，部分病例可停服或减少皮质激素的维持量。由于肾上腺动脉细小，带血管的自体肾上腺移植有一定困难。③Nelson 综合征的处理：肾上腺全切除后，垂体原有的腺瘤或微腺瘤可继续增大，压迫视神经，引起视力障碍。垂体分泌的促黑色素激素引起全身皮肤黏膜色素沉着，甚至呈古铜色。垂体腺瘤摘除术可以挽救视力，垂体局部放疗可以抑制肿瘤的生长。中医中药对缓解色素沉着也有一定疗效。

4. **垂体放射治疗** 作为库欣病的二线治疗，常用于垂体肿瘤手术无效或复发，并且不能再次手术者。缓解率在 83% 左右，20% 病例可获持久疗效，但大多数病例疗效差且易复发。垂体放疗前必须确定肾上腺无肿瘤。

5. 药物治疗 药物治疗也是皮质醇症治疗的重要手段,但仅仅是辅助治疗,不良反应大,疗效不肯定。主要用于以下情况:手术前准备;存在手术/放疗禁忌证或不愿手术或其他治疗失败者;不能明确病因的异位 ACTH 综合征;对无法手术切除的肾上腺皮质腺癌做姑息性治疗。常用的药物有两类。

(1)抑制皮质醇生物合成的药:主要有甲吡酮、酮康唑、氨鲁米特、密妥坦、依托咪酯等。通过抑制皮质醇生物合成途经中某一酶的活性,或阻断合成的某一环节而减少体内皮质醇的生成量。①甲吡酮(美替拉酮,metyrapone,SU4885):是 11β-羟化酶抑制剂。可抑制 11-脱氧皮质醇转化为皮质醇和抑制 11-去氧皮质酮转化为皮质酮,从而使皮质醇合成减少。不良反应相对小,主要为头痛、头晕、消化道反应。但作用暂时,只能起缓解症状的作用。一旦皮质醇分泌减少,刺激 ACTH 的分泌作用减弱,可降低其阻断作用。②酮康唑(ketoconazole):本药对碳链酶和 17-羟化酶均有抑制作用,对于严重的高皮质醇症血症需要紧急控制者有效。不良反应主要是肝功能损害。③氨鲁米特(aminoglutethimide):主要抑制胆固醇合成孕烯醇酮。轻型肾上腺皮质增生症服 0.75~1.0g/d,严重者 1.5~2.0g/d,1~2 周后皮质醇症的临床症状可获得不同程度的缓解。但需密切随访皮质激素水平,必要时应补充小剂量的糖皮质激素和盐皮质激素,以免发生肾上腺皮质功能不足现象。④密妥坦(mitotane,邻、对二氯苯二氯甲烷):除有抑制皮质醇合成的作用外,还可直接作用于肾上腺皮质的正常或肿瘤细胞,使束状带和网状带萎缩坏死,即起到药物性肾上腺切除的作用。适用于已转移和无法根治的功能性或无功能性的皮质癌。但有严重的胃肠道和神经系统不良反应,并可导致急性肾上腺皮质功能不足。⑤多靶点药物:可能是一种很有希望的治疗用药。

(2)直接作用于下丘脑-垂体水平,抑制 ACTH 释放的药物主要有赛庚啶、溴隐亭、罗格列酮、奥曲肽、麦卡角林等:①赛庚啶(cyproheptadine):是血清素的竞争剂,而血清素可兴奋下丘脑-垂体轴而释放 ACTH,故赛庚啶可抑制垂体分泌 ACTH。适用于双侧肾上腺增生病例的治疗。剂量由 8mg/d 逐渐增加到 24mg/d。在双侧肾上腺全切除或次全切除术后皮质功能不足的情况下,一方面补充皮质激素,一方面服用赛庚啶能减少垂体瘤的发生机会。②奥曲肽(octreotide):是生长抑素的衍生物。有些类癌细胞膜上存在生长抑素受体,因而可以和奥曲肽结合。放射性核素[111]In 标记的奥曲肽不仅在作为示踪剂时有助于分泌 ACTH 类癌的定位,也可对类癌进行治疗。③麦卡角林(cabergoline):可使 60% 的库欣病高皮质醇症下降,40% 降至正常,30% 以上可长期控制,可抑制 Nelson 综合征 ACTH 的分泌,是治疗库欣病很有希望的药物。

(贾晓鹏)

第二节 原发性醛固酮增多症

一、概述

原发性醛固酮增多症(primary hyperaldosteronism,PHA,简称原醛症)是由于肾上腺皮质球状带分泌过多的醛固酮,引起的以高血压、低血钾、高血钠、低血浆肾素活性、碱中毒、周期性瘫痪以及血、尿醛固酮升高为特征的临床综合征。醛固酮的分泌是自主性或部分自主性的,过多醛固酮负反馈抑制肾素的分泌和血浆肾素的活性,故原发性醛固酮增多症也称为低肾素性醛固酮增多症。Conn 于 1954 年首先报道 1 例分泌醛固酮的肾上腺皮质腺瘤,手术切除后获得痊愈,故本病又称 Conn 综合征。上海交通大学医学院附属瑞金医院于 1957 年发现国内首例原醛症,泌尿外科程一雄教授等切除肾上腺腺瘤后获得治愈。原醛症占高血压病因的 0.5%~16.0%,平均 10%。原醛症最主要的两种病理类型为单侧肾上腺皮质腺瘤和双侧肾上腺皮质增生。

二、病因和分类

根据病因或病理改变的不同,原发性醛固酮增多症可以分为以下几种亚型。

(1)特发性醛固酮增多症(idopathic hyperaldosteronism,IHA):以往认为 IHA 占原醛症的 10%~

20%，近年来随着影像学技术和内分泌生化检查等诊断手段的提高，其发现比例显著增加，50%～60%，成为最常见的临床亚型。病理表现为双侧肾上腺球状带弥漫性或局灶性增生。发病机制尚不明确，多数学者认为其病因不在肾上腺本身，可能与垂体产生的 POMC、醛固酮刺激因子（ASF）、γ－黑素细胞刺激因子（γ－MSH）等物质刺激肾上腺皮质分泌醛固酮有关。该类型对血管紧张素敏感，临床症状多不典型，并较醛固酮腺瘤为轻。IHA 的患者通常在接受单侧肾上腺切除后血压改善不明显，主要依靠药物治疗。

（2）醛固酮腺瘤（aldosterone producing adenomas，APA）：以往认为此型为原醛症的最常见原因，现研究发现占原醛症的 40%～50%。病理变化为肾上腺皮质球状带中有合成和分泌醛固酮的良性肿瘤，故亦称之肾上腺皮质腺瘤，以单侧肿瘤多见（90%左右），左侧略多于右侧，腺瘤同侧及对侧肾上腺组织一般呈轻度萎缩性病理变化。肿瘤圆形或卵圆形，有完整包膜，肿瘤切面呈橘黄色，直径一般较小，仅 0.5～2.5cm，直径＞3～4cm 者需考虑肾上腺醛固酮腺癌的可能。电镜下瘤细胞呈分泌醛固酮的球状带细胞的特征。大多数 APA 对 ACTH 较敏感，血浆醛固酮水平与 ACTH 昼夜节律平行，其醛固酮的分泌不受肾素及血管紧张素 Ⅱ 的影响。APA 的临床症状典型，手术切除腺瘤或腺瘤侧肾上腺后，临床症状都得到较好的纠正。

（3）原发性肾上腺皮质增生（primary adrenal hyperplasia，PAH）：较少见，只占原醛症的 1%～2%。病理上多表现为单侧或一侧肾上腺结节状增生，但在内分泌及临床生化检查结果类似于 APA，其病因可能仍在肾上腺本身，做一侧肾上腺切除或肾上腺次全切除，也和皮质腺瘤一样，可以使代谢异常以及高血压症状恢复正常。

（4）家族性醛固酮增多症（familial hyperchosterolemia，FH）：临床少见，不到原醛症的 1%，分 Ⅰ 型和 Ⅱ 型两种。Ⅰ 型为糖皮质激素可抑制的原发性醛固酮增多症（glucocor ticoid－remediable aldosteronism，GRA），是一种常染色体显性遗传病。病理上肾上腺皮质球状带和束状带均有增生，可轻度弥漫性增生到严重的结节性增生。本型病因可能是在皮质类固醇合成过程中某些酶系（11－β 羟化酶）缺乏，致使皮质醇合成受阻，由此引起 ACTH 负反馈分泌增多，但因去氧皮质酮和醛固酮合成未受影响，故醛固酮合成和分泌增加。GRA 与 APA 类似，醛固酮的分泌受 ACTH 的调节，而非肾素－血管紧张素系统。临床特征包括早发性高血压，同时可能并发有脑出血或主动脉壁夹层形成，并且具有高血压病的显著家族史。最常见的实验室检查结果为低肾素水平，可能缺乏醛固酮增多的其他证据（如 24h 尿醛固酮水平、低钾血症、代谢性碱中毒）。本型常规降压药无效，但糖皮质激素可维持血压和血钾正常。Ⅱ 型发病机制尚不清楚，与 Ⅰ 型不同，糖皮质激素治疗无效，肾上腺切除可治愈或显著缓解高血压症状。

（5）醛固酮癌（aldosterone－producing carcinoma，APC）：指肾上腺皮质能分泌醛固酮的癌肿，占原醛症 1% 以内。肿瘤直径常＞3cm，形态不规则。本型除分泌大量醛固酮外，往往同时分泌大量糖皮质激素和性激素，引起相应的生化改变和临床症状。此型进展快，早期即可发生血行转移，手术、药物和放疗的治疗效果均不理想。术后复发率高，平均生存期半年。

（6）异位分泌醛固酮的肿瘤：临床罕见，这是胚胎发育过程中残留在器官上的肾上腺皮质组织发生的恶性肿瘤，它是 6 个亚型中唯一的完全自主分泌醛固酮的病变，对 ACTH、肾素、血管紧张素均不起反应。

三、病理生理

醛固酮主要维持体内正常的血容量及血钾浓度，主要作用点为肾脏远曲小管和集合管的上皮细胞，通过 $Na^+－K^+$、$Na^+－H^+$ 交换机制，促进 Na^+ 的重吸收、K^+ 和 H^+ 的排泄。正常生理性的醛固酮分泌主要受肾素－血管紧张素－醛固酮系统的调节（其中血管紧张素 Ⅱ 的调节最重要），其次是血钾和 ACTH 等。

原醛症的一系列病理生理改变均因肾上腺皮质分泌过量的醛固酮，从而导致高血钠、低血钾、碱中毒等一系列电解质紊乱和酸碱失衡现象以及肾素－血管紧张素被抑制现象。当体内醛固酮分泌过多时，使肾脏远曲小管和集合管 Na^+ 重吸收明显增加，同时伴有水的重吸收增加、尿中 Na^+ 排出减少，从而导致体内水、钠潴留、血容量增加。细胞外 Na^+ 浓度增高，Na^+ 便向细胞内转移，使细胞内水、钠潴留，外周阻力增强，即形成原发性醛固酮增多症典型的高血压临床症状。Na^+ 重吸收增加后，肾小管腔内的电离状态为负性，使 Na^+ – K^+、Na^+ – H^+ 交换增强，造成大量 K^+ 和 H^+ 排出，从而产生低钾血症、碱中毒。当水钠潴留、血容量增加到一定程度后，Na^+ 在近曲小管的重吸收减少，体内 Na^+ 水平和血容量稳定在一个比原来高的新水平上，出现 Na^+ 代谢的"逃逸现象"。这种逃逸机制目前尚不清，可能在某些初始 Na^+ 重吸收的非重要位点中，存在 Na^+ 重吸收的减少。钠潴留的这种限制可以解释原发性醛固酮增多症患者的特征性临床表现，该类患者具有轻度高血压，较少见恶性高血压，同时无水肿表现。与醛固酮诱导性钠潴留逃逸相反的是，该病不存在钾丢失的逃逸，醛固酮介导的肾脏排钾则是持续的，并导致全身钾不足，低血钾及其相关症状。

四、临床表现

原发性醛固酮增多症患者的临床表现基本上是由体内钠潴留和钾缺乏所引起的，主要临床表现有：

（1）高血压：是原发性醛固酮增多症最主要和最先出现的症状。高血压产生的机制主要是水钠潴留导致血容量增加及血管阻力增强两方面所致。原醛症患者的高血压程度与体内可交换的 Na^+ 量有关，因为 Na^+ 的潴留和血容量的扩张是受盐皮质激素逃逸现象控制的，所以原醛的患者的血压往往是中度或稍重度增高，多位良性高血压，恶性高血压少见。患者对一般的抗高血压药物反应很差。有腺瘤的患者与肾上腺增生的患者相比，高血压通常严重。头痛、头晕、乏力、视物模糊等是高血压常见的症状，多不甚严重，眼底血管改变也很轻，患者一般也不出现水肿表现。但病程长时也可导致心、脑、肾等器官并发症。

（2）低血钾：疾病早期由于细胞内 K^+ 外移，血钾可维持在正常值低限，随着病程发展，血钾逐渐下降。一般认为，血钾正常、高血压是大部分原醛症的早期症状，而低血钾可能是症状加重的表现，也存在血钾正常性原醛症。低血钾可出现一系列典型症状：乏力、倦怠、虚弱、肌无力或典型的周期性瘫痪。四肢受累多见，严重者可发生呼吸及吞咽困难。可累及心脏，出现低钾性心电图改变：出现 U 波，ST 段延长，T 波低平、倒置，可出现期前收缩、阵发性心动过速甚至心室颤动等心律失常。低钾血症合并代谢性碱中毒可使血中游离钙降低，导致低钙血症，引起肢体麻木、手足抽搐及肌肉痉挛等症状，血镁降低时症状更严重。长期缺钾可引起肾小管上皮空泡样变性，对尿液的浓缩功能减退，出现烦渴、多饮、多尿，特别是夜尿增多。夜尿增多除肾浓缩功能减退外，还与原醛症患者尿排钠的昼夜规律颠倒有关，正常人因体位关系，大多数钠在白天排泄，而原醛症患者大多数钠在夜间排泄。病程晚期，继发肾小球和肾间质退行性病变，肾功能难以恢复，导致慢性肾功能不全，甚至肾功能衰竭。

五、诊断和鉴别诊断

（一）诊断

原发性醛固酮增多症的诊断确立非常重要，主要分三步：第一，筛选诊断，运用简单易行的检查方法对临床表现可疑的患者进行初筛，初步确立诊断；第二，定性诊断，运用敏感性和特异性均较高的检查方法对初筛患者进一步诊断，明确原醛症为高血压的原因；第三分型定位诊断，运用影像学及一些实验室检查指标明确原醛症的病变部位及原醛症的各类亚型，以选择相应的治疗方法。具体诊断方法较多。

（1）筛选人群：高血压患者有下列情况时需考虑原醛症：①一般降压药疗效不明显或无效。②伴有原因不能解释的自发性低血钾或易触发低血钾。③伴有肌无力或周期性瘫痪。④难治性高血压或高血压 2 级以上。⑤原醛症患者一级亲属患高血压者。⑥儿童、青少年高血压患者。⑦肾功能减退而尿液呈碱性。

（2）血浆醛固酮/肾素浓度比值（aldosterone/renin ratio，ARR）：目前认为是高血压患者中筛选原醛症首选的试验。ARR≥40 ［血浆醛固酮的单位：ng/dl，肾素活性单位：ng/（ml·h）］提示醛固酮分泌为肾上腺自主性，结合血浆醛固酮浓度 >20ng/dl，则 ARR 对诊断原醛的敏感性和特异性均达90%

左右。ARR 对于筛选血钾正常的原醛症更有效。注意检查时需标化试验条件：直立体位，纠正低血钾，血浆醛固酮 > 15ng/dl，肾素活性 > 0.2ng/（ml·h），排除药物影响。比如，需要停用螺内酯、β 受体阻滞剂、钙通道阻滞剂、血管紧张素酶转换酶抑制剂、血管紧张素受体阻滞剂等干扰 ARR 测定的药物。

（3）血钾、血钠、血醛固酮、血浆肾素活性：典型原发性醛固酮增多症患者一般表现为持续性低血钾，≤3.5mmol/L；血钠正常或轻度升高，>140mmol/L；血醛固酮明显升高，>15ng/dl（554pmol/L）；血浆肾素活性降低，<1ng/（ml·h）（站立位 4h 后测定）。这些指标异常可以为原醛症提供线索和佐证，但应注意这些指标并非原醛症所特有的，其值正常者亦不能排除原醛症。另外，这些指标的正常值标准在各医疗单位可能有所差别。

（4）24h 尿钾、尿钠、尿醛固酮：原醛症患者尿钾排出增加，尿钠排出减少，尿醛固酮升高。测定这些指标的 24h 值，异常者有利于原醛症的诊断，但同血钾、血钠等指标类似，不能仅据此确诊原醛症。

（5）醛固酮抑制试验（盐负荷试验）：此试验的敏感性和特异性均高，是原发性醛固酮增多症重要的确诊检查方法之一。原理：正常人、原发性高血压患者钠负荷和容量增加时会使血浆肾素活性下降、醛固酮分泌减少，而原发性醛固酮增多症的过量醛固酮分泌则不被钠盐负荷或肾素 - 血管紧张素系统的阻断等因素抑制。该试验可采用口服氯化钠，测定 24h 尿醛固酮排出量或静脉注射氯化钠，测定血浆醛固酮浓度，也可以用氟氢可的松产生潴钠作用。具体方法：试验前留取 24h 尿醛固酮、钾、钠及皮质醇，同时抽血测醛固酮、钾、钠、皮质醇和肾素活性，试验开始后患者每日增加氯化钠 6～9g（口服或静脉注射），共 3～5d。最后 1 天同样检测上述指标。如为原发性醛固酮增多症患者，则血醛固酮 > 20ng/d1（554pmol/L），尿醛固酮 > 12～14μg/24h（33.3～38.8nmol/24h）。试验前需了解患者的血容量和低钾程度，并停用一些影响肾素 - 血管紧张素 - 醛固酮系统的药物，如螺内酯、雌激素、β 受体阻滞剂、钙通道阻滞剂、血管紧张素酶转换酶抑制剂、血管紧张素受体阻滞剂等。该试验禁用于未控制的严重高血压、肾功能不全、充血性心力衰竭、心律失常、严重低血钾等。

（6）醛固酮刺激试验（肾素活性刺激试验）：原理同醛固酮抑制试验相同。给予低钠饮食或呋塞米 40mg/d，共 3～5d，造成低钠和血容量不足，测定其肾素活性，正常人肾素活性增加值在 2.0ng/（ml·h）以上，原醛者低于此值。此试验敏感性和特异性不如盐负荷试验，只有在严重高血压不宜行盐负荷试验时，方考虑使用。

总之，一位高血压患者如有醛固酮分泌增多，自发性低血钾和尿钾排除增多并存，站立位血浆肾素活性低，高醛固酮分泌不被钠负荷试验所抑制，而糖皮质激素正常者，即可确诊为原发性醛固酮增多症。接下来的就是要明确原醛症的病变分类，以便选择不同的治疗方法，主要是 IHA 和 APA 之间的鉴别。

（7）肾上腺 CT：CT 扫描能提供肾上腺疾病最准确的解剖学信息，是原醛症定位诊断的首选影像学检查方法。腹上区 CT 薄层扫描（0.2～0.3cm）可检出直径 > 0.5cm 的肾上腺肿物，螺旋 CT 甚至可检测出直径 0.2～0.3cm 的肾上腺肿块。APA 直径多 < 1～2cm，低密度或等密度，强化不明显；IHA 表现为双侧肾上腺增生肥厚或呈结节样改变；直径 > 3cm 的不规则肾上腺肿块，边缘模糊不光滑，形态呈浸润状时，需考虑肾上腺皮质癌的可能。CT 测量肾上腺各肢的厚度可用来鉴别 APA 和 IHA，厚度 > 0.5cm，应考虑 IHA。但不能单独依靠 CT 进行定位，CT 不能区分结节样增生的 IHA，小的 APA 可能漏诊。

（8）其他影像学检查：超声检查简单易行、价格低廉，但较为粗略，常作为定位诊断的初步手段；MRI 检查空间分辨率低于 CT，价格较贵，还可能出现运动伪像，仅用于 CT 造影剂过敏者；肾上腺核素碘化胆固醇扫描，目前已经基本被 CT 所取代，仅在其他检查结果不明时才采用。

（9）肾上腺静脉取样测定血浆醛固酮浓度：肾上腺静脉取样测定血浆醛固酮浓度是分侧定位原发性醛固酮增多症的"金标准"，敏感性和特异性分别为 95% 和 100%。CT 扫描结合肾上腺静脉取样测定血浆醛固酮浓度是目前公认的最准确的定位诊断方法。对于有醛固酮腺瘤的患者，患侧肾上腺的醛固酮水平高，而对侧的醛固酮则被抑制，低于正常。相反，在特发性醛固酮增多症患者，双侧醛固酮分泌都增多，当然有些病例也并不对称。试验结果的分析要注意插管的位置是否正确，并同时测皮质醇浓度来校正混血误差。虽然此法分侧诊断原醛症的敏感性和特异性均很高，但其为有创检查，存在一定的并发症和插管失败率，费用也很高，不应作为常规检查，仅推荐用于原醛症的确诊、拟行手术者。若 CT 等已明确诊断为单侧孤立的肾上腺腺瘤，可不再行此检测。

（10）体位刺激试验：患者仰卧一夜后，上午 8：00 时卧位抽血测血浆醛固酮、皮质醇、肾素活性及血管紧张素 Ⅱ 的浓度，然后站立活动 2～4h 后再测上述指标。正常人和原发性高血压患者站立位刺激肾素分泌，继而血浆醛固酮浓度急剧升高（增高值 >30%）。醛固酮腺瘤的分泌不受肾素及血管紧张素 Ⅱ 的影响，而对 ACTH 敏感，血浆醛固酮水平与 ACTH 昼夜节律平行，醛固酮腺瘤患者进行体位刺激试验时可见醛固酮分泌减少，这反映了 ACTH 日间分泌水平降低的特点。如果血浆皮质醇在站立位时升高，便可鉴别出可能因应激性 ACTH 增高而出现的假阴性反应。特发性醛固酮增多症由于直立位血管紧张素 Ⅱ 合成增加及球状带对血管紧张素 Ⅱ 的敏感性增加，醛固酮含量增加（增高值 <30%）。

（11）血浆 18-羟皮质酮（18-OHB）：18-OHB 是醛固酮合成的前体物质，血浆正常值为 11.5～55.0ng/dl。禁食 8～12h，次晨 8：00 采血测血浆 18-OHB，醛固酮瘤患者 >100ng/dl，特发性醛固酮增多症患者 <100ng/dl。此法是无创性分型诊断的较好的方法。

（二）鉴别诊断

临床上其他一些疾病也可表现为高血压、低血钾等，需要与原发性醛固酮增多症相鉴别。

（1）继发性醛固酮增多症：是由于肾上腺以外的因素导致肾素分泌过多，继而激活肾素 - 血管紧张素 - 醛固酮系统，导致醛固酮分泌过量。肾素和醛固酮的量均增高是与原醛症的主要鉴别点。常见于肾素瘤、恶性高血压、肾动脉狭窄等。

（2）原发性高血压：10%～20% 的原发性高血压患者的肾素是被抑制的，与原醛症较难鉴别，但原发性高血压患者一般无自发性低血钾。

（3）Liddle 综合征：由于肾小管上皮细胞膜上钠通道蛋白异常，使钠通道常处于激活状态，除醛固酮和肾素水平降低外，其他症状与原醛症几乎相同。

（4）库欣综合征：由于肾上腺分泌过多的糖皮质激素而导致的一系列临床综合征，也可表现为高血压和低血钾。但该类患者同时还有其他库欣综合征的典型表现，如向心性肥胖、皮肤紫纹等。

六、治疗

（一）手术治疗

（1）手术适应证：①醛固酮腺瘤。②原发性肾上腺皮质增生。③分泌醛固酮的肾上腺皮质癌或异位肿瘤，条件允许，也应尽量手术。④不能耐受长期药物治疗的特发性醛固酮增多症患者。

（2）手术方式：醛固酮腺瘤行肿瘤切除术或肿瘤侧肾上腺次全切或全切术，术后患者临床症状可迅速缓解，生化和内分泌指标渐趋正常，远期疗效较佳；原发性肾上腺皮质增生行增生严重侧（一般为右侧）肾上腺切除或肾上腺次全切除术；分泌醛固酮的肾上腺皮质癌或异位肿瘤须行肿瘤根治性切除术，必要时将癌肿周围区域淋巴结同时清扫；特发性醛固酮增多症患者表现为双侧肾上腺皮质增生，对于不能耐受药物治疗者可选择切除一侧分泌功能旺盛的肾上腺，另一侧做次全切或不切除，但效果往往不甚理想。

手术切除方式分开放手术和腹腔镜手术。经典的开放手术目前仍具有不可替代的作用，特别是对多发腺瘤、醛固酮癌、异位肿瘤等应首选开放手术，经第 11 肋间腰背切口为常用的手术切口。1993 年，上海交通大学医学院附属瑞金医院泌尿外科陈其智、张祖豹在国内率先成功开展了腹腔镜肾上腺切除术，目前腹腔镜手术已成为肾上腺切除术的首选，对于单发或单侧醛固酮腺瘤更是腹腔镜肾上腺手术的最佳适应证。腹腔镜肾上腺手术具有损伤小、出血少、并发症少、患者恢复快、住院时间短等优点。腹腔镜手术入路主要分为分经腹腔和腹膜后两种方式，腹膜后入路对腹腔脏器影响小、手术创伤小、更符合泌尿外科手术习惯，其应用日益广泛。2005 年以来，上海交通大学医学院附属瑞金医院泌尿外科沈周俊教授对腹腔镜肾上腺切除术的手术效果、手术技巧、手术并发症、中转开放手术的因素、"肾上腺微小病变"的腹腔镜手术技巧等进行了一系列的深入分析研究,这些结果发表在著名的 Journal of Endourology、British Journal of Urology 等杂志上,得到国内外同道的一致好评。2010 年 7 月,沈周俊在国内率先成功开展了达·芬奇机器人辅助腹腔镜肾上腺切除术,标志着肾上腺微创外科手术进入了新的发展阶段。

(3) 围术期处理:术前要对原醛症患者做充分准备,详细了解患者的心、肝、肺、肾、脑等主要器官的功能,充分估计手术的危险性,及时调整全身状况。纠正高血压、低血钾和其他代谢异常。肾功能正常者首选螺内酯做术前准备来控制血压,剂量 100 ~ 400mg,每天 2 ~ 4 次,用药时间 1 ~ 2 周。血压控制不理想者,再加用其他降压药物,如依那普利、卡托普利等血管紧张素转换酶抑制剂和硝苯地平等钙离子通道阻滞剂。低血钾严重者应口服或静脉补钾,每天 4 ~ 6g,1 ~ 2 周后血钾可逐步恢复正常。病程较长的醛固酮瘤患者同侧及对侧肾上腺组织一般呈轻度萎缩性病理变化,因此术前应补充一定量的糖皮质激素,但应注意防止糖皮质激素补充不足造成肾上腺危象。

术后第 1d 即可停钾盐、螺内酯和降压药物。静脉补液应有适量生理盐水。术后最初几周应行钠盐丰富的饮食,以免对侧肾上腺长期被抑制、醛固酮分泌不足导致高血钾。罕见情况,需要补充糖皮质激素。

(二) 药物治疗

无论是否进行手术治疗,药物治疗对于所有原发性醛固酮增多症患者降低血压和纠正代谢异常都是必要的。

(1) 药物治疗适应证:①术前准备。②特发性醛固酮增多症。③有手术禁忌证或拒绝手术的醛固酮腺瘤。④糖皮质激素可抑制的原发性醛固酮增多症。⑤不能手术的肾上腺皮质癌或作为术后辅助治疗。⑥肾上腺全切术后激素替代治疗。

(2) 利尿剂:①螺内酯(安体舒通):是原发性醛固酮增多症药物治疗的关键,也是 IHA 最主要的治疗手段。螺内酯是醛固酮受体拮抗剂,通过拮抗醛固酮的作用起到排钠、潴钾和降压作用,而并不抑制醛固酮的合成和分泌。初始剂量 20 ~ 40mg/d,逐渐增量,最大 <400mg/d,2 ~ 4 次/d,2 ~ 6 周后可使血压和血钾恢复正常。作为术前准备,可降低手术的危险率。血压控制不佳时,联用其他降压药物,如氢氯噻嗪。主要不良反应是因其与孕激素受体、雄激素受体结合有关,常见的有痛性男性乳房发育、勃起功能障碍、性欲减退,女性月经不调、恶心、厌食等,对于有肾功能不全的患者应用大剂量螺内酯可导致肾前性氮质血症和高血钾,需慎用或不用。不良反应发生率为剂量依赖性,通常在每天应用超过 100mg 时产生。应用螺内酯时应每月检测血电解质、肌酐、尿素氮直到螺内酯剂量稳定为止。②阿米洛利:保钾排钠利尿剂,通过阻断集合管上皮细胞的钠通道,抑制钠的重吸收、有效降低血压、纠正低血钾,还能避免螺内酯引起的男性乳房发育及其他不良反应,常用于不能耐受螺内酯不良反应者。初始剂量为每天 10 ~ 40mg,分次口服,能较好地控制血压和血钾。对特发性醛固酮增多症需要长期服药的患者,阿米洛利联合螺内酯作为标准治疗,即可以增强螺内酯的作用,同时又减少其使用剂量和不良反应。③依普利酮:为高选择性醛固酮受体阻滞剂,是一种新型的抗高血压药,与性激素相关的不良反应比螺内酯少,可用于不能耐受螺内酯的患者。

(3) 钙通道阻滞剂:醛固酮合成过程中的一些环节需要有钙离子参与方能完成,二氢吡啶钙通道阻滞剂(如硝苯地平)通过阻滞钙离子通道降低血浆醛固酮水平。硝苯地平还可以抑制血管平滑肌收缩,降低血管阻力,起到降压作用。一般硝苯地平和保钾利尿剂合用,血钾和血压可以很快恢复正常,但应用此类药物,需十分注意其安全性。

(4) 血管紧张素转化酶抑制剂(ACEI):能够有效降低 IHA 醛固酮的分泌和缓解高血压症状。常用的药物有依那普利、卡托普利等。对 ACEI 有效的患者对血管紧张素 II 受体拮抗剂也有作用。ACEI 常和其他抗肾素制剂合用治疗对利尿剂无效的高血压患者。

(5) 糖皮质激素:除用于部分患者术前准备和肾上腺全切术后替代治疗外,主要用于糖皮质激素可抑制的原发性醛固酮增多症。初始剂量,地塞米松 0.125 ~ 0.25mg/d,或泼尼松 2.5 ~ 5.0mg/d,睡前服，以维持正常血压、血钾和 ACTH 水平的最小剂量为佳。血压控制不满意者加用依普利酮。

（贾晓鹏）

第三节　肾上腺性征异常症

一、概述

肾上腺性征异常症又称为肾上腺性征异常综合征（adrenogenital syndrome），系肾上腺皮质增生或肿瘤分泌过量性激素（主要是雄激素），致性征和代谢异常。临床上分为先天性和后天性两大类：前者系先天性肾上腺皮质增生症（congenital adrenal hyperplasia，CAH）所致，占肾上腺性征异常症的大多数；后者多见于肾上腺皮质腺瘤或癌，以恶性者居多。国外，1865 年 De Crecchio 首先描述此病；国内，1956 年吴阶平首先报道 2 例。CAH 主要是激素替代治疗，辅以手术矫正两性畸形；肾上腺皮质腺瘤或癌主要是尽早手术切除肿瘤。

二、病因和分类

（1）先天性肾上腺皮质增生症（CAH）：是一组常染色体隐性遗传的先天性疾病，与多种合成皮质激素的酶缺陷有关，其性染色体和性腺正常或基本正常，多发病于胎儿或婴儿期。正常肾上腺皮质激素由胆固醇合成，需要多种酶的参与，并受下丘脑–垂体–肾上腺轴的反馈机制调节。CAH 因先天性基因缺失或突变，引起肾上腺皮质激素合成过程中某些酶的缺陷，任何一种酶的缺陷均造成相应的某些皮质激素合成减少或缺失，负反馈刺激下丘脑（CRH）和垂体（ACTH）大量分泌，刺激肾上腺皮质增生，同时造成该酶的前体底物集聚。在雄激素合成途径不受阻碍的情况下，雄激素合成与分泌增加，诱发性分化异常和不同程度的肾上腺皮质功能减退。主要有 5 种酶缺陷，最常见的是 21–羟化酶缺陷，占 CAH 的 90%~95%；其次是 11β–羟化酶缺陷，占 3%~5%；其他 3 种少见的类型为 3β 类固醇脱氢酶缺陷、17α–羟化酶缺陷和 20，22–碳链裂解酶缺陷。

（2）男性化肾上腺肿瘤：是指肾上腺皮质分泌雄激素的肿瘤，其中恶性的腺癌多于良性的腺瘤。这些肿瘤组织自主性地分泌大量脱氢表雄酮和雄雌二酮，并在外周组织转化为睾酮，从而引起男性化表现，但单纯分泌睾酮的肿瘤罕见。这些患者垂体 ACTH 分泌处于抑制状态。女性的发病率是男性的 2 倍，各年龄均可发病，但未见胎儿和新生儿发病的报道。良性腺瘤可有完整的包膜，切面黄褐色。如肿瘤较大，生长迅速，切面有出血、坏死及斑片状散在钙化则有肾上腺皮质癌可能。晚期肿瘤能够沿主动脉淋巴结转移，并可侵犯邻近组织和远处转移至肺、肝、脑及骨等器官。

（3）女性化肾上腺肿瘤：是指能够分泌过量的雌激素使患者女性化的功能性肾上腺皮质肿瘤，绝大多数为恶性肿瘤。多发生于 25~50 岁的男性，儿童少见，成年女性更罕见。女性化肾上腺肿瘤或癌的外观和组织学特性与男性化肾上腺肿瘤相似。肿瘤主要经肝、肺和局部淋巴结转移。

三、临床表现

1. 先天性肾上腺皮质增生症（CAH）　各型 CAH 的临床表现既有类似，又因所缺陷酶的种类和程度的差异而不同，男性化和高血压等为主要表现。

（1）21–羟化酶缺陷：以糖皮质激素、醛固酮合成下降，雄激素分泌增加，肾上腺髓质发育和功能受损为特点。典型表现是出生前后女性假两性畸形、男性性早熟或失盐危象。根据酶缺陷的程度由重到轻可分为 3 种类型：①典型失盐型（男性化伴醛固酮分泌不足）：此型为 21–羟化酶完全缺陷所致，占典型 CAH 的 75% 左右，以水电解质紊乱为突出表现，伴有男性化。出生后早期即出现低钠血症、高血钾、脱水、代谢性酸中毒等相关症状，常伴有急性肾上腺皮质功能不足，并且最终可因失钠、脱水及高血钾等导致循环功能衰竭，死亡率高。其他表现如厌食、恶心、呕吐、肤色灰暗及消瘦也较常见。此型外生殖器畸形较其他类型严重。出生时外生殖器官性别不明，表现为男性化，如大阴唇融合，阴蒂肥大如阴茎，呈尿道下裂外观，阴道与尿道共同开口于尿生殖窦。青春期女性第二性征不明显、喉结粗大、声音低沉、多毛、闭经等。②典型单纯男性化型（有男性化而无失钠）：占典型 CAH 的 25%，醛固酮分泌基本能够维持钠盐的平衡，而表现为出生前后女性假两性畸形和男性性早熟，儿童早期身材高大，但因骨骺提前融合，最后身高低于同龄人；女性青春期无第二性征，原发性闭经。③非典型：此型酶缺陷较轻，可无明显男性化和电解质紊乱表现。女性可在青春期后出现多毛、月经稀少或闭经、男人型脱发、多囊卵巢、不育等；失盐不明显的男性，主要表现为性早熟、少精、不育等。但本型多数可无症状。

（2）11β-羟化酶缺陷：该酶缺陷使 11-去氧皮质酮和 11-去氧皮质醇增多，而醛固酮和皮质醇合成受阻，在 ACTH 作用下造成肾上腺分泌过量雄激素，引起女性男性化、男性性早熟和慢性肾上腺皮质功能不全。多数患者有轻度高血压，高血压与血清中 11-去氧皮质酮升高有关，应用糖皮质激素后血压下降，而停用糖皮质激素后血压又会升高，少数患者有重度高血压和低钾血症。

（3）3β-类固醇脱氢酶缺陷：该酶缺陷使孕烯醇酮、17-羟孕烯醇酮、去氧表雄酮大量堆积，皮质醇、醛固酮和睾酮合成均受阻。此型罕见，临床表现为失盐症状和慢性肾上腺皮质功能不全；女性轻度男性化；男性出生时男性化不完全，有尿道下裂、隐睾甚至男性假两性畸形。

（4）17α-羟化酶缺陷：该酶缺陷使雄激素、雌激素和糖皮质激素合成均受阻。患者两性分化均差，男性表现为假两性畸形；女性表现为青春期发育受阻，原发性闭经、性腺功能减退、性幼稚、无腋毛、无阴毛；同时可伴有肾上腺皮质功能不足、高血压、低血钾、碱中毒等。

（5）20，22-碳链裂解酶缺陷：此型最少见，此酶缺乏使皮质醇、醛固酮和性激素都不能合成，造成大量胆固醇堆积。因皮质激素缺乏，患儿表现为肾上腺皮质功能不全、严重失盐症状、易发感染。同时，由于雄激素和雌激素合成障碍，不论男女，出生时均表现为女性外生殖器。用糖皮质激素治疗后能改善症状，此亦为重要诊断依据之一。

2. 男性化肾上腺肿瘤　男女患儿均表现为生长迅速、肌肉发达、骨龄和骨骺提前融合。青春期前的女孩可见阴毛和腋毛丛生、阴蒂肥大、色素沉着、皮肤痤疮；而青春期前的男孩可见阴茎、阴毛和腋毛如成人状，前列腺增大，但睾丸体积不大。成年女性常见停经、颜面、躯干及四肢多毛，阴毛呈男性分布，阴蒂肥大，皮肤痤疮，声音低沉，乳房、卵巢和子宫萎缩等。成年男性患者难以发现，多在 B 型超声检查或雄激素测定中偶然发现。

3. 女性化肾上腺肿瘤　本病多发生于 25～50 岁的男性。男性乳房女性化为最常见的表现，一般双侧多见，伴有乳房压痛，乳晕区色素沉着，甚至有溢乳现象。1/2 的患者性欲或性功能减退，1/4 的患者有肥胖、骨骼肌萎缩、阴毛分布呈女性特征，部分肾上腺皮质癌患者有库欣综合征的表现。此类肿瘤通常很大，50% 以上的患者在腹部可扪及肿瘤包块。儿童患者除乳房女性化外，生长及骨质成熟加速。

四、诊断和鉴别诊断

（一）诊断

对于两性性征异常的患者，应明确是否存在肾上腺疾病；如属肾上腺疾病应明确是增生还是肿瘤；如系肿瘤，应准确定位，并判断肿瘤的良、恶性。肾上腺性征异常综合征的诊断需结合完整的病史（包括家族史）、典型的临床症状（如男性化、失盐等）、仔细的全身体格检查（特别注意外生殖器）及下列一些辅助检查综合考虑。

1. 性染色体检查　对可疑新生儿做染色体检查以明确患儿的染色体性别。遗传学研究表明，通常 CAH 患者性染色体和性腺是正常或基本正常的。即女性 CAH 的细胞核染色质阳性，染色体为 XX；男性 CAH 的细胞核染色质阴性，染色体为 XY。

2. 实验室检查　通过一系列内分泌指标的检查对明确诊断有重要意义。

（1）21-羟化酶缺陷型 CAH：血浆 17-羟孕酮（17-OHP）的检查最为重要，基础血浆 17-OHP > 300nmol/L（正常值 3～6nmol/L），特别是 >600nmol/L 可临床诊断典型 CAH。妊娠 15～19 周，羊膜腔穿刺测定羊水 17-OHP，用于产前诊断；新生儿出生 48～72h，足底血测 17-OHP 可用于新生儿筛查。

血浆黄体酮、ACTH、睾酮升高，血浆皮质醇降低，24h 尿 17 - 酮类固醇（17 - KS）、孕三醇等升高可提供辅助诊断依据。典型失盐型还可见血浆醛固酮降低、肾素活性增高、低血钠、高血钾、酸中毒。非典型者血浆 17 - OHP 多数可正常，可进行 ACTH 兴奋试验鉴别，即静脉注射 ACTH 后测血浆17 - OHP 的水平，非典型者血浆 17 - OHP 升高的幅度小于典型者。

（2）11β - 羟化酶缺陷型 CAH：主要是血浆 11 - 去氧皮质酮（DOC）和 11 - 脱氧皮质醇显著升高。血浆雄激素、ACTH、17 - KS、肾素活性和 24h 尿 17 - OHCS、17 - KS 等也升高。

（3）3β - 类固醇脱氢酶缺陷型 CAH：主要是血清 17 - 羟孕烯醇酮和脱氢表雄酮（DHEA）显著升高。另外孕烯醇酮、ACTH、血浆肾素活性等也升高。

（4）17α - 羟化酶缺陷型 CAH：血清黄体酮、DOC、皮质酮、18 - 羟皮质酮、醛固酮和 ACTH 等升高。尿 17 - KS、17 - OHP、17 - OHCS 降低。

（5）20，22 - 碳链裂解酶缺陷型 CAH：各种类固醇水平均降低，ACTH 和血浆肾素活性升高。

（6）男性化肾上腺肿瘤：血清雄激素水平为必查指标，90% 表现有多毛的女性睾酮或双氢睾酮的水平升高。几乎所有病例尿 17 - KS 明显升高，主要是 DHEA 升高。此外，尿中孕烯醇酮和 17 - 羟孕酮及其衍生物的水平也增高。并且男性化肾上腺肿瘤患者的血浆雄激素或尿 17 - KS 不能被地塞米松所抑制，呈现 ACTH 非依赖性的自主性分泌现象。

（7）女性化肾上腺肿瘤：血、尿中雌激素水平升高，以雌酮、雌二醇、雌三醇升高为主，且对地塞米松抑制试验和 ACTH 兴奋试验均无阳性反应。尿 17 - KS 增加。由于肿瘤分泌大量雌激素反馈抑制垂体分泌促性腺激素，因而血中 FSH 和 LH 浓度明显降低，且对 FSH 和 LH 刺激无反应。

3. 影像学检查 内生殖器官和肾上腺 B 超、CT 或 MRI 为重要检查手段，可以明确内生殖器官的类别、部位、发育情况，有无多囊卵巢、异位睾丸，肾上腺肿瘤或增生情况。影像学检查对肾上腺肿瘤有很高的诊断价值，一般腺瘤形态多为圆形、有包膜、边缘规则，而腺癌边缘多不规则。B 型超声、CT 或 MRI 检查对肿瘤有无局部转移、邻近器官受累情况及手术难易的评估有重要意义。其他影像学检查，如 X 线片可评价骨龄；生殖道造影可评价尿道生殖窦发育程度；静脉尿路造影可显示是否并发尿路畸形及肾上腺体积大的肿瘤对肾脏的挤压、下移及肾盏变形改变。

（二）鉴别诊断

主要是区别是肾上腺增生、肿瘤引起的性征异常还是肾上腺外（如性腺）疾病引起的性征异常。

（1）CAH：主要是与各种非肾上腺因素的性征异常疾病相鉴别。如女孩肾上腺男性化应与体质性多毛或单纯阴毛出现的性早熟相鉴别。男孩出现青春期提前时需要与睾丸非精原细胞瘤型生殖细胞瘤和间质细胞瘤区别。成人肾上腺性征异常症还应与特发性多毛、库欣综合征、Stein - Leventhal 综合征、并发肢端肥大症的肾上腺男性化病、卵巢雄性细胞瘤等相鉴别。

（2）男性化肾上腺肿瘤：主要是与各种性腺起源的雄激素过多引起的男性化相鉴别。常见的有CAH、多囊卵巢综合征、卵巢肿瘤、儿童睾丸间质细胞瘤、特发性性早熟等。

（3）女性化肾上腺肿瘤：主要是与各种性腺起源的雌激素过多引起的女性化相鉴别。常见的有睾丸肿瘤、Klinefelter 征、特发性性早熟和乳房早发育、药物引起的乳房发育，如长期服用利血平、甲丙氨酯（眠尔通）和地西泮以及含雌激素药物或避孕药等都可以导致男性化乳房发育。

五、治疗

（一）CAH

激素替代是 CAH 的主要治疗手段，辅以手术矫正两性畸形，重塑患者的社会生理性别。

（1）激素替代治疗：激素替代是通过补充缺乏的皮质激素以抑制 ACTH 的分泌和肾上腺皮质增生，减少肾上腺性激素的分泌并避免医源性皮质激素过量，达到抑制男性化、促进正常生长、促进性腺发育和保护潜在生育能力的目的。

21 - 羟化酶缺陷的典型失盐型、3β - 类固醇脱氢酶缺陷和 20，22 - 碳链裂解酶缺陷的患者需补充糖皮质激素和盐皮质激素；21 - 羟化酶缺陷的单纯男性化型和非典型、11β - 羟化酶缺陷和 17α - 羟化酶缺陷的患者一般只需补充糖皮质激素；17α - 羟化酶缺陷的患者在青春期时需补充性激素。

激素具体选择如下：①糖皮质激素：婴幼儿、青少年首选氢化可的松，10～15mg/（m² · d），因其为短效，抑制生长不良反应小，也可以醋酸可的松 20～30mg/（m² · d）替代；性腺发育完成的青少年和成年者，首选长效制剂如泼尼松 5.0～7.5mg/d 或地塞米松 0.25～0.5mg/d。②盐皮质激素：主要使用氟氢可的松 0.05～0.15mg/d。糖皮质激素合用盐皮质激素可以减少前者的使用量和不良反应。氢化可的松联合氟氢可的松常常是最为有效的治疗方案。部分严重的婴儿尚需补充氯化钠 1～2g/d。③性激素：主要是对性激素合成不足的患儿（如 17α - 羟化酶缺陷型 CAH），若出生时为女性生殖器，到青春期时需补充一定量的女性激素，以促进女性性征的发育，并尽可能恢复生育能力。

（2）两性畸形的外科治疗：对于生殖器官有异常者，在药物治疗成功的基础上，通过外科手术进一步提高治疗效果。两性畸形外科治疗的原则是：生育潜能和性功能的保护、最简单的医学干预、恰如其分的性别外观、稳定的性别特征、社会心理健康。①重赋社会性别：社会性别的确定需综合考虑基因性别、外生殖器的解剖状态、性腺和生殖通道的潜在功能以及当前的社会性别，其中以基因性别和外生殖器解剖状态为主要决定因素。通常临床上大多选择为女性。②去除内生殖器：性别确定后，与性别相矛盾的生殖器应切除，如输卵管、子宫或输精管可在手术中切除，手术时间多取在 2～3 岁。③切除性腺：首先考虑第二性征的形式，对与青春期第二性征象矛盾的性腺应切除。真两性畸形中，一侧为睾丸，一侧为卵巢，需切除有矛盾的性腺。对有卵睾结构者，若作为女孩抚养，其卵睾组织需保留；若作为男孩抚养，卵睾组织应切除。④外生殖器重建：目的在于恢复正常的解剖和性别外观、保存正常的性功能、矫正或预防泌尿系畸形或并发症。一般多重建女性外生殖器，因为女性外生殖器重建相对容易。只有在阴茎发育到足以保持男性功能时才考虑男性重建手术。

（二）男性化肾上腺肿瘤

首选手术治疗，通过手术切除腺体肿瘤可以达到治愈的目的。手术切除范围包括肿瘤、肾上腺及周围组织，如有孤立转移灶也一并切除。由于男性化肾上腺肿瘤的对侧肾上腺多无萎缩，肿瘤切除后无需补充激素或仅需短期补充皮质激素。对于恶性肿瘤有明显转移无法手术切除或存在手术禁忌证时可采用放疗或化疗，以改善症状、延长生存期。常用的化疗药物有密妥坦、氨鲁米特、酮康唑、氟尿嘧啶等。①密妥坦：作用于肾上腺皮质的正常或肿瘤细胞，改变肾上腺线粒体功能，使束状带和网状带萎缩坏死，即起到药物性肾上腺切除的作用，一般使用剂量为 10～20g/d。②氨鲁米特：抑制胆固醇合成孕烯醇酮，初试剂量 0.25g/d，分 2 次口服，逐渐增加至 0.5g/d、分 4 次口服。③酮康唑：为抗真菌药物，同时可有抑制皮质类固醇合成的作用，1.2g/d。

（三）女性化肾上腺肿瘤

治疗原则是尽早手术，切除范围包括肿瘤、同侧肾上腺及肾上腺周围脂肪、结缔组织和淋巴组织。因为对侧肾上腺可能存在萎缩，故手术前后应适当补充糖皮质激素。经手术治疗后女性化症状消退，性欲恢复，睾丸体积增大，尿中雌激素、17 - KS、17 - OH 水平下降。若术后症状持续存在，类固醇水平不降或下降后又升高，提示肿瘤有转移或复发。肿瘤多向肝、肺和局部淋巴结等处转移。对于肿瘤不能切除或切除后复发者可行放射治疗或密妥坦等药物治疗，以减轻症状。

（贾晓鹏）

第四节 儿茶酚胺增多症

一、概述

儿茶酚胺增多症（hypercatecholaminemia）是体内嗜铬细胞分泌过多的儿茶酚胺（肾上腺素、去甲肾上腺、多巴胺）从而引起以高血压和代谢紊乱为主要特征的临床综合征，主要包括肾上腺嗜铬细胞瘤（pheochromocytoma，PHEO）、副神经节瘤（paraganglioma，PGL，即肾上腺外嗜铬细胞瘤）和肾上腺髓质增生（adrenal medulla hyperplasia）等。虽然儿茶酚胺增多症仅占高血压患者的 0.1% ~ 0.6%，但其检出却是十分必要的，因为严重的高血压危象可以致命；手术切除肿瘤或增生的病灶可以治愈；约10%的肾上腺嗜铬细胞瘤为恶性，副神经节瘤恶性率更高，为 15% ~ 35%；确诊嗜铬细胞瘤后可以为寻找其他内分泌肿瘤提供线索。手术切除是嗜铬细胞瘤最有效的治疗方法，肾上腺髓质增生也常采用手术治疗，妥善的围术期处理是降低手术风险和保证手术成功的关键。

二、病因

嗜铬细胞瘤是第一种在肾上腺发现的肿瘤，1926 年 Roux 首次成功地切除了嗜铬细胞瘤；肾上腺髓质增生是一种临床少见的疾病，1977 年吴阶平首先提出肾上腺髓质增生是一种独立疾病，通常双侧发病。到目前为止，嗜铬细胞瘤和肾上腺髓质增生的病因都不明确，但有几种特殊情况可能与其发病原因有关：

（1）多发性内分泌肿瘤（multiple endocrine neoplasia，MEN）：多发性内分泌肿瘤是一种累及多种内分泌器官的伴有常染色体显性遗传的遗传性肿瘤综合征，临床表现多样，两个或两个以上的内分泌腺体同时或先后发生功能性肿瘤，引起相应激素过剩的临床综合征。分为 MEN – 1、MEN – 2a、MEN – 2b、MEN – 1 和 MEN – 2 混合型等 4 型。其中，MEN – 2a 型：又称 Sipple 综合征，包括嗜铬细胞瘤或肾上腺髓质增生症并甲状腺髓样癌、原发性甲状旁腺功能亢进症。MEN – 2b 型：除有 MEN – 2a 型的肿瘤外，还可发生多发性皮肤或黏膜神经瘤。

（2）家族性嗜铬细胞瘤（familial pheochromocytoma）：家族性嗜铬细胞瘤系常染色体显性遗传疾病，有高度外显率。家族性嗜铬细胞瘤的发病率占嗜铬细胞瘤的 6% ~ 10%，多为双侧多发或两个以上内分泌腺体受累，发病年龄较早，常见于儿童；双侧性嗜铬细胞瘤中约 50% 为家族性，同一家族的发病成员其发病年龄和肿瘤部位往往相同。家族性嗜铬细胞瘤患者存在各种各样的基因缺陷，如 SDHD、SDHB 或 SDHC 基因突变，具有这类基因缺陷的胚胎，一部分外胚层的神经嵴细胞可迁移至身体的其他部位，衍化成特殊的细胞群即 APUD（amine precusor uptake and decarboxylation）细胞系统，肿瘤可分泌多肽激素，形成以嗜铬细胞瘤为主的各型内分泌肿瘤综合征，常与 MEN – 2a 型和/或 MEN – 2b 型和/或神经外胚层发育异常同时存在。另外家族性嗜铬细胞瘤还可以与神经纤维瘤病（von recklinghausen）、视网膜血管瘤、脑脊髓血管网状细胞瘤（lindau）等并发。

（3）多内分泌功能性嗜铬细胞瘤：有报道嗜铬细胞瘤能分泌两种以上的内分泌激素。以前对嗜铬细胞瘤并发高血钙原因有过多种猜测，直到 1981 年 Fairhust 从瘤组织中分离出类甲状旁腺活性激素，1985 年 Shanberg 在 10 例患者中证实嗜铬细胞是自主分泌异位性甲状旁腺素的肿瘤，而并非是儿茶酚胺增高后刺激甲状旁腺素分泌增加所致，因而提出"多内分泌功能性嗜铬细胞瘤"这种新的概念。虽然此类患者的甲状旁腺素增高但其甲状旁腺往往是正常的，既无增殖现象，亦无肿瘤。嗜铬细胞瘤还可分泌 ACTH，70% 为小形 ACTH，是人类标准的 ACTH，若分泌过量即可形成典型的库欣综合征，它与肺癌及其他肿瘤所分泌的大形 ACTH 有所不同。此外嗜铬细胞瘤还可分泌 α – MSH、血管活性肠肽（VIP）、前列腺素、P 物质、神经肽 Y、生长抑素等物质而引起相应的特征表现，其临床意义有待进一步明确。

（4）特殊部位的嗜铬细胞瘤：嗜铬细胞瘤可遍布盆腔以上的身体各部。若生长在特殊部位，则其病因及临床表现更为复杂。如肾门部的嗜铬细胞瘤通过直接压迫和内分泌作用可造成肾动脉狭窄；肾实质内的嗜铬细胞瘤可造成肾素分泌增高；胰腺后方的嗜铬细胞瘤可引起血管内浸润、肾血管性高血压；膀胱内嗜铬细胞瘤可导致排尿性高血压、晕厥等。

（5）神经外胚层发育异常：神经外胚层发育异常（neuroectodermal dysplasia）是一组伴有皮肤损害的中枢神经系统疾病，有明显的家族性。因为嗜铬细胞来源于神经外胚层的神经嵴，故神经外胚层发育异常可伴有嗜铬细胞瘤。常见的有：①多发性神经纤维瘤病。NF 基因突变所致，5% ~ 23% 的嗜铬细胞瘤可并发本病。②Von Hippel – Lindlau 病（VHL 病）。VHL 基因突变所致，是一种伴有囊性小脑或血管细胞瘤视网膜畸形的视网膜血管瘤。③结节性硬化症。以多发性皮脂腺瘤样面痣和智力减退为特征，可同时伴有多发性神经纤维瘤病、癫痫发作，也常见血管畸形和囊肿。④Sturge－Weber 综合征：又称三叉神经多发性血管瘤，以沿三叉神经走向部位的面部血管瘤为其特点，并伴有脑及脑膜血管畸形，可并发嗜铬细胞瘤。

三、病理和病理生理

嗜铬细胞瘤主要来源于肾上腺髓质，多为单侧，双侧者占 10% 左右，但遗传性者多为双侧、多发。10%～15% 的嗜铬细胞瘤来源于肾上腺外，包括源于交感神经（腹部、盆腔、胸部）和副交感神经（头颈部）者，也称为副神经节瘤，主要位于腹部和盆腔，常见的部位有腹主动脉旁、肾门附近、下腔静脉旁、膀胱、胸腔纵隔、头颈部等。

嗜铬细胞瘤病理上可分为良性、恶性和混合性三类。良性居多，良性嗜铬细胞瘤一般呈圆形或卵圆形，直径大小不一，多 3～5cm，表面光滑，血供丰富，有完整包膜，其包膜发出的纤维索伸入瘤组织内将瘤组织分割成分叶状，而瘤组织外的正常髓质可无变化或被挤压而萎缩。肿瘤体积大小并不与功能强弱成正比。恶性者直径多 >5cm，重量多 >80g，肿瘤质地较硬，向周围浸润生长，表面血管怒张，包膜不完整，形态不规则，瘤体剖面可有退行性囊性变或形成血肿，有粗肿瘤结节或多个结节，邻近肿大或发硬的淋巴结内有嗜铬细胞或组织。肿瘤组织的细胞很不规则，有的由正常的髓质细胞所组成，有的则由瘤细胞组成。瘤细胞呈不规则的多面形，较大，胞质丰富，并含有嗜铬性颗粒，细胞核大而圆，内含空泡，细胞内的颗粒及空泡内含有大量升压物质。仅根据病理组织学特征本身不能鉴别肿瘤的良恶性，在良性和恶性肿瘤细胞中都可以看到重的嗜铬性颗粒、奇特的核分裂象、血管内浸润性生长、瘤细胞形成的肿瘤假包膜等肿瘤组织浸润现象。瘤细胞形态异常可能是内分泌功能行为的一种表现，不能作为良、恶性肿瘤鉴别诊断的最终依据。恶性嗜铬细胞瘤的诊断只能是在没有嗜铬组织的区域出现嗜铬细胞（转移灶）时才能成立，如淋巴结、肝脏、肺及骨等处。

肾上腺髓质增生和肾上腺嗜铬细胞瘤在细胞学上无差异，但有组织学差异，肾上腺髓质增生是肾上腺髓质弥漫性或结节状增生的改变，没有包膜；在肾上腺尾部和两翼都有髓质存在（正常情况下不存在）；肾上腺髓/皮质之比发生根本变化，肾上腺髓质的绝对重量增加 2 倍以上，且多为双侧病变。

儿茶酚胺增多症主要分泌去甲肾上腺素和肾上腺素，极少数分泌多巴胺。儿茶酚胺、交感神经系统及 α 受体、β 受体下调和敏感性降低等多种因素参与维持其血流动力学变化。嗜铬细胞瘤还可以分泌其他 35 种以上激素或多肽如血管活性肠肽、P 物质、神经肽 Y、ACTH、阿片肽、生长激素释放因子、生长抑素、心房钠尿肽、甲状旁腺素相关肽等而引起不同的病理生理和临床表现。

四、临床表现

儿茶酚胺增多症患者的临床表现某种程度上取决于肿瘤或增生组织分泌产物的种类和量，其临床表现千变万化，犹如多种不同的疾病，故被称为"伟大模仿者"，但多数患者表现为肿瘤或增生组织分泌过多儿茶酚胺为基础的症状和体征。严重患者可表现为高血压危象、恶性高血压、急腹症或心血管并发症，此时常需紧急药物处理和/或手术治疗；相反，大约 10% 的"功能隐匿性嗜铬细胞瘤"可无儿茶酚胺增多症的典型症状和体征。嗜铬细胞瘤的临床表现与其肿瘤大小并不成正比，小的肿瘤儿茶酚胺含量虽少，但它们通常结合儿茶酚胺不紧密，可直接释放儿茶酚胺进入血液循环，造成其症状有时可能较严重；大的肿瘤儿茶酚胺含量高，但是结合儿茶酚胺比较紧密，并且大部分在肿瘤内直接生成代谢产物，因此只有相对少量的血管活性肽及大量无活性的代谢产物分泌，故其临床症状有时反而较轻。

高血压是本病最常见的典型特征，发生率 80%～90%，可伴有典型的头痛、心悸、多汗"三联征"。高血压本身作为一种体征，也有多种表现，主要有以下三种形式。①持续性高血压：发生率 50% 左右，患者表现为波动较小的持续性高血压，此类高血压用常用的降压药效果不佳，而钙通道拮抗剂、硝普钠、α 受体阻滞剂有效，此类型多见于儿童和 MEN－2 型患者。②阵发性高血压：系本病特征性表现，发生率 45% 左右，患者平时血压正常、无症状，高血压突然发作时可达（26.66～40.00）/（2.3～

3.2）kPa，同时伴有其他症状和体征。阵发性高血压有发作渐频、间隔渐短的趋势，最终可成为持续性高血压。这一类高血压通常比较容易引起嗜铬细胞瘤的怀疑，阵发性高血压女性通常比男性更多。③持续性高血压阵发性发作：平时血压即高于正常，在某些诱因或无诱因情况下可出现血压阵发性急剧增高，甚至出现高血压危象。另外有患者表现为高血压与低血压交替，大约5%的嗜铬细胞瘤患者血压可正常，10%～50%的患者可出现直立性低血压。

高血压发作的频率差别较大，从1年几次到1天几次，每次发作持续时间从几分钟到几小时。75%的患者每周发生1次或以上，80%的患者发作时间不超过1h。通常发作迅速，症状逐渐消失。随着初次发作以后，患者的发作频率增加，虽然发作严重程度可有或者可无改变。高血压发生可以无明显诱因刺激，但许多因素可以诱发高血压危象，包括挤压肿瘤、体育锻炼、某一特定姿势、直接的外伤、穿紧衣服、用力大小便或呕吐、膀胱膨胀、性交、大笑、打喷嚏、咳嗽、干呕、Valsalva动作、用力呼吸等引起腹内压增高；精神刺激、麻醉诱导期；富含酪胺的食物、啤酒、白酒、成熟干酪；可能诱发高血压危象的药物有：酪胺、组胺、肾上腺素、去甲肾上腺素、尼古丁、胰高血糖素、三环类抗抑郁药、四乙胺、醋甲胆碱、琥珀酰胆碱、吩噻嗪类、ACTH、β受体阻滞剂（如普萘洛尔等）。

与儿茶酚胺分泌过度和高血压有关的症状和体征多种多样但又缺乏特异性，包括：严重头痛、全身多汗、心悸、心动过速、苍白、面红；焦虑、紧张、恐惧震颤、头昏、晕厥、脑出血、脑栓塞症状；胸痛、腹痛、腰痛、腹股沟区疼痛；恶心、呕吐、食欲减退、便秘、腹泻；虚弱、乏力、疲劳。与并发症有关的表现有：充血性心力衰竭、心肌病变、心肌梗死、脑血管意外、缺血性小肠结肠炎、氮质血症、低钾血症、高血糖、脂代谢紊乱、壁间动脉瘤、脑病、休克。其他并存疾病或综合征有关的表现有：胆石症、甲状腺髓质癌，以及分泌5-羟色胺、降钙素、前列腺素或ACTH样物质产生的效应，甲状旁腺功能亢进症、黏膜皮肤神经瘤、角膜神经增粗、消化道神经节神经瘤病、神经纤维瘤及其并发症、库欣综合征、VHL病、性征异常、Addition病、肢端肥大症。其他还有转移或侵犯邻近组织而产生的临床表现。总之患者个体差异很大。肾上腺髓质增生症患者最主要的临床表现是高血压，多无代谢表现。

妊娠期嗜铬细胞瘤是嗜铬细胞瘤中较严重的一种，确诊前母婴的死亡率超过40%，即使确诊后并采取一定的措施，其死亡率仍较高，严重危及母婴的生命安全。妊娠期嗜铬细胞瘤的症状通常与子痫、先兆子痫、毒血症相似，头痛、多汗、视觉障碍、心悸和高血压（阵发性或者持续性）都常见。妊娠期嗜铬细胞瘤在分娩以前得到确诊的只有1/3，大部分情况下是在产后或分娩时突然发生高血压或晕厥，潜在的嗜铬细胞瘤才被注意到。即使患者曾经有过顺利地生产，但是如果患者有不稳定的高血压或直立性高血压、充血性心力衰竭或心律失常等，应考虑嗜铬细胞瘤的诊断。

儿童嗜铬细胞瘤较少见，约占总的嗜铬细胞瘤的10%，其表现与成人相比有某种改变：头痛、恶心、呕吐、体重减轻和视觉困难较成人常见；烦渴、多尿，以及惊厥在成人中少见，而在儿童中发病率可达25%；11%的儿童患者可有水肿、发红、发绀的手部表现；儿童嗜铬细胞瘤的患者中，90%有持续性的高血压，阵发性高血压<10%；相比成人，儿童的家族性嗜铬细胞瘤、双侧嗜铬细胞瘤、多发性嗜铬细胞瘤、肾上腺外嗜铬细胞瘤、恶性嗜铬细胞瘤发病率较高。与成人发病率在性别上相反，小儿嗜铬细胞瘤男性多于女性，男女之比为2∶1。男性儿童的发病按年龄随机分布，9～12岁年龄组为该病的好发年龄，女孩则62%的患者发生于月经初潮时期。

五、诊断和鉴别诊断

（一）诊断

儿茶酚胺增多症的诊断首先是根据临床表现做出初步诊断，然后运用生化检查做出定性诊断，运用解剖影像学和功能影像学做出定位诊断，以明确病变的部位、大小、对邻近脏器的影响以及有无远处转移等（图5-1）。

（1）24h尿儿茶酚胺（CA）及其代谢产物（MNs和VMA）：CA包括NE、E和DA；MNs包括甲基福林（MN）和甲基去甲福林（NMN），分别为E和NE的中间代谢产物；香草基扁桃酸（VMA）为CA的最终代谢产物。测定24h尿CA和VMA为传统的定性诊断方法，目前仍然是主要的生化检查手段，常用于初步筛检，98% 的儿茶酚胺增多症患者 24h 尿 CA 增高，但症状不发作时尿内 CA 可正常，并且有许多食物或者药物可以影响尿中儿茶酚胺及其代谢物的水平，故检查结果阴性不能排除诊断。对于结果阴性而临床高度可疑者需重复多次和/或高血压发作时或发作后留尿测定。MNs 化学结构稳定，受食物或药物影响较小，特异性可达 97%，敏感性稍低，为 69%，适于低危人群的筛检。

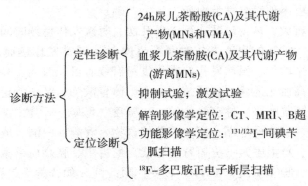

图 5-1　儿茶酚胺增多症的主要诊断方法

（2）血浆儿茶酚胺（CA）及其代谢产物（游离 MNs）：血浆 CA 亦为传统的定性诊断方法。但血浆 CA 不稳定，NE 在血液中的半衰期仅 2min，并且血浆 CA 受应激、活动、失血、吸烟及多种药物的影响较大，所以血浆 CA 测定不如 24h 尿 CA 测定价值高。血浆游离 MNs 受血循环中 CAs 和精神因素的影响较小。测定血浆 MN、NIVIN 诊断嗜铬细胞瘤的敏感性为 97%～99%，特异性为 82%～96%，假阴性率仅 1%～2%，为较好的生化检测指标，适于高危人群的筛检，目前应用尚不普及，建议推广。孙福康等研究发现患者血浆 NMN 在不同时间点有明显变化，而 MN 相对稳定，提示 MN 是诊断肾上腺嗜铬细胞瘤更为稳定的监测指标。

（3）抑制试验：目前常用可乐定或喷托铵（安血定）进行抑制试验来鉴别假阳性。可乐定可兴奋中枢 α_2 受体，抑制交感神经末梢释放 NE 和肾脏分泌肾素，故能降压。口服可乐定 0.3mg，服药前和后 1h、2h、3h 各抽血测定血浆 CA，或服药前、后各留取 24h 尿测定 CA 及其代谢产物。服药后血浆或尿 CA 降至正常范围（＜500pg/ml）或下降 50% 以上者是抑制阳性，提示为神经源性的血压升高或非儿茶酚胺增多症性高血压，抑制阴性提示儿茶酚胺增多症。当血浆 CA 浓度轻度升高难以区分原发性高血压和儿茶酚胺增多症时，可进行可乐定抑制试验。喷托铵为神经节阻滞剂，也有降压作用，同样可用于抑制试验。

（4）激发试验：随着现代检查方法的进展，胰高血糖素、纳洛酮、甲氧氯普胺（灭吐灵）等激发试验目前已较少实用。对于阵发性高血压发作间期较长、高血压发作不易观察以及血浆 CA 在 400～2 000pg/ml者，也可尝试进行激发试验。

（5）CT：CT 平扫＋增强扫描为首选的影像学定位诊断检查，可发现肾上腺 0.5cm 和肾上腺外 1.0cm 以上的肿瘤，其定位诊断的准确性达 90% 以上，CT 在检测肾上腺外嗜铬细胞瘤方面已经取代了动、静脉造影和超声显像等。肿瘤内密度不均和显著强化为其特点，能充分反映肿瘤形态及与周围组织的解剖关系。但 CT 较难鉴别嗜铬细胞瘤与其他肾上腺肿瘤，也无法预测肿瘤的良性、恶性。若 CT 检查显示肾上腺体积增大但无肿瘤征象，可间接支持肾上腺髓质增生的诊断。

（6）MRI：在识别病变的准确度上与 CT 不分伯仲，而且无电离辐射、无造影剂过敏之虞，冠状位和矢状位成像可以获得绝佳的肿瘤与周围脉管系统之间解剖关系以及静脉引流途径的信息。适用于儿童、孕妇和肾上腺外嗜铬细胞瘤的诊断。嗜铬细胞瘤血供丰富，在 T_1WI 低信号、T_2WI 高信号，反向序列信号无衰减为其特点。

（7）B 型超声：敏感性低，不推荐用于定位，但因其简单、无创、价廉，可作为初筛检查，特别是可疑颈部嗜铬细胞瘤及婴幼儿、孕妇等。

（8）[131/123]I－间碘苄胍扫描（[131/123]I－MIBG）：[131]I－MIBG 和 [131]I－MIBG 扫描是诊断儿茶酚胺增多症的

一种安全、灵敏、特异和无创的技术，是目前肿瘤术前定位及术后随访的重要方法。MIBG 为去甲肾上腺素类似物，能被嗜铬细胞儿茶酚胺囊泡摄取，肾上腺髓质发生肿瘤或增生时，摄取的 MIBG 增多，行 γ 照相时能显影。$^{131/123}$I－MIBG 对儿茶酚胺增多症既能做出定性诊断，又能做出解剖和功能的定位诊断。一次性注药可做全身检查，对家族性、小病变、多发性、肾上腺外、复发或转移性肿瘤有较大的诊断价值，其中对于发现肾上腺外嗜铬细胞瘤的敏感性高于 CT 检查，对骨转移能比 X 线更早发现，对恶性嗜铬细胞瘤和肾上腺髓质增生还有治疗作用。应用 $^{131/123}$I－MIBG 对肾上腺髓质扫描，对嗜铬细胞瘤和肾上腺髓质增生可在形态上显示比较明确的区别。对于 CT 和 ⅣIRI 检查阴性或不能明确诊断而临床怀疑者，$^{131/123}$I－MIBG 是有效的替代手段。

(9) ^{18}F－多巴胺正电子断层扫描：^{18}F－多巴胺正电子断层扫描（PET）是诊断嗜铬细胞瘤的新方法，优于 MIBG，其敏感性和特异性可达到 100%，其显像对肿瘤转移及复发的诊断较为有利。常用于症状提示嗜铬细胞瘤，对生化试验阳性，但常规影像学检查不能定位的肿瘤。

（二）鉴别诊断

儿茶酚胺增多症的鉴别诊断范围极其广泛，主要包括：原发性高血压、各种原因的继发性高血压、焦虑紧张、癫痫发作、甲状腺功能亢进、阵发性心动过速、冠状动脉灌注不足综合征、血管舒张性头痛、急性高血压性脑病、交感神经系统的肿瘤、糖尿病、肾上腺皮质肿瘤、多发性神经炎、多发性神经根炎、甲状腺髓样癌、甲状旁腺功能亢进等。

区分嗜铬细胞瘤的良、恶性对于早期诊断、治疗及判断预后具有重要意义。但目前根据临床表现、生化指标、影像学检查及组织病理学结果并不能完全区分肿瘤的良、恶性。沈周俊研究认为，下列指标符合越多恶性的可能性越大：①肿瘤直径 >5cm，重量 >80g。②影像学检查示肿瘤内部结构紊乱，密度不均匀，可有液化坏死，呈囊实混合性结构，肾上腺结构消失，血管周围淋巴结增大。③异位或多发性嗜铬细胞瘤。④复发性嗜铬细胞瘤的恶性率增高。⑤进行性消瘦、血沉快、多脏器受累表现。⑥术中见肿瘤质地较硬，向周围浸润生长，表面血管怒张，包膜不完整，形态不规则；瘤体剖面有囊性变，有粗肿瘤结节或多个结节。⑦术中取邻近淋巴结，特别是肿大或发硬的淋巴结做病理检查，如发现其内有嗜铬细胞或组织。⑧镜下肿瘤细胞小、缺乏胞质玻璃样小球。⑨免疫组织化学缺乏神经肽类的表达和/或 S－100 阳性的支持细胞。⑩术前有高血压者在术后仍表现为持续性的血压升高，考虑恶性的可能性较大。

六、治疗

手术切除是治疗嗜铬细胞瘤最有效的方法。单侧散发的嗜铬细胞瘤常将单侧肾上腺切除；双侧、家族性或具有遗传背景者常实施保留肾上腺的肿瘤切除，以避免皮质激素终身替代；肾上腺外嗜铬细胞瘤需切除异位的肿瘤；恶性嗜铬细胞瘤需行肿瘤根治性切除，并辅以 ^{131}I－MIBG 放射性核素治疗和放化疗；双侧肾上腺髓质增生常采用肾上腺次全切除术（一侧全切，另一侧 2/3～4/5 切除）。积极的围术期准备、恰当的术式选择、精细的术中操作以及术后的相应处理是确保手术成功的关键。

1. 术前准备 嗜铬细胞瘤切除较其他肾上腺病变的手术危险性为大，充分的术前准备对于儿茶酚胺增多症特别是嗜铬细胞瘤患者具有极其重要的意义，以往未常规使用 α 受体阻滞剂等进行术前准备时，手术死亡率高达 50%，充分的药物准备可使手术死亡率降至 1%～5%。首先要充分认识儿茶酚胺增多症低血容量性高血压的特点。长期高浓度的儿茶酚胺使血管收缩、血压增高、血容量减少，术中切除肿瘤后其表现更为突出，同时高浓度儿茶酚胺对心肌的损害也十分严重，可引起心律失常、心力衰竭，使手术危险性增大。故术前进行有效降压、扩容及营养心肌治疗非常重要，也极为必需。术前准备的目标在于阻断过量 CA 的作用，维持正常血压、心率和心律；改善心脏和其他脏器功能；纠正有效血容量不足；防止手术、麻醉诱发 CA 的大量释放所致的血压剧烈波动，减少急性心力衰竭、肺水肿等严重并发症的发生。

(1) 控制血压：①α 受体阻滞剂：最常用的是长效非选择性 α 受体阻滞剂，如酚苄明，初始剂量 5～10mg，2 次/d，每 2～3d 递增 10～20mg，直到血压稳定，并有轻度的直立性低血压。通常，剂量需要达到每日 30～60mg。有研究认为选择性 α_1 受体阻滞剂如哌唑嗪(2～5mg,2～3 次/d)、特拉唑嗪(2～5mg/d)、多沙唑嗪（2～16mg/d）具有更好的效果；比如，上海交通大学医学院附属瑞金医院泌尿外科即在术前常规应用选择性 α_1 受体阻滞剂甲磺酸多沙唑嗪控释片（商品名：可多华），最大剂量为12mg/d，最小剂量为4mg/d，同时在术中补充血容量，使术前准备时间明显缩短，中位时间为 11d，且术中血压更稳定。②钙离子通道阻滞剂：钙离子通道阻滞剂能够阻断 NE 介导的钙离子内流人血管平滑肌细胞内，达到控制血压和心律失常的目的，它还能防止 CA 相关的冠状动脉痉挛，有利于改善心功能。其疗效与 α 受体阻滞剂相当，但不会引起直立性低血压。对于单用 α 受体阻滞剂血压控制不满意或 α 受体阻滞剂严重不良反应患者不能耐受或血压仅间歇升高时，可换用或联合使用钙通道阻滞剂，如硝苯地平、维拉帕米等。

（2）纠正心律失常：对于 CA 或 α 受体阻滞剂所导致的心动过速或室上性心律失常多使用 β 受体阻滞剂，如阿替洛尔、美托洛尔、埃莫洛尔等。β 受体阻滞剂用于手术和麻醉前的准备还可以减少 α 受体阻滞剂的使用量。但应用 β 受体阻滞剂必须在 α 受体阻滞剂使用 2～3d 以后，因单用 β 受体阻滞剂可阻断肾上腺素兴奋 β_2 受体扩张血管的作用而可能诱发高血压危象、心肌梗死、肺水肿等致命的并发症。

（3）扩容疗法：儿茶酚胺增多症患者多数存在血容量绝对不足，加之术前使用 α 受体阻滞使血管床扩张，血管容积相对增加，这可造成腺瘤切除或肾上腺切除后，回心血量及有效心排血量锐减，患者可发生严重的低血容量性休克，故术前应补充液体使血容量恢复至正常生理状态，再根据患者术中的中心静脉压、即时动脉血压及心电监测结果指导术中补血补液。

术前准备时间一般 10～14d，发作频繁者需 4～6 周。沈周俊、张荣明等研究认为术前准备应达到以下标准：①血压控制在 18.67/12kPa 以下，心率 <80 次/min，直立性低血压不低于 10.67/6.00，阵发性高血压发作次数减少或不发作。②心电图 ST 段与 T 波的改变恢复到正常，极少发生室性期前收缩。③低血容量得到有效纠正，即术前血细胞比容下降 ≥5% 并伴有体重增加。④轻度鼻塞，四肢末端发凉感消失或有温暖感，甲床红润等表明微循环灌注良好。

2. **手术方式** 合适的手术方式取决于患者的病情、体形，肿瘤的大小、部位及与周围血管的关系，以及手术医生的经验和习惯等。

（1）腹腔镜手术：对于直径 <6cm、无局部浸润或远处转移的嗜铬细胞瘤常首选腹腔镜手术。与开放手术相比，腹腔镜嗜铬细胞瘤切除术具有术中 CA 释放少、血压波动幅度小、创伤小、术后恢复快、住院时间短等优点。单纯肿瘤大小并非绝对限制，这与术者的经验有关，国外有报道直径 12cm 的肾上腺肿瘤经腹膜腔安全切除者。分为经腹腔和腹膜后两种途径，两者无显著差异，但腹膜后途径恢复更快、应用较多。

（2）开放手术：对于巨大、怀疑恶性、肾上腺外嗜铬细胞瘤，仍首选开放手术，更有利于充分暴露肿瘤和周围脏器，探查肿瘤的其他好发部位。开放手术切口选择如下：经肋间切口（10 或 11 肋间）方便、简单，组织创伤小、术后并发症少、恢复快、对胸腔及腹腔的干扰少并且更适合泌尿外科手术习惯，适用于肿瘤局限于肾上腺者；腹部正中切口的手术视野显露好，可以探查全腹腔发现转移病灶，在恶性嗜铬细胞瘤手术中应用较多；腹上区 L 形切口是在腹部切口的基础上向右或向左水平延长至腋中线，从而使肾上极、肾上腺、肝门、门静脉下方、腔静脉内上方、脾脏等都能得到充分暴露，应用也较多；肿瘤巨大、位置较高、广泛转移或有下腔静脉癌栓者可选用胸腹联合切口或胸膜外胸腹联合切口。

手术选择全身麻醉，手术医师和麻醉医师需密切配合。术中持续监护极其重要，包括心电图、血压（包括监测动脉压的动脉置管）、尿量和中心静脉压的监测等。术中要彻底切除肿瘤，避免肿瘤种植播散，在接触肿瘤时应尽量减少对肿瘤组织的挤压，先结扎肿瘤内侧血管组织，以减少肿瘤内激素进入血循环。肿瘤切除后若血压下降不明显或下降后又很快回升，则应警惕有肿瘤残余或转移瘤的存在，此时对于肿瘤好发部位应仔细探查并密切监测血压。在处理右侧肾上腺肿瘤时应特别注意防止损伤下腔静脉。

3. **手术技巧** 无论选择什么样的手术方式，其手术原则都相同：对肾上腺进行精细分离以获得对肾上腺组织的最轻微操作，这种无接触操作技术确保了肿瘤完整切除并且防止儿茶酚胺释放。肿瘤一般为中等大小，即使是良性肿瘤也往往与附近正常的肾上腺组织紧贴，因此手术时常将同侧肾上腺与肿瘤一并切除。当肿瘤与周围组织紧密粘连，无法包膜外剥离时，可切开包膜，迅速将肿瘤自包膜内剜出。此法可避免损伤周围器官，创面出血也较易控制。手术时避免挤压肿瘤，及时注入 α 受体阻滞剂和补充血液。手术时应注意多发肿瘤的可能，肿瘤切除后如血压不降更应详细检查双侧肾上腺和其附件组织，以及主动脉旁交感神经系统等处。

4. 术后处理　术后密切监测血压、中心静脉压、尿量、心电图等，及时发现并处理可能的心血管和代谢相关并发症。给予吸氧，及时调整输液速度和输液量，防止低血压和低血糖的发生。当出现低血压时，增加补液量的同时适当给予多巴胺或去甲肾上腺素等升压药物治疗。术后必要时适当补充皮质激素以减轻毛细血管脆性，防止组织水肿，同时弥补肾上腺切除后体内激素分泌不足。

5. 其他治疗　对于肿瘤不能切除、存在手术禁忌证、多发转移、恶性嗜铬细胞瘤术后以及术后肿瘤残留或复发等情况，可选用大剂量^{131}I – MIBG 放射性核素治疗，环磷酰胺、长春新碱、氮烯唑胺等联合化疗，外放射治疗和甲基酪氨酸等。但这些方法长期疗效欠佳，易复发或转移。

七、预后和随访

儿茶酚胺增多症的预后取决于患者的年龄、肿瘤的良恶性、有无家族史及治疗的早晚等。总体上良性者 5 年生存率达 95% 以上，而在心血管系统未出现不可逆性损伤之前，手术切除则可以完全治愈，但仍存在 6.5% ~ 17.0% 的复发率，复发可能出现在手术后很长时间，肾上腺外及右侧者更易复发。恶性嗜铬细胞瘤不可治愈，5 年生存率约 50%，肝、肺转移较骨转移者预后差，其中 50% 死于 1 ~ 3 年，但约 50% 可存活 20 年以上。

组织病理检查难于鉴别肿瘤的良恶性，有些病理为恶性特征，但临床表现良性过程；有些病理表现为良性肿瘤，但随访过程中出现转移等恶变表现。加之肿瘤易复发、多发，因此术后随诊非常重要。术后第 1 年内每 3 个月随访 1 次，以后每年 1 次，至少连续 10 年，高危患者则需终生随访。包括临床症状（如高血压）、生化指标（血浆游离 MNs、24h 尿 CA、MNs 等）、CT 扫描等。

（贾晓鹏）

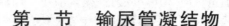

第六章

输尿管疾病

第一节 输尿管凝结物

输尿管凝结物是泌尿系统凝结物中的常见疾病，发病年龄多为20～40岁，男性略高于女性。其发病率占上尿路凝结物的65%。其中90%以上是继发性凝结物，即凝结物在肾内形成后降入输尿管。原发于输尿管的凝结物较少见，通常并发输尿管梗阻、憩室等其他病变。所以输尿管凝结物的病因与肾凝结物基本相同。从形态上看，由于输尿管的塑形作用，凝结物进入输尿管后常形成圆柱形或枣核形，亦可由于较多凝结物排入，形成凝结物串俗称"石街"。

解剖学上输尿管的三个狭窄部将其分为上、中、下三段：①肾盂输尿管连接部；②输尿管与髂血管交叉处；③输尿管的膀胱壁内段，此三处狭窄部常为凝结物停留的部位。除此之外，输尿管与男性输精管或女性子宫阔韧带底部交叉处以及输尿管与膀胱外侧缘交界处管径较狭窄，也容易造成凝结物停留或嵌顿。过去的观点认为，下段输尿管凝结物的发病率最高，上段次之，中段最少。但最新的临床研究发现，凝结物最易停留或嵌顿的部位是输尿管的上段，占全部输尿管凝结物的58%，其中又以第3腰椎水平最多见；而下段输尿管凝结物仅占33%。在肾盂及肾盂输尿管连接部起搏细胞的影响下，输尿管有节奏的蠕动，推动尿流注入膀胱。因此，在凝结物下端无梗阻的情况下，直径<0.4cm的凝结物有90%可自行降至膀胱随尿液排出，其他情况则多需要进行医疗干预。

一、临床表现

输尿管凝结物是临床泌尿外科的常见疾病，发病年龄多在20～40岁，男性略多于女性。其症状如下。

1. 疼痛 上中段凝结物引起的输尿管疼痛为一侧腰痛和镜下血尿，疼痛性质为绞痛，向耻区、睾丸或阴唇部放射，当凝结物停留在某一部位无移动时，常引起输尿管完全或不完全梗阻，尿液排除障碍，引起肾积水，出现腰部胀痛，压痛和肾区叩击痛。当凝结物随输尿管蠕动或尿流的影响而发生移动时，表现为典型的输尿管绞痛。上段输尿管凝结物一般表现为腰区或胁腹部突发锐利的绞痛，并可向耻区、睾丸或阴唇部放射。中段输尿管凝结物常表现为中、下腹的剧烈疼痛。下段输尿管凝结物引起的疼痛通常位于耻区，并向同侧腹股沟区放射。当凝结物位于输尿管膀胱连接处时，可表现为耻骨上区的绞痛，伴有尿频、尿急、尿痛等膀胱刺激征。在男性疼痛还可放射至阴茎头。

2. 血尿 90%的患者可出现镜下血尿。输尿管凝结物急性绞痛发作时，可出现肉眼血尿。输尿管完全梗阻时也可无血尿。

3. 感染症状 输尿管凝结物引起梗阻可导致继发性感染，引起尿频、尿急、尿痛，甚至畏寒、发热。

4. 恶心、呕吐 输尿管与胃肠有共同的神经支配，输尿管凝结物引起的疼痛常引起恶心、呕吐等剧烈的胃肠道症状。

5. 无尿 比较少见，一般发生于双侧输尿管凝结物或孤立肾的输尿管凝结物完全梗阻时，也可见于一侧输尿管凝结物梗阻，反射性对侧肾分泌功能减退。

6. 排石 部分患者以排尿时发现凝结物就诊。排石的表现不一，从肉眼可见的凝结物颗粒到浑浊的尿液，常与治疗的方式与凝结物的成分有关。

7. 其他 肾移植术后输尿管凝结物的患者，由于移植物在手术过程中神经、组织受到损伤，发生凝结物后一般无明显的症状，多在移植术后随访过程中超声探查时发现。妊娠后子宫增大，压迫输尿管，导致尿液排出受阻可并发凝结物，其中以妊娠中、晚期并发泌尿系凝结物多见。临床表现主要有腰腹部疼痛、恶心呕吐、膀胱刺激征、肉眼血尿和发热等，与非妊娠期相似，多以急腹症就诊。

体征：输尿管凝结物绞痛的患者，痛苦面容、卧位，辗转反复变换体位。输尿管上段凝结物可表现为肾区和胁腹部压痛和叩击痛，输尿管走行区可有深压痛；若伴有尿外渗时，可有腹膜刺激征。输尿管凝结物梗阻引起不同程度的肾积水，可触到腹部包块。

二、诊断

完整的输尿管凝结物的诊断应包括：①凝结物自身的诊断，包括凝结物的部位、数目、大小、形态、成分等；②并发症的诊断，包括感染、梗阻及肾损害的程度等；③病因学的评价。通过对病史、症状和体检后发现，具有泌尿系统凝结物或排石病史，出现肉眼或镜下血尿，或运动后输尿管绞痛的患者，应进行一下检查确诊。

三、实验室及影像学检查

1. 尿液检查 尿常规检查可发现镜下血尿，运动后血尿具有一定的意义，若伴有感染时可出现脓尿。肾绞痛时可有结晶尿。尿培养及药物敏感试验可确定感染的病原菌并指导合理应用抗生素。

2. 血常规 白细胞计数常升高，当白细胞总数 $>1.3 \times 10^{10}$/L 时常提示继发感染。血电解质、尿素氮、肌酐水平是评价肾功能的重要指标，可反映输尿管梗阻导致肾积水引起肾功能损害的程度，指导治疗方案的指定。

3. B 型超声 超声波检查是一种简便无创的检查方法，是目前最常用的输尿管凝结物的筛查手段。超声波检查可以了解凝结物以上尿路的扩张程度，间接了解肾皮质、肾实质和集合系统的情况。超声波检查能同时观察膀胱和前列腺，寻找凝结物形成的诱因及并发症。

4. 尿路平片（KUB 平片） 尿路平片可以发现 90% 非 X 线透光凝结物，能够大致地确定凝结物的位置、形态、大小和数目，并且通过凝结物影的明暗初步提示凝结物的化学性质。因此，可以作为凝结物检查的常规方法。在尿路平片上，不同成分的凝结物显影程度依次为：草酸钙、磷酸钙和磷酸铵镁、胱氨酸、含尿酸盐凝结物。单纯性尿酸凝结物和黄嘌呤凝结物能够透过 X 线，胱氨酸凝结物的密度低，后者在尿路平片上的显影比较淡。最近还有研究者采用双重 X 线吸光度法（dual X - ray absorptiometry）检测凝结物矿物质含量（stone mineral content，SMC）和密度（stone mineral density SMD）。并在依据两者数值评估凝结物脆性的基础，为碎石方法的选择提供重要依据。他们认为当凝结物 SMC >1.27gm 时，应采用 PCNL 或 URSL 等方法，而不宜选择 ESWL。

5. 静脉尿路造影（IVU） 静脉尿路造影应该在尿路平片的基础上进行，其价值在于了解尿路的解剖，发现有无尿路的发育异常，如输尿管狭窄、输尿管瓣膜、输管膨出等。确定凝结物在尿路的位置，发现尿路平片上不能显示的 X 线透光凝结物，鉴别 KUB 平片上可疑的钙化灶。此外，还可以初步了解分侧肾的功能，确定肾积水程度。在一侧肾功能严重受损或使用普通剂量造影剂而肾不显影的情况下，采用加大造影剂剂量或延迟拍片的方法往往可以达到肾显影的目的。在肾绞痛发作时，由于急性尿路梗阻往往会导致肾排泄功能减退，尿路不显影或显影不良，进而轻易诊断为无肾功能。因此建议在肾绞痛发生 2 周后，梗阻导致的肾功能减退逐渐恢复时，再行 IVU 检查。

IVU 的禁忌证主要包括：①碘剂过敏、总肾功能严重受损、妊娠早期（3 个月或以内）、全身状况衰竭者为 IVU 绝对禁忌证；②肝功能不全、心脏功能不全，活动性肺结核、甲状腺功能亢进症、有哮喘史及其他药物过敏史者慎用；③总肾功能中度受损者、糖尿病、多发性骨髓瘤的患者肾功能不全时避免使用。如必须使用，应充分水化减少肾功能损害。

6. CT 扫描　随着 CT 技术的发展，越来越多的复杂的泌尿系统凝结物需要做 CT 扫描以明确诊断。CT 扫描不受凝结物成分、肾功能和呼吸运动的影响，而且螺旋 CT 还能够同时对所获取的图像进行三维重建，获得矢状或冠状位成像，因此，能够检查出其他常规影像学检查中容易遗漏的微小凝结物（如 0.5mm 的微凝结物）。关于 CT 扫描的厚度，有研究者认为，采用 3mm 厚度扫描可能更易发现常规 5mm 扫描容易遗漏的微小的无伴随症状的凝结物，因而推荐这一标准。而通过 CT 扫描后重建得到的冠状位图像能更好地显示凝结物的大小，为凝结物的治疗提供更为充分的依据，但这也将增加患者的费用。CT 诊断凝结物的敏感性比尿路平片及静脉尿路造影高，尤其适用于急性肾绞痛患者的确诊，可以作为 B 型超声、X 线检查的重要补充。CT 片下，输尿管凝结物表现为凝结物高密度影及其周围水肿的输尿管壁形成的"框边"现象。近期研究发现，双侧行肾 CT 值相差 5.0HU 以上，CT 值较低一侧常伴随输尿管凝结物导致的梗阻。另外，凝结物的成分及脆性可以通过不同的 CT 值（HU 单位）改变进行初步的评估，从而对治疗方法的选择提供参考。对于碘过敏或存在其他 IVU 禁忌证的患者，增强 CT 能够显示肾积水的程度和肾实质的厚度，从而反映肾功能的改变情况。有的研究认为，增强 CT 扫描在评价总肾和分肾功能上，甚至可以替代放射性肾脏扫描。

7. 逆行（RP）或经皮肾穿刺造影　属于有创性的检查方法，不作为常规检查手段，仅在静脉尿路造影不显影或显影不良以及怀疑是 X 线透光凝结物、需要做进一步的鉴别诊断时应用。逆行性尿路造影的适应证包括：①碘过敏无法施行 IVU；②IVU 检查显影效果不佳，影响凝结物诊断；③怀疑凝结物远端梗阻；④经输尿管导管注入空气作为对比剂，通过提高影像反差显示 X 线透光凝结物。

8. 磁共振水成像（MRU）　磁共振对尿路凝结物的诊断效果极差，因而一般不用于凝结物的检查。但是，磁共振水成像（MRU）能够了解上尿路梗阻的情况，而且不需要造影剂即可获得与静脉尿路造影同样的效果，不受肾功能改变的影响。因此，对于不适合做静脉尿路造影的患者（如碘造影剂过敏、严重肾功能损害、儿童和妊娠妇女等）可考虑采用。

放射性核素显像，放射性核素检查不能直接显示泌尿系凝结物，但是，它可以显示泌尿系统的形态，提供肾血流灌注、肾功能及尿路梗阻情况等信息，因此对手术方案的选择以及手术疗效的评价具有一定价值。此外，肾动态显影还可以用于评估体外冲击波碎石对肾功能的影响情况。

9. 膀胱镜、输尿管镜检查　输尿管凝结物一般不需要进行膀胱镜检查，其适应证主要有：①需要行 IVU 或输尿管插管摄双曝光片；②需要了解碎石后凝结物是否排入膀胱。

四、鉴别诊断

尿路凝结物和腹膜后和腹腔内病理状态引起的症状相似，应该与急腹症进行全面的鉴别诊断，包括急性阑尾炎、异位或未被认识的妊娠、卵巢囊肿蒂扭转、憩室病、肠梗阻、有或无梗阻的胆囊凝结物、消化道溃疡病、急性肾动脉栓塞和腹主动脉瘤等。体检时应该检查有无腹膜刺激征。

五、治疗

目前治疗输尿管凝结物的主要方法有非手术治疗（药物治疗和溶石治疗）、体外冲击波碎石（ESWL）、输尿管镜（URSL）、经皮肾镜碎石术（PCNL）、开放及腹腔镜手术。大部分输尿管凝结物通过微创治疗，如体外冲击波碎石和/或输尿管镜、经皮肾镜碎石术治疗均可取得满意的疗效。输尿管凝结物位于输尿管憩室内、狭窄段输尿管近端的凝结物以及需要同时手术处理先天畸形等凝结物病因导致微创治疗失败的患者往往需要开放或腹腔镜手术取石。

对于凝结物体积较小（一般认为直径 <0.6cm）可通过水化疗法，口服药物排石。较大的凝结物，除纯尿酸凝结物外，其他成分的凝结物，包括含尿酸铵或尿酸钠的凝结物，溶石治疗效果不佳，多不主张通过口服溶石药物溶石。对于 X 线下显示低密度影的凝结物，可以利用输尿管导管或双 J 管协助定位试行 ESWL。尿酸凝结物在行逆行输尿管插管进行诊断及引流治疗时，如导管成功到达凝结物上方，可

在严密观察下行碱性药物局部灌注溶石，此方法较口服药物溶石速度更快。

关于 ESWL 和输尿管镜碎石两者在治疗输尿管凝结物上哪种更优的争论一直存在。相对于输尿管碎石术而言，ESWL 再次治疗的可能性较大，但其拥有微创、无须麻醉、不需住院、价格低廉等优点，即使加上各种辅助治疗措施，ESWL 仍然属于微创的治疗方法。另一方面，越来越多的学者认为，输尿管镜是一种在麻醉下进行的能够"一步到位"的治疗方法。有多篇文献报道了输尿管镜和 ESWL 之间的对照研究，对于直径 <1cm 的上段输尿管凝结物，意见较一致，推荐 ESWL 作为一线治疗方案；而争论焦点主要集中在中、下段输尿管凝结物的治疗上。对于泌尿外科医生而言，对患者具体选择何种诊疗方法最合适，取决于经验及所拥有的设备等。

1. 保守治疗　临床上多数尿路凝结物需要通过微创的治疗方法将凝结物粉碎并排出体外，少数比较小的尿路凝结物可以选择药物排石。

1）排石治疗的适应证：①凝结物直径 ≤0.6cm；②凝结物表面光滑；③凝结物以下尿路无梗阻；④凝结物未引起尿路完全梗阻，停留于局部少于 2 周；⑤特殊成分的凝结物，对尿酸凝结物和胱氨酸凝结物推荐采用排石疗法；⑥经皮肾镜、输尿管镜碎石及 SWL 术后的协助治疗。

2）一般治疗方法

（1）饮水：每日饮水 2 000 ~ 3 000ml，昼夜均匀。

（2）适当运动。

3）常用药物

（1）α 受体阻滞药：α 受体阻滞药可松弛输尿管平滑肌而起排石和解痉作用能够促进凝结物排出，缩短排石时间。临床上多选择高选择性的 α1A 受体阻滞药坦索罗辛（哈乐）。

（2）碱性枸橼酸盐：包括枸橼酸钾、枸橼酸钠、枸橼酸钾钠、枸橼酸氢钾钠和枸橼酸钾镁等，推荐用于尿酸凝结物和胱氨酸凝结物的溶石治疗，尿酸凝结物维持尿液 pH 在 6.5 ~ 6.8，胱氨酸凝结物维持尿液 pH 在 7.0 以上。枸橼酸氢钾钠对三聚氰胺所致凝结物的排石效果确定，建议尿液 pH 维持在 6.9 左右。可以用于所有含钙凝结物。

（3）钙离子通道拮抗药：硝苯地平阻断钙离子通道，也能使输尿管平滑肌松弛，对促进排石有一定作用。

（4）别嘌醇：用于尿酸凝结物和高尿酸尿症草酸钙凝结物者。

4）中医中药：中医药治疗遵循"祛邪不伤正，扶正不留邪，祛石在先、扶正善后、标本兼顾"的原则。常见四个证型：湿热下注，气滞血瘀，肾气亏虚，肾阴亏虚。治则以清热利湿通淋为主，根据兼证的不同，辅以理气、活血化瘀等药物。临床使用应随症加减，灵活运用。

（1）中成药：尿石通具有清热利湿，通淋排石的功效，尤其对输尿管下段凝结物效果较好。五淋化石丸有通淋利湿、排石镇痛的作用，对 SWL 及 URS 术后碎石排出有一定疗效。

以腰腹痛为主者，宜选用五淋化石丹，尿石通等；以膀胱刺激征为主者，可选用尿石通，八正合剂等。

（2）汤剂：常用的经典方有八正散、石苇散等，肾气亏虚者加金匮肾气丸，肾阴亏虚加六味地黄丸。

5）注意事项：治疗时间以 4 周为宜，如症状加剧或 4 周后无效则应改用其他疗法。

2. 体外碎石　体外冲击波碎石术（ESWL）可使大多数输尿管凝结物行原位碎石治疗即可获得满意疗效，并发症发生率较低。但由于输尿管凝结物在尿路管腔内往往处于相对嵌顿的状态，其周围缺少一个有利于凝结物粉碎的液体环境，与同等大小的肾凝结物相比，粉碎的难度较大。因此，许多学者对 ESWL 治疗输尿管凝结物的冲击波能量和次数等治疗参数进行了有益的研究和探讨。以往的观点认为冲击波能量次数越高治疗效果越好。但最近，有研究表明，当凝结物大小处于 1 ~ 2cm 时，低频率冲击波（SR 60 ~ 80/min）较高频率（FR100 ~ 120/min）效果更好。这样一来，相同时间下冲击波对输尿管及周围组织的损伤总次数减少，因而出现并发症的概率随之降低。

ESWL 疗效与凝结物的大小、凝结物被组织包裹程度及凝结物成分有关，大而致密的凝结物再次治疗率比较高。大多数输尿管凝结物原位碎石治疗即可获得满意的疗效。有些输尿管凝结物需放置输尿管支架管通过凝结物或留置于凝结物的下方进行原位碎石；也可以将输尿管凝结物逆行推入肾盂后再行 ESWL 治疗。但 ESWL 的总治疗次数应限制在 3 次以内。对直径 <1cm 的上段输尿管凝结物首选 ESWL，>1cm 的凝结物可选择 ESWL、输尿管镜（URSL）和经皮肾镜碎石术（PCNL）；对中、下段输尿管凝结物可选用 ESWL 和 URSL。当凝结物嵌顿后刺激输尿管壁，引起炎症反应，导致纤维组织增生，常可引起凝结物下端输尿管的梗阻，影响 ESWL 术后凝结物排出。因此对于凝结物过大或纤维组织包裹严重，需联合应用 ESWL 和其他微创治疗方式（如输尿管支架或输尿管镜、经皮肾镜碎石术）。

随着计算机技术和医学统计学以及循证医学的发展，研究者在计算机软件对输尿管凝结物 ESWL 术预后的评估方面进行了有益的探索。Gomha 等将凝结物部位、凝结物长度、宽度、术后是否留置双 "J" 管等数据纳入了人工神经网络（artificial neural network，ANN）和 logistic 回归模型（logistlc regression model，LR）系统，对比两者在输尿管凝结物 ESWL 术后无凝结物生存情况方面的预测能力。结果显示，两者在 ESWL 有效患者的评估中均具有较高价值，两者无明显差别。但对于 ESWL 碎石失败的输尿管凝结物患者 ANN 的评估效果更好。

3. 经输尿管镜微创治疗 20 世纪 80 年代输尿管镜应用于临床以来，输尿管凝结物的治疗发生了根本性的变化。新型小口径硬性、半硬性和软性输尿管镜的应用，与新型碎石设备如超声碎石、液电碎石、气压弹道碎石和激光碎石的广泛结合，以及输尿管镜直视下套石篮取石等方法的应用，极大地提高了输尿管凝结物微创治疗的成功率。

1）适应证：输尿管镜取石术的适应证包括，①输尿管中、下段凝结物；②ESWL 失败后的输尿管上段凝结物；③ESWL 术后产生的 "石街"；④凝结物并发可疑的尿路上皮肿瘤；⑤X 线透光的输尿管凝结物停留时间超过 2 周的嵌顿性凝结物。

2）禁忌证：输尿管镜取石术的禁忌证包括：①不能控制的全身出血性疾病；②严重的心肺功能不全，手术耐受差；③未控制的泌尿道感染；④腔内手术后仍无法解决的严重尿道狭窄；⑤严重髋关节畸形，摆放截石位困难。

3）操作方法

（1）输尿管镜的选择：输尿管镜下取石或碎石方法的选择，应根据凝结物的部位、大小、成分、并发感染情况、可供使用的仪器设备、泌尿外科医生的技术水平和临床经验以及患者本身的情况和意愿等综合考虑。目前使用的输尿管镜有硬性、半硬性和软性三类。硬性和半硬性输尿管镜适用于输尿管中、下段输尿管凝结物的碎石取石，而输尿管软镜则多适用于肾、输尿管中、上段凝结物特别是上段的碎石及取石。

（2）手术步骤：患者取截石位，先用输尿管镜行膀胱检查，然后在安全导丝的引导下，置入输尿管镜。输尿管口是否需要扩张，取决于输尿管镜的直径和输尿管腔的大小。输尿管硬镜或半硬性输尿管镜均可以在荧光屏监视下逆行插入上尿路。输尿管软镜需要借助一个 10 ~ 13F 的输尿管镜镜鞘或通过接头导入一根安全导丝，在其引导下插入输尿管。在入镜过程中，利用注射器或液体灌注泵调节灌洗液体的压力和流量，保持手术视野清晰。经输尿管镜发现凝结物后，利用碎石设备（激光、气压弹道、超声、液电等）将凝结物粉碎成 0.3cm 以下的碎片。对于小凝结物以及直径 <0.5cm 的碎片也可用套石篮或取石钳取出。目前较常用的设备有激光、气压弹道等，超声、液电碎石的使用已逐渐减少。钬激光为高能脉冲式激光，激光器工作递质是包含在钇铝石榴石（YAG）晶体中的钬，其激光波长 2 100nm，脉冲持续时间为 0.25ms，瞬间功率可达 10kW，具有以下特点：①功率强大，可粉碎各种成分的凝结物，包括坚硬的胱氨酸凝结物；②钬激光的组织穿透深度仅为 0.4mm，很少发生输尿管穿孔，较其他设备安全；③钬激光经软光纤传输，与输尿管软、硬镜配合可减少输尿管创伤；④具有切割、汽化及血液凝固等功能，对肉芽组织、息肉和输尿管狭窄的处理方便，出血少，推荐使用。但在无该设备的条件下，气压弹道等碎石设备也具有同样的治疗效果。最近还有研究人员在体外低温环境中对移植肾进行输尿管镜检及碎石，从很大程度上降低了对移植肾的损伤。

（3）术后留置双 "J" 管：输尿管镜下碎石术后是否放置双 "J" 管，目前尚存在争议。有研究者认为，放置双"J"管会增加术后并发症，而且并不能通过引流而降低泌尿系统感染的发病率。但下列情况下，建议留置双"J"管：①较大的嵌顿性凝结物（>1cm）；②输尿管黏膜明显水肿或有出血；③术中发生输尿管损伤或穿孔；④伴有输尿管息肉形成；⑤术前诊断输尿管狭窄，有（无）同时行输尿管狭窄内切开术；⑥较大凝结物碎石后碎块负荷明显，需待术后排石；⑦碎石不完全或碎石失败，术后需行ESWL治疗；⑧伴有明显的上尿路感染，一般放置双"J"管1~2周。如同时行输尿管狭窄内切开术，则需放置4~6周。如果留置时间少于1周，还可放置输尿管导管，一方面降低患者费用，另一方面有利于观察管腔是否通畅。

留置双"J"管常见的并发症及其防治主要有以下几点：①血尿：留置双"J"管可因异物刺激，致输尿管、膀胱黏膜充血、水肿，导致血尿。就诊者多数为肉眼血尿。经卧床、增加饮水量、口服抗生素2~3d后，大部分患者血尿可减轻，少数患者可延迟至拔管后，无需特殊处理。②尿道刺激症状：患者常可出现不同程度的尿频、尿急、尿痛等尿路刺激征，还可能同时伴有下尿路感染。这可能与双"J"管膀胱端激惹膀胱三角区或后尿道有关，口服解痉药物后，少部分患者症状能暂时缓解，但大多患者只能待拔管后完全解除症状。③尿路感染：输尿管腔内碎石术可导致输尿管损伤，留置双"J"管后肾盂输尿管蠕动减弱，易引起膀胱尿液输尿管反流，引起逆行性上尿路感染。术后可给予抗感染处理。感染严重者在明确为置管导致的前提下可提前拔管。④膀胱输尿管反流：留置双"J"管后，膀胱输尿管抗反流机制消失，膀胱内尿液随着膀胱收缩产生与输尿管的压力差而发生反流，因此，建议置管后应持续导尿约7d，使膀胱处于空虚的低压状态，防止术后因反流导致上尿路感染或尿瘘等并发症。⑤双"J"管阻塞引流不畅：如术中出血较多，血凝块易阻塞管腔，导致引流不畅，引起尿路感染。患者常表现为发热、腰痛等症状，一旦怀疑双"J"管阻塞应及时予以更换。⑥双"J"管移位：双"J"管放置正确到位，很少发生移动。双"J"管上移者，多由于管末端圆环未放入膀胱，可在预定拔管日期经输尿管镜拔管；管下移者，多由于上端圆环未放入肾盂，还可见到由于身材矮小的女性患者双"J"管长度不匹配而脱出尿道的病例。可拔管后重新置管，并酌情留置导尿管。⑦管周及管腔凝结物生成：由于双"J"管制作工艺差别很大，部分产品的质量欠佳，表面光洁度不够，使尿液中的盐溶质易于沉积。此外，随着置管时间的延长，输尿管蠕动功能受到的影响逐渐增大。因此，医生应于出院前反复、详细告知患者拔管时间，有条件的地方可做好随访工作，普通双"J"管时间一般不宜超过6周，如需长期留置可在内镜下更换或选用质量高的可长期留置型号的双"J"管。术后适当给予抗感染、碱化尿液药物，嘱患者多饮水，预防凝结物生成。一旦凝结物产生，较轻者应果断拔管给予抗感染治疗；严重者可出现凝结物大量附着，双"J"管无法拔除。此时可沿双"J"管两端来回行ESWL粉碎附着凝结物后，膀胱镜下将其拔出。对于形成单发的较大凝结物可采用输尿管镜碎石术后拔管，还可考虑开放手术取管，但绝不可暴力强行拔管，以免造成输尿管黏膜撕脱等更严重的损伤。

（4）输尿管镜碎石术失败的原因及对策：与中、下段凝结物相比，输尿管镜碎石术治疗输尿管上段凝结物的清除率最低。手术失败的主要原因为：输尿管凝结物或较大碎石块易随水流返回肾盂，落入肾下盏内，输尿管上段凝结物返回率可高达16.1%。一般认为直径>0.5cm的凝结物碎块为碎石不彻底，术后需进一步治疗。对此应注意。

A. 术前、术中预防为主：术前常规KUB定位片，确定凝结物位置。手术开始后头高臀低位，在保持视野清楚的前提下尽量减慢冲水速度及压力。对于中、下段较大凝结物（直径≥1cm）可以采用较大功率和"钻孔法"碎石以提高效率，即从凝结物中间钻洞，贯穿洞孔，然后向四周蚕食，分次将凝结物击碎。然而对于上段凝结物或体积较小（直径<1cm）、表面光滑、质地硬、活动度大的凝结物宜采用小功率（<1.0J/8~10Hz，功率过大可能产生较大碎石块，不利于凝结物的粉碎，而且易于凝结物移位）、细光纤、"虫噬法"碎石，即用光纤抵住凝结物的侧面，从边缘开始，先产生一个小腔隙，再逐渐扩大碎石范围，使多数凝结物碎块<0.1cm。必要时用"三爪钳"或套石篮将凝结物固定防止凝结物移位。凝结物松动后较大碎块易冲回肾内，此时用光纤压在凝结物表面，从凝结物近端向远端逐渐击碎。

B. 如果手术时看不到凝结物或发现凝结物已被冲回肾内，这时输尿管硬镜应置入肾盂内或换用输尿管软镜以寻找凝结物，找到后再采用"虫噬法"碎石。如肾积水严重或凝结物进入肾盏，可用注射器抽水，抬高肾，部分凝结物可能重新回到视野。

（5）肾和上段输尿管具有一定的活动性，受积水肾和扩张输尿管的影响，凝结物上、下段输尿管容易扭曲、成角，肾积水越重，角度越大，输尿管镜进镜受阻。具体情况如下。

A. 输尿管开口角度过大，若导管能进入输尿管口，这时导管尖一般顶在壁内段的内侧壁，不要贸然入镜，可借助灌注泵的压力冲开输尿管口，缓慢将镜体转为中立位，常可在视野外侧方找到管腔，将导管撤后重新置入，再沿导管进镜；无法将导管插入输尿管口时，可用电钩切开输尿管口游离缘，再试行入镜。

B. 输尿管开口、壁内段狭窄且导丝能通过的病例，先用镜体扩张，不成功时再用金属橄榄头扩张器进行扩张，扩张后入镜若感觉镜体较紧，管壁随用力方向同向运动，不要强行进镜，可在膀胱镜下电切输尿管开口前壁 0.5 ~ 1.0cm 扩大开口，或先留置输尿管导管 1 周后再行处理。

C. 凝结物远端输尿管狭窄，在导丝引导下保持视野在输尿管腔内，适当增加注水压力，用输尿管硬镜扩张狭窄处，切忌暴力以防损伤输尿管壁。如狭窄较重，可用钬激光纵向切开输尿管壁至通过输尿管镜。

D. 凝结物远端息肉或被息肉包裹，导致肾积水、肾功能较差，术后凝结物排净率相对较低。可绕过较小息肉碎石，如息肉阻挡影响碎石，需用钬激光先对息肉进行汽化凝固。

E. 输尿管扭曲，选用 7F 细输尿管和"泥鳅"导丝，试插导丝通过后扭曲可被纠正；如导丝不能通过，换用软输尿管镜，调整好角度再试插导丝，一旦导丝通过，注意不可轻易拔除导丝。若无法碎石，可单纯留置双"J"管，这样既可改善肾积水，又能扩张狭窄和纠正扭曲，术后带双"J"管 ESWL 或 1 个月后再行输尿管镜检。中、上段纤曲成角的病例，可等待该处输尿管节段蠕动时或呼气末寻找管腔，并将体位转为头低位，使输尿管拉直便于镜体进入，必要时由助手用手托起肾区；若重度肾积水造成输尿管迂曲角度过大，导管与导丝均不能置入，可行肾穿刺造瘘或转为开放手术。

4. 经皮肾镜治疗　绝大部分输尿管凝结物能够通过 SWL 或输尿管镜取石术治疗，但这两种方式的成功率均极大程度上取决于凝结物远端输尿管的通畅与否，输尿管狭窄、扭曲均影响治疗效果。考虑到顺行经皮肾途径下，输尿管镜仅能到达 $L_{4~5}$ 水平，因此输尿管中、下段凝结物不考虑行 PNL 治疗。在新版《尿石症诊断治疗指南》中，除尿酸凝结物首选溶石治疗以外，其他成分的输尿管上段凝结物在治疗选择上，依次考虑原位或上推后 SWL、输尿管（硬镜或软镜）取石术、PNL。

（1）输尿管凝结物 PNL 治疗的适应证：①输尿管上段 L_4 横突水平以上的凝结物。②SWL无效或输尿管镜逆行失败的输尿管上段凝结物，包括尿流改道患者。③凝结物长径在 1.0cm 以上。息肉包裹、梗阻较重。④并发肾凝结物、肾盂输尿管连接部梗阻等需要顺行经皮穿刺肾造瘘（PCN）一并处理者。

（2）禁忌证：①未纠正的全身出血性疾病。②严重心脏疾病或肺功能不全，无法耐受手术者。③未控制的糖尿病或高血压。④凝结物近端输尿管扭曲严重者。⑤服用抗血液凝固药物者，需要停药 2 周，复查血液凝固功能正常者才能安排手术。输尿管凝结物 PNL 治疗操作方法基本同于肾凝结物 PNL 治疗方法，由于输尿管细长，内镜的选择一般为输尿管镜，因此输尿管上段凝结物 PNL 治疗多选择微造瘘 PNL（MPNL）。

（3）手术步骤：逆行插入输尿管导管至凝结物处，防止碎石过程中凝结物下移，同时也可以逆行造影或注水协助 X 线或 B 型超声定位穿刺。一般选择中上肾盏的背组盏穿刺，穿中目标肾盏后，引入导丝，扩张后建立经皮肾通道，放入内镜寻找到肾盂输尿管连接部，将操作鞘推入输尿管上段。随后入镜至凝结物所在的部位，使用碎石器击碎、取出凝结物后，留置双"J"管以及肾造瘘管引流。

输尿管上段凝结物引起上尿路梗阻，输尿管上段以及集合系统扩张积水，利于经皮肾穿刺，PNL 治疗成功率高，有报道显示 PNL 治疗输尿管上段凝结物，凝结物清除率为 90% ~ 100%，尤其是 >1cm 长径的嵌顿性输尿管上段凝结物，PNL 治疗的成功率明显高于 SWL，或 URL。

5. 腹腔镜手术治疗　具体治疗如下。

1）适应证和禁忌证：①直径 >1.0cm 的凝结物，经体外冲击波碎石术（ESWL）无效或输尿管镜取石失败的输尿管上段凝结物，尤其是单个凝结物。输尿管严重迂曲，不宜行输尿管镜碎石。②凝结物嵌顿致输尿管严重梗阻、输尿管黏膜水肿、凝结物周围息肉包裹或并发上尿路感染等。③有腹部或腰部手术史，腹腔或后腹腔严重粘连或有其他腹腔镜手术者不易行腹腔镜手术治疗。

术前准备：术前常规行 KUB 定位，IVU 和肾图等了解患肾功能，留置尿管。

2）手术方法

（1）经后腹腔途径腹腔镜输尿管切开取石术

A. 麻醉和体位：采用气管内插管全身麻醉，健侧卧位。

B. Trocar 位置和后腹腔的建立：在腋中线第 12 肋下 1 横指切开皮肤 1.5～2.0cm，钝性分离肌肉，用钳尖刺破腰背筋膜进入后腹腔腔隙，用手指将腹膜向前推开后，置入水囊，注水 500ml 扩张后腹腔腔隙，水囊扩张 5min 后取出。再次经切口伸入手指，探查扩张后的间隙，并在手指引导下，分别在锁骨中线髂前上棘水平、肋腰点分别插入 10mm、5mm Trocar，术中如需要可在锁骨中线肋弓下增加 1 个 5mm Trocar 或切口内插入 10mm Trocar。

C. 分离输尿管：检查后腹腔，如扩张不满意，可继续将腹膜从前腹壁下游离，肾旁脂肪较多者可先切除取出体外。沿腰方肌外缘切开与其相连的圆锥外侧筋膜，进入肾筋膜后层与腰方肌、腰大肌之间的间隙，在此层而将行输尿管随肾筋膜一起游离翻向腹侧。在腰大肌前方切开肾筋膜后层，找到输尿管。腹腔镜下常可发现输尿管凝结物所在部位增粗，用钳夹时质地较硬可以证实是凝结物。

D. 切开输尿管、取出凝结物：术者左手用无创抓钳固定凝结物及输尿管，用电钩或胆管切开刀切开凝结物上 2/3 输尿管壁，见到凝结物后可用电钩剜出凝结物或用取石钳取出凝结物。凝结物可经下腹壁 10mm Trocar 取出，如较大，可先置入拾物袋，待手术结束时，再经下腹壁 Trocar 处切口取出。

E. 放置输尿管内支架管、缝合输尿管壁：检查输尿管切口处有无炎性肉芽组织，并将其切除送检。然后置入双"J"管于输尿管做内支架，用 3-0 无创可吸收线间断缝合输尿管切口。生理盐水冲洗手术野，并将气腹压降到 0.67kPa，检查无出血，经 10mm Trocar 放置腹膜后引流管。

（2）经腹腔途径腹腔镜输尿管切开取石术患者取 60°侧卧位，在脐水平腹直肌外缘切开皮肤，长约 3cm，钝性分离进入腹腔后，插入 10mm Trocar。注入 CO_2 建立气腹，压力为 1.60kPa。电视监视下，分别于锁骨中线髂前上棘水平、锁骨中线肋弓下插入 5mm、10mm Trocar。必要时可在腋中线肋弓下插入 5mm Trocar，供助手协助暴露。

沿 Toldt 线切开侧腹膜，将结肠翻向内侧。切开肾筋膜，从腰大肌前方找到输尿管和凝结物后，按前法进行操作。

手术前也可留置输尿管导管，以便术中容易寻找输尿管，但要注意插管时不要将凝结物推入肾盂。术后保证输尿管支架管引流通畅。或者用缝线连续缝合关闭侧腹膜切口。

3）术后处理：术后 24h 引流物少于 10ml，可拔除腹腔或腹膜后引流管。术后第 2d 拔除尿管，术后 1 周左右患者可以出院。双"J"管可在术后 1 个月后拔除。

6. 妊娠并发输尿管凝结物的治疗　妊娠期输尿管凝结物是指从妊娠开始到分娩结束期间妊娠妇女发生的输尿管凝结物。输尿管凝结物的发生率约为肾凝结物的 2 倍，占上尿路凝结物的 2/3，74% 为磷酸钙凝结物，26% 为草酸钙凝结物；24%～30% 病例孕前有尿凝结物病史。腰部或腹部疼痛是妊娠症状性尿凝结物最常见的症状之一，发生率为 85%～100%。妊娠输尿管凝结物大多发生在妊娠中、晚期（妊娠 14～34 周），凝结物位输尿管中、上段占 58%，输尿管下段占 42%，妊娠期输尿管凝结物的主要临床症状包括腰痛、镜下血尿、尿路感染和发热等。

选择诊断输尿管凝结物的方法必须同时考虑对孕妇及胎儿的安全性，大多数研究证实，超声检查仍是诊断输尿管凝结物第一线的检查方法，对妊娠期输尿管凝结物的诊断准确率为 24%～80%。普通超声诊断妊娠输尿管凝结物准确率偏低的原因主要是由于超声难于准确鉴别输尿管生理性与病理性梗阻的区别，与普通超声相比，彩色多普勒超声通过对肾血流的检测，可提高生理性与病理性输尿管梗阻鉴别的准确性；此外，运用改变阻力指数经阴道超声对提高输尿管下段凝结物诊断准确率、在中晚期妊娠应用限制性静脉尿路造影诊断输尿管凝结物准确率可达 100%，磁共振尿路成像技术在鉴别诊断生理性与病理性输尿管梗阻方面有较高的准确性。

大多数症状性妊娠输尿管凝结物通过解痉、镇痛、抗感染治疗可得到缓解，70%～80%妊娠期输尿管凝结物可自行排出，需要进行外科干预治疗的病例为10%；外科干预治疗的指征是：较难控制的肾绞痛、持续发热和因疼痛造成子宫收缩诱发先兆流产等；由于外科干预对妊娠期妇女与胎儿存在的潜在危害性尚不十分清楚，大多数专家认为，妊娠期输尿管凝结物的治疗以非手术治疗较妥，间苯三酚具有高选择性缓解痉挛段平滑肌作用，可较为安全的应用于妊娠期输尿管凝结物所致肾绞痛的治疗。输尿管镜取石技术可作为妊娠症状性输尿管凝结物备选治疗方案，据当前文献报道，较少发生产科与泌尿科并发症。原因是妊娠期输尿管存在生理性扩张，在进行输尿管镜操作时，一般不需要行输尿管被动扩张。多中心研究认为，输尿管镜技术可适用于妊娠任何时期、任何部位的输尿管凝结物治疗，单次取石成功率可达91%，总的凝结物清除率为89%，输尿管损伤、尿路感染、流产等病例报道较少见。术后留置输尿管导管至少72h，有利于缓解输尿管凝结物梗阻所至疼痛、发热等症状。

对于病情较复杂的妊娠输尿管凝结物，采取输尿管置管引流或经皮穿刺肾造瘘引流是比较稳妥的治疗方法。但是，放置输尿管双"J"管引流需要反复更换导管，可能导致尿路继发性感染或凝结物形成。因此，当梗阻因素解除、感染控制后应尽早拔除双"J"管。SWL、PNL和开放手术等技术较少在妊娠并发输尿管凝结物处理中使用。

7. "石街"的微创治疗　"石街"为大量碎石在输尿管与男性尿道内堆积没有及时排出，堆积形成"石街"，阻碍尿液排出，以输尿管"石街"为多见。输尿管"石街"形成的原因有：①一次粉碎凝结物过多；②凝结物未能粉碎为很小的碎片；③两次碎石间隔时间太短；④输尿管有炎症、息肉、狭窄和凝结物等梗阻；⑤碎石后患者过早大量活动；⑥ESWL引起肾功能损害，排出碎石块的动力减弱；⑦ESWL术后综合治疗关注不够。如果"石街"形成3周后不及时处理，功能恢复将会受到影响；如果"石街"完全堵塞输尿管，6周后肾功能将会完全丧失。

在对较大的肾凝结物进行ESWL之前常规放置双"J"管，"石街"的发生率明显降低。对于有感染迹象的患者，给予抗生素治疗，并尽早予以充分引流。通过经皮肾穿刺造瘘术置肾造瘘管通常能使凝结物碎片排出。对于输尿管远端的"石街"可以用输尿管镜碎石以便将其最前端的凝结物击碎。总之，URSL治疗为主，联合ESWL、PCNL是治疗复杂性输尿管"石街"的好方法。

8. 双侧输尿管凝结物的治疗原则　双侧上尿路同时存在凝结物占泌尿系凝结物患者的15%，传统的治疗方法一般是对两侧凝结物进行分期手术治疗，随着体外碎石、腔内碎石设备的更新与泌尿外科微创技术的进步，对于部分一般状况较好、凝结物清除相对容易的上尿路凝结物患者，可以同期微创手术治疗双侧上尿路凝结物。

双侧上尿路凝结物的治疗原则为：①双侧输尿管凝结物，如果总肾功能正常或处于肾功能不全代偿期，血肌酐值<178.0μmol/L，先处理梗阻严重一侧的凝结物；如果总肾功能较差，处于氮质血症或尿毒症期，先治疗肾功能较好一侧的凝结物，条件允许，可同时行对侧经皮肾穿刺造瘘，或同时处理双侧凝结物。②双侧输尿管凝结物的客观情况相似，先处理主观症状较重或技术上容易处理的一侧凝结物。③一侧输尿管凝结物，另一侧肾凝结物，先处理输尿管凝结物，处理过程中建议参考总肾功能、分肾功能与患者一般情况。④双侧肾凝结物，一般先治疗容易处理且安全的一侧，如果肾功能处于氮质血症或尿毒症期梗阻严重，建议先行经皮肾穿刺造瘘，待肾功能与患者一般情况改善后再处理凝结物。⑤孤立肾上尿路凝结物或双侧上尿路凝结物致急性梗阻性无尿，只要患者情况许可，应及时外科处理，如不能耐受手术，应积极试行输尿管逆行插管或经皮肾穿刺造瘘术，待患者一般情况好转后再选择适当治疗方法。⑥对于肾功能处于尿毒症期，并有水、电解质和酸碱平衡紊乱的患者，建议先行血液透析，尽快纠正其内环境的紊乱，并同时行输尿管逆行插管或经皮肾刺造瘘术，引流肾，待病情稳定后再处理凝结物。

9. 腔镜碎石术后并发症及处理　腔镜碎石术并发症的发生率与所用的设备、术者的技术水平和患者本身的条件等因素有关。

1）近期并发症及其处理

（1）血尿：一般不严重，为输尿管黏膜挫伤造成，可自愈。

（2）胁腹疼痛：多由术中灌注压力过高造成，仅需对症处理或不需处理。

（3）发热：术后发热>38℃者，原因有：①术前尿路感染或肾积脓；②凝结物体积大、凝结物返回肾盂内等因素增加了手术时间，视野不清加大了冲水压力。体外研究表明压力>4.67kPa 会引起持续的肾盂静脉、淋巴管反流，当存在感染或冲洗温度较高时，更低的压力即可造成反流。处理方法：①针对术前尿培养、药敏结果应用抗生素，控制尿路感染。如术前怀疑肾积脓，先行肾造瘘术，二期处理输尿管凝结物以避免发生脓毒症。②术中如发现梗阻近端尿液浑浊，应回抽尿液，查看有无脓尿并送细菌培养和抗酸染色检查，呋喃西林或生理盐水冲洗，必要时加用抗生素。尽量缩短手术时间，减小冲水压力。

（4）黏膜下损伤：放置双"J"支架管引流1~2周。

（5）假道：放置双"J"支架管引流4~6周。

（6）穿孔：为主要的急性并发症之一，小的穿孔可放置双"J"管引流2~4周，如穿孔严重，应进行输尿管端-端吻合术等进行输尿管修复。

（7）输尿管黏膜撕脱：为最严重的急性并发症之一，应积极手术重建（如自体肾移植、输尿管膀胱吻合术或回肠代输尿管术等）。

（8）尿漏：一般1周左右能自行停止，如漏尿量大、时间长，多有输尿管支架阻塞，应注意保持通畅。如支架管拔除后出现持续腹痛或腰痛，多为尿漏所致，应尽快施行输尿管插管引流。

2）远期并发症及其处理：输尿管狭窄为主要的远期并发症之一，其发生率为0.6%~1.0%，输尿管黏膜损伤、假道形成或者穿孔、输尿管凝结物嵌顿伴息肉形成、多次 ESWL 致输尿管黏膜破坏等是输尿管狭窄的主要危险因素。远期并发症及其处理如下。

（1）输尿管狭窄：输尿管狭窄（激光）切开或狭窄段切除端-端吻合术。

（2）输尿管闭塞：如术后发生输尿管狭窄，视具体情况可采用输尿管镜扩张或输尿管镜内切开、输尿管气囊扩张术，必要时输尿管狭窄段切除端-端吻合术。下段闭塞，应行输尿管膀胱再植术。

（3）输尿管反流：轻度者随访每3~6个月行 B 型超声检查，了解是否存在肾积水和/或输尿管扩张；重度者宜行输尿管膀胱再植术。

（贾晓鹏）

第二节 输尿管炎

一、急性输尿管炎

急性输尿管炎（acute ureteritis）多伴发于急性下尿路感染或急性肾盂肾炎累及输尿管。病理改变表现为黏膜下大量嗜酸性粒细胞浸润。临床主要表现为两侧腹肋部酸胀，可有血尿，并可引起输尿管狭窄。

（一）病因

病原菌多为杆菌，也有厌氧菌感染的报道。有国外文献报道厌氧菌感染可引起输尿管的急性化脓性炎症并且可导致输尿管的急性坏死，若炎症破坏输尿管壁，则可引起输尿管周围积脓和尿外渗。临床上单纯的输尿管急性炎症比较罕见，在免疫缺陷人群如接受器官移植患者、AIDS 患者等，有文献报 BK 病毒复活引起的输尿管炎和 CMV 病毒感染引起的输尿管炎，且症状多无特异性。嗜酸性输尿管炎多发于有过敏体质或过敏遗传背景人群。

（二）临床表现及诊断

临床上很少做出单纯急性输尿管炎的诊断，因其多伴发于急性肾盂肾炎和膀胱炎，其临床表现多为肾盂肾炎或膀胱炎的症状，可出现腰部酸胀、尿频、尿急，及发热、无力等局部症状和全身症状。影像学资料对诊断有帮助，尤其炎症累及输尿管周围组织或穿孔引起尿外渗时。病毒感染性输尿管炎的诊断上要依赖血清免疫学检查，并结合患者的特殊既往史，由于发病罕见，因此常不能早期诊断。

（三）治疗

急性输尿管炎的治疗主要是针对病因的治疗。如有输尿管梗阻则应及时采取措施引流肾盂积水，在有输尿管坏死穿孔的情况下，采取手术探查和外科治疗是有必要的。据文献报道，嗜酸性输尿管炎，糖皮质激素治疗效果比较好。

二、慢性输尿管炎

慢性输尿管炎（chronic ureieritis）分为原发性和继发性两大类。继发性输尿管炎多为梗阻的结果。临床上相对比较常见。这类输尿管炎多继发于输尿管凝结物，放疗，输尿管肿瘤，腹腔炎症等，且多针对原发病的治疗，不作为本节重点介绍内容。原发性输尿管炎，是一种原因不十分清楚的节段性非特异性输尿管炎症，文献仅见 20 余例报道，且以女性下尿路易感人群为多见。

（一）病因与病理

原发性输尿管炎的病因目前尚不清楚，可能与既往的下尿路感染有关。有报道患有慢性前列腺炎和膀胱炎的病例，均可导致该病的发生。也有研究证实尿路上皮下层解剖学上的连续性可以阻止细菌从膀胱黏膜到肾黏膜下层的通路这一作用。有学者认为其病因可能与机体的免疫功能有关。资料显示，男女发病比例为 1 : 1，发病机会均等。

原发性非特异性输尿管炎多发于输尿管中、下段，上段比较少见。Mininberg 将肉眼观察病变分为 3 型。

（1）带蒂或无蒂的炎症组织突入输尿管腔内。

（2）管腔内出现结节状肿块。

（3）管壁出现弥漫性浸润，其长度为 2.5～13.0cm。光镜下观察输尿管壁呈深浅不一的炎性细胞浸润，以淋巴细胞、成纤维细胞为主，毛细血管丰富，黏膜常充血或溃疡；病变早期即可在黏膜下层，平滑肌层和输尿管周围出现钙化。此外，还可有黏膜上皮增生或非典型增生，Brunn 巢形成，平滑肌、血管、纤维组织增生。依增生特点有几个特殊类型：①囊性输尿管炎；②滤泡性输尿管炎；③肉芽肿性输尿管炎；④腺性输尿管炎。

（二）诊断

非特异性输尿管炎临床无特异性表现。可表现为腰肋部疼痛、尿频、血尿等。因此，临床极易误诊。临床上有腰肋部疼痛、尿频、血尿等，在排除结核、凝结物及肿瘤后，可结合影像学资料和输尿管镜检考虑本病的可能性。输尿管镜下取组织活检或通过手术探查和病理切片可确诊。

（三）治疗

非特异性输尿管炎的治疗目前多主张手术治疗。如有条件，建议在输尿管切片或冷冻切片活检鉴别基础上决定手术方式。病变比较局限的，多主张节段性切除。切除后可行输尿管断端吻合，输尿管膀胱吻合，膀胱肌瓣代输尿管吻合术等。狭窄较长者，可考虑用阑尾，小肠行替代治疗；若病变累及全长，炎症轻者，可考虑长期留置双"J"管，定期更换，辅以抗感染激素治疗，必要时可考虑终身肾造瘘，梗阻重者，可考虑自体肾移植，但应慎重。

（贾晓鹏）

第三节 输尿管狭窄

一、病因

引起输尿管狭窄的常见原因包括缺血、手术或非手术创伤，输尿管周围纤维化以及先天性畸形等。对输尿管狭窄进行恰当的病情评估和治疗对保护肾功能以及排除恶性肿瘤有着十分重要的意义。尽管输尿管移行细胞癌的典型 X 线表现为输尿管管腔内的充盈缺损或典型的酒杯征，但上述表现亦见于良性狭窄。此外，诸如子宫颈癌、前列腺癌、卵巢癌、乳腺癌和结肠癌的远处转移也可出现输尿管的狭窄。虽然我们并不清楚输尿管狭窄在人群中的发病率，但是，输尿管凝结物以及对凝结物的相关处理是导致输尿管狭窄的危险因素。罗伯特及其研究小组对 21 位诊断为嵌顿性输尿管凝结物的患者进行评估发现，凝结物嵌顿时间 >2 个月的患者发生狭窄的概率为 24%。任何经输尿管的内镜操作都有可能造成输尿管狭窄的发生。随着输尿管腔镜技术的进步，体积更小、顺应性更强且视野更清晰的设备不断涌现，这类腔内操作引起的损伤不断下降，并且长期并发症的发生率已降至 1% 以下。其他造成输尿管良性狭窄的原因包括放射损伤、腹主动脉瘤、感染（如结核及血吸虫病）、子宫内膜异位症、创伤，包括经腹和经会阴手术。原因不明的输尿管狭窄患者应当进行 CT 检查以排除输尿管内恶性肿瘤或输尿管外部病变的压迫。

二、诊断方法和介入操作适应证

静脉肾盂造影和逆行造影能确定输尿管狭窄的位置和长度。此外，对病因尚未确定的患者可经输尿管镜进行组织活检。腔内超声是一种备选方法，它能够帮助描绘狭窄的特征并指导治疗，但通常并不选用。肾图能够了解分肾功能及评价功能性梗阻时肾单位的情况。在治疗前对肾功能进行评估是非常重要的，因为腔内泌尿外科操作要获得理论上的成功率至少需要同侧肾 25% 的肾单位功能良好。输尿管狭窄的诊断一旦成立，介入性操作的适应证，包括排除恶性疾病、挽救肾功能、反复发作的肾盂肾炎与功能性梗阻有关的疼痛。

1. 输尿管支架　输尿管支架对治疗绝大多数输尿管狭窄疗效确切，尤其是对腔内狭窄。总之，可以选择腔内输尿管狭窄进行内镜下治疗，而对于输尿管的腔外压迫选择经皮引流及手术治疗的方式更为妥当。不宜实施完全修复的患者或预后较差的患者，可以考虑长期应用支架或周期性改变支架的位置。必须对长期留置支架的患者进行监测，尤其是输尿管外压性狭窄的患者，因为不能达到长期通畅引流的目的。也可在输尿管中放置两根支架以保持尿路通畅，避免单个支架不能提供足够通畅引流的情况。

2. 逆行球囊扩张　逆行性扩张治疗输尿管狭窄已经成为历史。这一技术疗效不确切且通常需要定期反复扩张。20 世纪 80 年代初期，血管造影和血管球囊技术被引入到泌尿外科领域，球囊扩张联合临时腔内支架技术成为了一种被认可的治疗方式。对于任何一个输尿管狭窄的患者，介入治疗的适应证包括严重的功能性梗阻。禁忌证为活动性感染或狭窄长度 >2cm，因为在这种情况下单独使用扩张治疗的成功率极低。

如果使用经尿道途径容易通过狭窄部位，可以考虑逆行途径。通常，在电视监视下先行逆行肾盂造影以明确狭窄的部位和长度。再将一根软头导丝通过狭窄处到达肾盂。如果先置入一根顶端开口的导管到达狭窄部位，在导管引导下可以比较容易地放置亲水的软头导丝。将顶端开口的导管沿导丝放过狭窄部位，有利于进一步放置气囊导管。比较困难的情况下放置导丝的技术已有详细描述。

此时，撤出导管，用一高压 4cm 长、5~8mm 宽的球囊代替，在电视监视下，将球囊在合适的位置穿过狭窄处导管置于狭窄处，然后开始扩张球囊。球囊的中部应该位于狭窄部分，在球囊扩张的过程中狭窄逐渐消失。扩张 10min 以后，排空气囊并将其退出。导丝原位不动用来引导支架，支架放置 2~4 周。随访的影像学检查包括静脉肾盂造影，超声或肾图。一般在支架取出 1 个月后进行，每 6~12 个月重复 1 次。偶尔单独应用监视器控制不能达到狭窄处，此时，可在输尿管镜直视辅助下放置导丝，此后就能按照上述的方法继续进行。此外，可将排空的球囊放入输尿管镜中，在直视下行球囊扩张。

3. 顺行球囊扩张　有些时候，不可能通过逆行方式穿过狭窄部分。对于这些病例，可在监视器控制下通过顺行方式放置，联合应用或不联合应用直接顺行输尿管显像。建立经皮肾造瘘引流，对于并发感染和肾功能减退的患者，单用该手术能够治疗感染，同时使肾功能恢复到基线水平。手术完成以后，经皮穿刺的孔道可以作为监视器或输尿管内镜的引导途径。下面的过程类似于逆行途径。在监视器的引导下，应用顺行对比剂确定狭窄的部位和长度。通过顺行途径进行造影，可以确定狭窄的位置和长度。并通过此途径放入带有扩张球囊的软头导丝使其通过狭窄处，然后扩张球囊，直到狭窄段消失。在导丝引导下退出球囊并放入临时支架，同时保留肾造瘘管。在 24～28h 内进行肾造口摄片以确保临时支架是否位于合适的部位，这时就可以拔除肾造瘘管。当然，也可通过临时或永久性的支架维持经皮肾造瘘通路，以便进行间断引流。

4. 内镜输尿管切开术　从输尿管狭窄治疗的角度讲，腔内输尿管切开术是球囊扩张这一微创治疗方式的延伸。对于球囊扩张，如果球囊通过顺行或逆行的方式顺利进入并穿过狭窄段，那就意味着操作成功。我们推荐逆行途径，因为较顺行途径，其创伤较小。该操作可在输尿管镜监视下进行，也可通过电视引导采用热导丝切断球囊导管。通常我们推荐核素肾图随访 3 年以上，以发现晚期手术失败的病例。

（1）逆行性输尿管镜途径：首先，我们在电视监视下开始操作。如果软质导丝或亲水性的导丝能够通过狭窄段，这一途径就可行。如果单用电视监控不能让导丝通过狭窄段，可在直视下将球囊放在半硬性或可弯折的输尿管镜的前端，将球囊送入狭窄段。随后，退出输尿管镜。但为了安全起见，导丝仍要留在原位，不要退出。然后再插入输尿管镜，从导丝的侧方到达狭窄部位。

内镜输尿管镜切开位置的选择要考虑到所涉及输尿管位置的功能。总的来说，下端输尿管狭窄处切开选择前正中位，注意保护髂血管。相反，上段的输尿管狭窄选择从侧方或后侧方切开，同样要远离大血管。

输尿管切开术可以采用冷刀、电切刀，或使用钬激光。不管采用何种切开方式，都是切开从输尿管腔内到输尿管周围脂肪组织的全层。近端到远端，内镜下输尿管切开术必须包括 2～3mm 的正常输尿管组织。对于某些病例，必须在球囊扩张辅助下到达并穿过输尿管狭窄段。在内镜切开后，可能仍需要球囊扩张来扩大切口。在内镜切开术完成之后，留在输尿管内的导丝则用来引导放置支架。总的来说，应当考虑采用管腔较粗的支架，因为这类支架能提高某些病例的治疗效果。与之类似，Wolf 及其同事发现在腔内输尿管切开术后向输尿管内注射曲安西龙对患者有益。肾上腺皮质激素和其他的生物反应调节剂在未来治疗输尿管狭窄方面会起到一定作用。

（2）烧灼导丝球囊切开：这一技术主要用于处理肾盂输尿管交界处狭窄所导致的梗阻。手术过程需要在电视监视下安全地将导丝穿过狭窄区域。这一手术可以通过顺行或逆行的方式进行，利用造影剂对球囊进行标记。在近侧输尿管处的狭窄应当从后侧方切开，而远侧的狭窄则应从前正中处切开。X 线透视引导的 cautery wire 球囊应当远离大血管，比如在髂骨水平的输尿管。对于任何形式的内镜下操作，成功地应用这一技术主要取决于所涉及狭窄段的长度和血供。

（3）顺行途径：如果在输尿管镜下采用逆行的方式不能成功到达狭窄部位，就应当采用顺行途径。任何并发感染和肾功能受损的情况下首先应行肾切开导管引流术。经皮途径能够扩大切口，从而允许输尿管镜在输尿管镜套筒内顺利通过。然后，操作的过程就可参照逆行手术的过程。出于安全考虑，在操作过程中，必须在输尿管旁边放置一根导丝，一端通过狭窄段，远端在膀胱内卷曲。

（4）联合顺行/逆行途径：极罕见的情况下，输尿管狭窄伴完全闭塞，导丝则无法通过，更不必说后续的球囊扩张或输尿管镜下输尿管内切开术。

我们已经看到对此类病例采用顺行逆行联合入路的报道。梗阻部位可通过同时顺行联合逆行肾盂造影方法加以确定。输尿管镜可以同时经顺行和逆行方法进入，而输尿管狭窄的远、近端可以经 X 线透视检查定位。然后在 X 线透视直视控制下，用一根导丝从输尿管的一端，穿通到达另一端管腔。对于完全闭塞的输尿管段，用导丝的坚硬头经逆行途径穿过半硬式输尿管镜，一般较容易完成。假设无法置入半硬式输尿管镜，输尿管软镜甚至末端开放式的输尿管导管可从上下两个方向起到稳定导丝的作用。在此过程中"循光切开"技术是有帮助的。在内镜和透视引导下尽可能将输尿管远、近端对齐并将一端的输尿管镜光源关闭。借对侧输尿管镜的光线辅助切开恢复输尿管的连续性。用导丝尖端、微小电凝电极或钬激光将狭窄段重置套管。一旦用导丝穿通操作完成，随后将支架送入并留置 8～10 周。关于治疗输尿管狭窄的其他泌尿外科腔内入路，成功率与狭窄段长度呈反相关。尽管成功率不确定，但尿流的再通，哪怕是依赖于支架长期放置，都能够提高特定的高危患者的生活质量。

5. 开放手术修复　在进行任何外科修复前，非常有必要对输尿管狭窄的性质、定位和长度进行详细评估。术前的专科检查，包括静脉肾盂造影（或顺行肾盂造影）和逆行肾盂造影（如有适应证）。其他的检查应个体化，如核素肾图评估肾功能，输尿管镜、输尿管冲刷术除外肿瘤等。然后再根据这些资料，为患者安排合适的外科治疗方法。

6. 开放的输尿管吻合术　输尿管吻合术适用于上段或中段输尿管由于狭窄形成或近期外伤造成的短缺损。另一方面，下段输尿管狭窄经常最佳的处理是伴或不伴下段输尿管再建术或膀胱瓣 - 输尿管吻合术的输尿管 - 膀胱吻合术。在移植病例，供者的输尿管狭窄可以通过输尿管吻合术吻合到正常的受者输尿管。由于吻合口处张力常导致狭窄形成，所以只有短缺损才可以行输尿管端 - 端吻合术。而是否有足够的输尿管移动度供输尿管断端无张力吻合，经常在手术时才能决定。

外科切开方式的选择取决于输尿管狭窄的水平。侧方切开适用于上段输尿管。Gibson 切开或低位中线切开适用于中段和下段输尿管。如果患者的医源性输尿管损伤来自先前的经 Psannenstiel 切口的外科手术，输尿管的重建可能需用相同的切口。在这种情况下，经 Psannenstiel 切口的输尿管毗邻解剖可能会很困难，需要将切口的侧部向头侧延长呈曲棍球棒形状。除经腹腔手术输尿管损伤外常采用经腹膜外途径。

手术切开后，向中间牵拉腹膜即形成腹膜后间隙。因为输尿管横跨髂血管而很容易被辨认。在输尿管周围放置烟卷式引流或血管吊带可更易于无创操作，应尽量减少对输尿管的直接钳夹操作。并应小心保护输尿管外膜，因其外膜与血供密切相关。在输尿管的解剖和分离过程中，保持其足够的移动度，避免切除病变输尿管后产生张力。在火器伤中，应切除失活组织及其邻近看似正常的输尿管，避免因冲击波效应所导致的晚期缺血和狭窄形成。当输尿管的两端充分修剪至健康区域时，将其移动，正确定位，并将 5~6mm 修剪成刮铲形，两侧输尿管段分别在 180° 方向进行修剪，如一端输尿管明显扩张，可将其斜行横断而不做刮铲形修剪以便与不扩张的输尿管段周径相匹配。将一根细的可吸收线穿过一侧输尿管端角部和另一侧尖部，缝线的两末端在输尿管腔外打结。将角部和尖部以同样的方法缝合并靠拢。将这两根缝线连续缝合相互系紧或以间断的方法缝合。在吻合完成之前放置双"J"输尿管支架管。从膀胱向输尿管切开处灌注亚甲蓝并观察其反流来验证放置在膀胱的远端支架管是否合适。腹膜后脂肪或网膜组织用于覆盖吻合口处。放置引流，留置气囊导尿管 1~2d，如持续 24~48h 引流量都非常少，则可拔除引流。如果在腹膜后途径下手术操作不能完整实施，确定外科引流液的性质就尤为重要，可通过检验引流液的肌酐水平来确定。如果无尿外渗存在，可将引流管拔除。双"J"输尿管支架管通常在术后 4~6 周通过内镜方法拔除。

无张力、密闭的输尿管吻合术成功率很高，超过 90%。如果怀疑有尿漏，应首先行腹部 X 线片检查证实双"J"管的位置。因为有可能使尿漏加重，所以也应该检查吻合口近端的引流情况。由于直接引流可能使输尿管瘘口易于闭合，因此如果放置了负压引流管，则不应使用负压吸引。排泄或膀胱痉挛所致的反流也可能延长尿外渗时间，而 Foley 导管引流和抗胆碱药物却能解决此类问题。吻合口长期的尿外渗也许需要行肾造瘘术使近端尿路处于无尿状态以期吻合口尽快闭合。

7. 腹腔镜输尿管吻合术　腹腔镜手术可以治疗输尿管狭窄疾病。Nezhat 其同事首次报道了腹腔镜治疗子宫内膜异位症引起的输尿管梗阻。该病例在切除梗阻的输尿管部位后行输尿管部分切除吻合术并在吻合口放置了支架。他们撰写了一篇涉及 8 例腹腔镜输尿管吻合术患者的回顾性综述，在各自进行 2~6 个月不等的随访后，其中 7 位患者的吻合处仍旧通畅。然而，在世界范围内，此项手术的经验还相当有限。不过，如果拥有腹腔镜治疗的经验，对绝大多数输尿管梗阻长度较短的患者来说，这一术式的确是一项微创的治疗技术。

8. 开放的输尿管膀胱吻合术　成年人远端输尿管损伤或梗阻的长度若在 3~4cm，仅行输尿管膀胱吻合术就能解决问题，而不必考虑下段输尿管再建术（psoas hitch）或膀胱瓣输尿管成形术（Boari 成形术）。可以使用低位正中切口、Psannenstiel 切口、Gibsonl 切口，通常腹膜外途径更为合适。输尿管在其穿过髂血管处容易识别，在梗阻水平横断输尿管并将远侧切除。输尿管近端要游离足够的长度，假设不存在张力，则直接行输尿管膀胱吻合术。否则还应该考虑采用下段输尿管再建术或膀胱瓣输尿管成形术。如果术后的反流在可接受的范围内，可行直接非隧道式吻合术。如果反流量较大，可在隧道式吻合的同时加行抗反流吻合。输尿管膀胱吻合术后可采用双"J"管支架和外科引流。

关于成人输尿管膀胱吻合术中反流性和抗反流性吻合问题已进行了探究，现已明确抗反流与否在对肾功能的保护以及狭窄复发两方面没有显著性差异。然而非反流性吻合术是否减少成人肾盂肾炎的风险还不确定。

9. 腹腔镜输尿管膀胱吻合术　　已有关于成功应用腹腔镜进行输尿管膀胱吻合术的报道。在治疗远端输尿管狭窄时，腹腔镜输尿管膀胱吻合术常采用经腹膜手术联合腹腔内的缝合技术。输尿管支架通常在开放性手术后放置。关于此项手术的经验仅限于文献当中。不过据报道术后的治疗效果良好，相对开放手术优势明显，术后发病率与其他腹腔镜泌尿外科手术无异。

10. 开放的下段输尿管再建术　　下段输尿管再建术是桥接输尿管第三段缺失的有效治疗方法。然而向近端延伸到肾盂边缘的输尿管缺损通常不仅需要下段输尿管再建术。该手术适应证包括远端输尿管狭窄、损伤、输尿管膀胱吻合术失败术后 opsoas hitch 也可与其他操作联用，如在更为复杂的尿路重建中与经输尿管输尿管吻合术联用。一般来说，我们把顺应性差且挛缩膀胱视为手术禁忌。除之前提到的术前影像学和内镜评估外，尿动力学检查能提供术前逼尿肌容积和顺应性的信息。如果预先存在膀胱出口梗阻或神经性功能障碍，应在术前治疗。

为了显露远侧输尿管，通常采用下腹正中切口或 Psannenstiel 切口，尽可能行腹膜外途径。在这样的方案中，能暴露腹膜后间隙，能游离膀胱的腹膜粘连、离断输精管和圆韧带后游离膀胱。牵拉后能显露同侧膀胱顶部到髂血管近端。分离对侧的膀胱上动脉能使膀胱更多地游离。同侧输尿管能在其与髂血管交叉处辨识，只游离病变部位表面组织。前方的膀胱切开术通常用垂直或斜行的方式，这样就可以使膀胱移位，更接近同侧输尿管。输尿管植入膀胱同侧上外腔内，行黏膜隧道无张力吻合术或无黏膜隧道无张力吻合术。同侧膀胱顶部用几根可吸收线缝合到腰小肌肌腱或腰大肌肌腱。在缝合时小心避免损伤生殖股神经和邻近的股神经。另外，腰大肌固定可在输尿管膀胱吻合术之前进行。在用可吸收线缝合切开的膀胱后常放置双"J"管。

与单纯输尿管膀胱吻合术相比，下端输尿管再建术能多提供5cm的长度。与 Boari flap 相比，下端输尿管再建术操作简单且发生血管损伤和排尿困难的风险降低。在成人和儿童行下段输尿管再建术的输尿管膀胱吻合术的成功率>85%。并发症罕见，包括尿瘘、输尿管梗阻、小肠损伤、髂血管损伤和尿脓毒症。

11. 腹腔镜下段输尿管再建术　　已有在腹腔镜下成功行下段输尿管再建术的报道。术前常规放置输尿管支架，手术通常经腹腔内途径完成。总的说来，文献中这样的手术临床经验相当有限。迄今为止基于短期和中期的随访，有经验的外科医生治疗后临床效果是满意的，与开放手术相同。

12. 开放的膀胱瓣输尿管成形术　　当病变输尿管部分太长或输尿管活动性受限不能行无张力的输尿管吻合术时，膀胱瓣输尿管成形术可能是另一种有效的方式。1894年 Boari 第一次报道在犬科类动物中使用了该技术。膀胱瓣能重建桥接10~15cm的输尿管缺损，螺旋膀胱皮瓣在某些情况下能到达肾盂，尤其是右侧。与下段输尿管再建术一样，需术前评价膀胱功能，另外还有输尿管评估。如存在膀胱出口梗阻和神经源性功能障碍，应在术前进行治疗。若膀胱容积偏小，可能膀胱瓣成形困难或不够行膀胱瓣成形术，就要术前考虑另一种治疗方法。

在膀胱瓣成形过程中，虽然正中切口优先而且能较容易地到达上输尿管，但是也可以行 Psannenstiel 切口。离断膀胱粘连和脐韧带游离膀胱。对侧膀胱的蒂离断和结扎，能使膀胱获得向同侧更大的移动度，包括膀胱上动脉的同侧的膀胱蒂能保留。受影响的输尿管仔细游离，认真保护其血供，然后切除病变的节段。辨识同侧膀胱上动脉及其分支后，后外侧膀胱瓣来自于这根血管。膀胱瓣斜行和膀胱前壁交叉，瓣的基底宽度至少>4cm且瓣尖端宽度至少>3cm。如果准备行无反流吻合术，瓣的长度必须等于估计的输尿管缺损加上3~4cm。而且瓣长度和基底宽度的比例>3∶1，能减少瓣缺血。

建立膀胱瓣后，用几根可吸收线将瓣的远端固定在腰小肌肌腱或腰大肌肌腱上。输尿管通过后面瓣内小开口放置入内，行远段输尿管末端铲状裁剪后无张力黏膜对黏膜反流吻合。另外还可以行无反流隧道吻合术。然后瓣前面用可吸收线缝合和形成管道。此外，输尿管外膜可缝合在瓣的远端然后皮瓣基底缝合在腰大肌上。

报道膀胱瓣输尿管成形术治疗的患者数量少，但是如果瓣血供保护得好，结果仍然是好的。很显然，最常见的并发症是由于缺血或吻合口张力过大而导致的狭窄复发。假性憩室也有报道，但非常少。

13. 腹腔镜膀胱瓣输尿管成形术 临床实践中已出现一些通过腹腔镜完成 Boa 成形术的案例。Kavoussi 及同事曾报道 3 例经腹腔入路远端输尿管狭窄成形术的成功案例。应用与开放手术相同的方法制做膀胱成形片，并在无张力、无尿液的条件下，通过支架完成其与输尿管的吻合。手术时间为 120 ~ 300min，失血量介于 400 ~ 600ml。其中 2 个患者在术后 3d 内出院，另 1 患者因艰难梭菌性结肠炎住院 13d。术后 6 个月随访中，影像学提示吻合口畅通。这篇文章并未提到输尿管远端狭窄的长度。但根据其中 1 位学者的经验，腹腔镜 Boari 成形术可顺利完成 8 ~ 12cm 输尿管缺失的成形，效果可与开放手术媲美。

14. 肾下移 肾移动最早于 1964 年报道，该术式可为上段输尿管缺失提供足够的吻合长度，也可以减少输尿管修补后的张力。可经腹通过肋缘下、中线或旁正中切口以显露肾和合适的输尿管水平。打开筋膜，完全游离肾，以肾蒂为轴，向下内方旋转肾。然后用数针可吸收线将肾下极固定在腹膜后的肌肉上。应用这种方法，可增加近 8cm 的额外长度。肾血管，特别是肾静脉，限制了肾移动的范围。为解决这个问题，可以切断肾静脉，将其与下腔静脉在更低的位置吻合，但临床应用很少。

15. 导管辅助的输尿管切开术 Davis 导管辅助的输尿管切开术在本章前面已有叙述。由于更加有效的外科方法的发展，这种术式仅作为历史加以描述。导管辅助的输尿管切开术常用于狭窄段太长而不能行传统输尿管输尿管吻合或输尿管新膀胱吻合的患者，狭窄段的长度可在 10 ~ 12cm。作为这种术式的创新，同时进行少量口腔黏膜移植有较好的效果。

16. 经输尿管输尿管吻合术 Higgins 在 1934 年最早描述了经输尿管输尿管吻合术。在处理输尿管狭窄时，这种方式可以用于输尿管长度不足以与膀胱进行吻合的病例。唯一的绝对禁忌证是供侧输尿管长度不足，不能在没有张力的情况下连接对侧的受侧输尿管。另外，任何可能影响到供侧和受侧输尿管的疾病都属于相对禁忌证。绝对禁忌证还包括导致受侧或供侧输尿管长度不足的疾病。

相对禁忌证包括肾凝结物、后腹膜纤维化、尿路恶性肿瘤、慢性肾盂肾炎、腹 - 盆腔放疗等病史。受侧输尿管反流如果存在应该确定病因并同时治疗。因此，手术之前除了以前介绍的各种影像学及内镜检查外还应行静脉肾盂造影，以全面评价两个输尿管。

在进行经输尿管输尿管吻合术时，经腹膜正中切口多作为到达两侧输尿管的入路。游离结肠后，再游离病变输尿管，要保留供血的输尿管外膜，要分离到梗阻的近端水平。游离对侧结肠。受侧输尿管只有需要吻合的部分要暴露，一般选取病变输尿管切断处近侧 5cm。在乙状结肠系膜下近肠系膜上动脉处打出一条通道，以防止输尿管与其缠绕。接下来供体输尿管从这个通道被拉到对侧。受侧输尿管的游离应尽量最小化，这样可以尽量保留它血供的完整。受侧输尿管前内侧切开，同供侧输尿管修整成铲形的断端吻合，吻合可以用间断或连续可吸收线缝合，做到无张力，无渗漏。应该从供侧肾盂通过吻合口放置双"J"管到达膀胱，如果受侧输尿管直径够大，应该在受侧输尿管全长放置第 2 个双"J"管。

17. 开腹回肠代输尿管术 对于输尿管缺陷长度较长或缺失的外科处理，尤其是对于近端输尿管的处理是非常有挑战性的。应用带有尿路上皮的组织重建尿路是最好的方法，因为尿路上皮不但没有吸收作用，而且还有抗癌和抗感染的作用。其他组织也是输尿管修补的候选材料，用于当其他方法不能重建输尿管缺陷或膀胱不适于重建时，回肠被证实是一种满意的选择。另一方面，阑尾和输卵管已被证实并不适合作为输尿管替代物。

Shoemaker 在 1909 年报道了第 1 例应用回肠代输尿管的女性泌尿系统结核患者。随后回肠代输尿管术对生理和代谢的影响在犬模型上被研究。一段自主蠕动回肠直接吻合在膀胱上后，反流和盆腔压力增高大多只在排尿时存在。膀胱内压的逆向传输由植入回肠的长度决定。回肠代输尿管术的一般禁忌证包括基础肾功能不全，血清肌酐 >2mg/dl，膀胱功能障碍或输出梗阻，炎性肠病或放射性小肠炎。

在外科手术之前，经常要做全肠道的机械和抗生素肠道准备。开腹选取正中长切口，同侧结肠游离，病变输尿管贴近正常的部分切断。如果整个上段输尿管都有病变，近侧吻合口可选在肾盂水平。输尿管病变的长度测量后，选取适当的远端回肠。选取的回肠节段应至少距回盲瓣 15cm，在移植前要确保血供正常。肠系膜通常要比普通的回肠膀胱术分离得多以得到更好的游离度。有时会更适合用结肠来代替输尿管植入，手术原则两者类似。如果有瘢痕肾盂或肾内肾盂，则要行回肠肾盂吻合术。在这种情况下，切除肾下极实质的一部分对防止吻合口狭窄有帮助，同典型的输尿管肾盏吻合相似。小肠切断后，远端做标记以便分清肠道方向，然后剩余肠道做吻合以重建肠道的连续性。在结肠系膜上开一个窗，通过它将做移植的肠道移到旁边。在做右侧输尿管重建时，盲肠和升结肠也可作为移植的肠道，这样可以避免在肠系膜上开窗。肠道的蠕动方向要确保是顺行的，吻合口选在肾盂水平或下极肾盏以及膀胱。双侧输尿管替换需要选取在腹膜后行走、从一侧肾到对侧肾再到膀胱的一段肠道，或选取两段独立的肠道。

回肠代输尿管术的围术期并发症包括：早期尿外渗，尿囊肿形成，以及由于水肿、黏液栓子或肠襻打结引起的梗阻。回肠襻缺血坏死有可能发生，如果患者有急腹症表现时应当考虑到这种可能性。如果术前肾功能正常，很少发生明显的电解质紊乱和肾功能不全。患者出现日益加重的代谢紊乱伴有回肠襻的不断扩张，应进行有关膀胱尿道功能不全的检查。

18. 腹腔镜回肠代输尿管术 全世界做腹腔镜回肠代输尿管术的经验很少，但是这个术式看起来被寄予很大的希望。Gill 及其同事报道了 1 例成功的腹腔镜回肠代输尿管术，他们使用了经腹腔途径，打3 个孔的方式。整个手术过程，包括缝合、打结，都是用体内腹腔镜技术完成。虽然整个手术历时 8h，但是同大多数其他腹腔镜手术方式一样，术后并发症率很低，住院时间也比较短。

19. 自体移植 1963 年，Hardy 为 1 名近端输尿管损伤患者做了第一例自体移植。从那开始，临床自体肾移植被用于解决多种问题，包括严重的输尿管狭窄或缺损。总体上，当对侧肾缺失或功能较差时，或其他方法修复替代输尿管不可行时，考虑应用自体移植。与在供者身上取肾进行活体异体肾移植一样，摘取肾时要尽量留取较长的血管。肾血管与髂血管吻合，重建肾的灌注。近端正常的输尿管同膀胱吻合。有时要选择同侧肾盂与膀胱直接吻合。

在治疗输尿管缺损的病例时腹腔镜技术也被成功应用于自体肾移植中。腹腔镜下肾切除步骤同其他任何典型的腹腔镜下供体肾切除一样，之后取出移植肾，在手术台上准备，再经标准开放技术的 Gibson切口行同侧髂窝自体移植。腹腔镜自体肾移植被证明可以减少镇痛药的使用并能缩短恢复期，因为取肾不需要开腹手术那么大的上腹部或侧腹部切口。腹腔镜自体肾移植下肾切除多采用经腹腔途径入路，但是 Gill 及其同事也成功采用了经后腹膜途径的方式。

（蒋玉清）

第四节　输尿管结核

输尿管结核（tuberculosis of ureter）多继发于肾结核，并且与肾结核并发存在，一般较容易明确诊断。最常见的受累部位是膀胱输尿管连接部，本病很少累及肾盂输尿管连接部，发生于输尿管中间 1/3者更为少见。少数情况下累及整个输尿管。单纯输尿管结核罕见，且起病隐匿，早期诊断困难。

一、病理

输尿管感染结核菌后，输尿管黏膜、黏膜固有层及肌层首先被侵犯。结核结节在黏膜上形成表浅、潜行的溃疡。溃疡基底部为肉芽组织，纤维化反应最明显，使输尿管管壁增粗、变硬，逐渐变为条索状，最终输尿管完全闭锁。

二、诊断与鉴别诊断

1. 诊断　继发性输尿管结核的诊断主要在诊断肾结核的同时获得诊断，而单纯性输尿管结核的早期诊断关键是要重视泌尿系结核这一常见病。除对有持续性、进行性加重的尿路刺激征患者要高度警惕外，对症状轻微、尿常规有持续异常者（常规抗生素治疗无效的尿液中白细胞增多）也要考虑到泌尿系结核的可能。单纯性输尿管结核一般没有明显的尿路刺激征，但细心询问病史常有轻微的尿频、尿急、尿痛、血尿等症状并发或单独存在。

尿常规检查是一重要的诊断线索，如尿中有持续性红细胞和白细胞增多，酸性尿，普通抗感染治疗无效者，要考虑输尿管结核的可能，应留晨尿找抗酸杆菌、尿结核分枝杆菌 PCR 检查和结核菌培养等，不能漏诊。

X 线检查是泌尿系结核的重要诊断措施。单纯性输尿管结核早期 X 线检查因缺乏特异性影像学变化而不易被诊断，静脉肾盂造影常仅表现为病变段输尿管无造影剂滞留，呈"激惹"现象。有报道，诊断性抗结核治疗前后静脉肾盂造影的改变是诊断输尿管结核的最佳方法，而且治疗 2 周后是复查静脉肾盂造影合适的时机。

膀胱镜检查和逆行肾盂造影对诊断早期输尿管结核有帮助。由于并发膀胱慢性炎症导致膀胱黏膜充血水肿、糜烂出血等造成观察和插管困难，诊断价值不大。

2. 鉴别诊断　具体如下。

（1）泌尿系慢性非特异性感染：肾输尿管结核患者的尿常规检查和慢性下尿路非特异性感染时都可有红细胞和白细胞增多，常都并发有尿频、尿急，临床上容易混淆。但是，慢性下尿路感染一般不伴有全身症状，且不会有酸性尿，尿沉渣抗酸染色阴性；而泌尿系结核可有腰部酸胀、盗汗等全身症状，影像学检查能提供重要帮助。

（2）输尿管凝结物：输尿管凝结物常引起明显的腹部疼痛，可放射至腹股沟和股内侧，患者可有呕吐，不难鉴别。静脉肾盂造影或 CT 平扫可见输尿管扩张，并可见输尿管里有高密度影。

三、治疗

早期获得诊断的输尿管结核患者，如病变范围不大，病变轻微，可考虑置双"J"管后行抗结核治疗，有可能免于手术。

大部分输尿管结核需要手术治疗，切除病变段输尿管：①对于输尿管缺损在 10cm 以上者，可行膀胱悬吊或膀胱壁瓣成形术；②输尿管缺损 >10cm 时，可采用回肠代输尿管术。

手术时要充分切除病变的输尿管，保证吻合口的血供和无张力。适当延长输尿管支架管的留置时间是防止术后尿漏和再狭窄的重要措施。术后常规抗结核治疗 6 个月，并定期随访。

（蒋玉清）

第五节　输尿管内异物

近年来随着上尿路手术及器械操作的不断增多，输尿管异物的发生也在不断增多。

一、进入途径

1. 手术　上尿路手术时有时会将折断的缝合针遗留在输尿管内；盆腔手术结扎缝线可穿通输尿管腔形成异物；手术置入猪尾管术后膀胱端向上逆缩至输尿管内。

2. 输尿管器械操作　断裂的输尿管探条或导管，输尿管取石钳的金属端，输尿管取石篮的探条端和输尿管切开电极、输尿管导管、支架管、线状探子等由于操作不当或材料质地脆弱，难免将尖端折断而脱落到肾或输尿管内。

3. 外伤　子弹、弹片直接进入输尿管，多见于战时或特殊情况；也可能异物，如碎片由肾流向输尿管；也有的是由机体的远处移来，但在这种情况下，应同时有其他组织和结构的创伤，并常具有更大的严重性。

4. 逆行途径　少数异物是由尿道口放入的，通过膀胱而进入输尿管，甚至到达肾盂，曾报道有牙签和草叶经尿道外口被放入而达输尿管，也曾报道在女性有动物毛发、针、体温计和稻草茎见于输尿管内，这种情况称为"异物的逆行移动"，并认为只是在输尿管口有病变情况下才能发生，如管口闭锁不全有尿液反流等，在正常输尿管时不能发生的。

二、临床表现

一般多无明显症状。也有部分患者是因异物造成尿路梗阻而发生肾区或输尿管部位疼痛，继而发生血尿、感染症状。盆腔手术遗留结扎线一般多在术后1周内患者出现明显腹痛或盆腔感染、甚至伤口漏尿后才被怀疑并经手术得到证实。在做输尿管器械操作时，发生部件断裂和遗落患者体内一般是会立即发现的。断裂的输尿管探条、导管或端部或猪尾管被遗留在输尿管内，常不引起症状或只引起很少症状。不像膀胱内异物，感染常可不引起明显症状。也有部分输尿管异物患者较长时间无症状。

三、诊断

进行输尿管器械检查，如当时器械损坏折断遗留在输尿管内，一般均能被立即发现而取出。有时经过数月后才能发现。也有少数病例是异物造成尿路梗阻而发生肾区或输尿管部位疼痛。有很多输尿管异物患者长期无症状。X线不透光的异物，如金属或木制材料可在X线片上显示出来。X线透光的异物需要进行静脉尿路造影确定诊断，也可行逆行造影或磁共振水成像检查，以术前明确诊断。造影应取前后位、斜位或侧位X线摄片，可显示异物形状、部位、有无梗阻及肾功能损害情况。诊断困难者需要经输尿管镜仔细检查。

四、治疗

经输尿管镜直视下用异物钳将异物取出是理想的治疗方法。部分处于输尿管内和部分处于膀胱内的异物，如断裂的输尿管探条或导管等可经膀胱镜检查行钳取摘除。玻璃管、体温表等异物，因表面光滑质地脆弱，用膀胱镜摘除较为困难或异物较大、易碎、表面不光滑，镜取有困难时，则需手术切开输尿管取出。儿童因为不能采用较大号膀胱镜摘除异物，而只能采用切开膀胱摘取异物。有不少输尿管异物的患者常能自行将异物排出体外或排至膀胱内。因而一般都常先等待观察一段时间。如患者确实不能自行排出异物或将异物排至膀胱内，则再行耻骨上切开膀胱摘除异物。如异物能自行排至膀胱，则可按膀胱内异物处理。

（蒋玉清）

第七章

膀胱疾病

第一节 细菌性膀胱炎

一、急性细菌性膀胱炎

1. 病因　膀胱炎的高发人群包括 4 种，学龄期少女、育龄妇女、男性前列腺增生者、老年人。膀胱炎由多种因素引起：①膀胱内在因素：如膀胱内有凝结物、异物、肿瘤和留置导尿管等，破坏了膀胱黏膜防御能力，有利于细菌的侵犯；②膀胱颈部以下的尿路梗阻，引起排尿障碍，失去了尿液冲洗作用，残余尿则成为细菌生长的良好培养基；③神经系统损害：如神经系统疾病或盆腔广泛手术（子宫或直肠切除术）后，损伤支配膀胱的神经，造成排尿困难而引起感染。

膀胱感染的途径以上行性最常见，发病率女性高于男性，因女性尿道短，尿道外口解剖异常，常被邻近阴道和肛门的内容物所污染，即粪便 - 会阴 - 尿路感染途径。性交时摩擦损伤尿道，尿道远段 1/3 处的细菌被挤入膀胱；也可能因性激素变化，引起阴道和尿道黏膜防御机制障碍而导致膀胱炎。另外阴道内使用杀精子药会改变阴道内环境，致使病菌易于生长繁殖，成为尿路感染的病原菌。

男性前列腺精囊炎，女性尿道旁腺炎亦可引起膀胱炎。尿道内应用器械检查或治疗时，细菌可随之进入膀胱。最近青少年男性膀胱炎发病率有增高趋势，主要危险因素是包皮过长，性伴侣患有阴道炎症，以及男性同性恋者。下行性感染是指膀胱炎继发于肾感染。膀胱感染亦可由邻近器官感染经淋巴传播或直接蔓延所引起，但临床较少见。

膀胱炎致病菌由革兰阴性杆菌引起者最多见，占 70% 以上。在革兰阴性杆菌中，以大肠埃希菌为主，占 80%；其他还有副大肠埃希菌（指哈夫尼亚菌、枸橼酸杆菌、亚利桑那沙门菌以及无定形变形杆菌）、克雷伯菌、产气肠杆菌、铜绿假单胞菌、变形杆菌、肺炎杆菌等。革兰阳性菌引起的感染较少见，占 20%。其中包括葡萄球菌（金黄色葡萄球菌、表皮葡萄球菌）、链球菌、粪链球菌等。其他少见的病原菌有沙雷菌、类杆菌、产碱杆菌、Banitratum、Mina - Herella、酵母菌、白色念珠菌、新型隐球菌等。

2. 病理　在急性膀胱炎早期，膀胱黏膜充血水肿，白细胞浸润，可有斑片状出血，以膀胱三角区和尿道内口处最明显。后期的膀胱黏膜脆性增加，易出血，表面呈颗粒状，局部有浅表溃疡，内含渗出物，但一般不累及肌层，经抗生素治疗后可不留痕迹。

镜下所见，除黏膜水肿外，还有黏膜脱落，毛细血管明显扩张，白细胞浸润可延伸至肌层。

3. 临床症状　急性膀胱炎可突然发生或缓慢发生，排尿时尿道有烧灼痛、疼痛多出现在排尿终末，痛感在会阴部或耻骨上区，亦可向股部、腰骶部放射。若同时有尿潴留则为持续性胀痛或尿频，往往伴尿急（多与尿痛同时存在），尿频严重时类似尿失禁。

少数极度尿频和尿痛患者伴有膀胱尿道的痉挛，患者极为痛苦，但并无全身感染的表现。如体温升高则表示肾或其他器官亦有炎症。尿浑浊、尿液中有脓细胞，有时出现血尿，常在排尿终末时明显。耻骨上膀胱区有轻度压痛。

女性患者急性膀胱炎发生在新婚后，称之为"蜜月膀胱炎"。急性膀胱炎的病程较短，如及时治疗，症状多在 1 周消失。

4. 诊断　急性膀胱炎的诊断，除根据病史及体征外，需做中段尿液检查，尿液中常有大量脓细胞和红细胞。将尿液涂片行革兰染色检查，初步明确细菌的性质，同时行细菌培养、菌落计数和抗生素敏感试验，为治疗提供更准确的依据。急性膀胱炎的患者血液中白细胞计数可升高。

急性膀胱炎时忌行膀胱镜检查。

5. 鉴别诊断　如下所述。

（1）急性膀胱炎需与急性肾盂肾炎区别：后者除有膀胱刺激症状外，还有寒战、高热等全身症状和肾区叩痛。少数女患者急性膀胱炎时伴有膀胱输尿管反流，因感染上行致急性肾盂肾炎，但在成年人比较少见。

（2）急性膀胱炎需与结核性膀胱炎进行鉴别：结核性膀胱炎发展缓慢，呈慢性膀胱炎症状，对抗生素治疗的反应不佳，尿液中可找到抗酸杆菌，结核菌素试验阳性，尿 pH 提示酸性尿者，均应考虑膀胱结核。尿路造影显示患侧肾有结核所致改变。

（3）急性膀胱炎与间质性膀胱炎的区别：后者尿液清晰，极少部分患者有少量脓细胞，无细菌，膀胱充盈时有剧痛，胆碱能抑制药、解痉药、肌松药治疗后症状缓解，尿培养阴性。耻骨上膀胱区可触及饱满而有压痛的膀胱。

（4）嗜酸性膀胱炎：临床表现与一般膀胱炎相似，区别在于前者尿中有嗜酸粒细胞，并大量浸润膀胱黏膜。

（5）急性膀胱炎与腺性膀胱炎的鉴别诊断：腺性膀胱炎常经久不愈，好发于女性经抗感染治疗后镜下血尿及尿频常无改善，主要依靠膀胱镜检查和活体组织检查。

6. 治疗　急性膀胱炎，需卧床休息，多饮水（每日 2 000ml 左右），避免刺激性食物（如辛辣食物及酒类），热水坐浴可改善会阴部血液循环，减轻症状。用碳酸氢钠或枸橼酸钾等碱性药物，可降低尿液酸度，缓解膀胱痉挛。

黄酮哌酯盐（泌尿灵）100mg，口服，3 次/d，可解除痉挛，减轻排尿刺激症状。

根据尿液细菌培养结果，选用敏感抗生素。喹诺酮类为广谱抗生素，对多种革兰阴性、革兰阳性菌均有效，耐药菌株少，是目前治疗单纯性膀胱炎的首选药物。单纯性急性膀胱炎国外提倡单次剂量或3d 疗程，目前采用最多的治疗方案是 3d 短程疗法，避免不必要的长期服药而产生不良反应，但要加强预防复发的措施。若症状不消失，尿脓细胞继续存在，培养仍为阳性应考虑细菌耐药或有感染的诱因，要及时调整更换合适的抗生素，延长应用时间以期早日达到彻底治愈。急性膀胱炎亦可应用中成药银花泌炎灵片，每次 4 片，3 次/d，口服，配合喹诺酮类抗生素则疗效更理想。

急性膀胱炎经及时而适当治疗后，都能迅速治愈。

预防和预后：要注意个人卫生，使致病细菌不能潜伏在外阴部。由于性生活后引起女性膀胱炎，建议性交后和次日早晨用力排尿；若同时服磺胺药物或呋喃妥因，也有预防作用。

二、慢性细菌性膀胱炎

慢性膀胱炎是以革兰阴性杆菌（如大肠埃希菌）为主的非特异感染引起的膀胱壁慢性炎症性疾病。女性多见，各年龄均可发病，尤其多见于中者年人。

1. 病因　常见病因有尿道狭窄、膀胱颈梗阻、尿道膀胱凝结物、异物、肿瘤及生殖系感染等，在女性可由尿道口梗阻、前庭大腺脓肿、处女膜伞、尿道口处女膜融合等引起。也有因为急性膀胱炎未彻底治疗或多次发生再感染而转变为慢性膀胱炎。

慢性膀胱炎常为继发感染，多并发于其他病变，在机体抵抗力减低时可急性发作。

2. 病理　慢性膀胱炎的病理变化与急性膀胱炎大致相似，但黏膜充血较轻，出血和渗出较少，化脓性变化较广泛；黏膜苍白变薄，有的呈颗粒状或束状，表面不平，有小结节和小梁形成。黏膜溃疡较浅，边缘不规则，基底呈肉芽肿状，可有假膜样渗出物覆盖，或有尿盐附着。少数病例因膀胱壁纤维化致膀胱容量缩小。

3. 临床症状　慢性膀胱炎的症状大致与急性膀胱炎类似，但程度较轻，通常无明显体征，或出现非特异性体征。肉眼血尿少见。特点为持续性、反复性的膀胱刺激征，尿液浑浊，病程较长。

4. 诊断　慢性膀胱炎作为一个独立的疾病是很少见的，常继发于泌尿生殖系的其他病变，对慢性膀胱炎的诊断，需详细进行全面的泌尿生殖系统检查，以明确有无慢性肾感染。男性患者需除外包皮炎、前列腺精囊炎，女性患者应排除尿道炎、尿道憩室、膀胱膨出等，还应做妇科检查，排除阴道炎、宫颈炎和尿道口处女膜伞或处女膜融合等情况。尿液浑浊，尿液分析可发现有意义的菌尿症，尿培养一般为阳性，但脓尿少见。

膀胱镜检查表现为膀胱黏膜失去其正常的浅橘黄色光泽，变成暗红色。较严重的水肿呈高低不平外观。更严重时黏膜僵硬，失去弹性。慢性膀胱炎症引起的溃疡底部较浅，表面有脓性分泌物覆盖，溃疡周围有明显充血。

慢性膀胱炎需与以下几种疾病进行鉴别。

（1）结核性膀胱炎：对抗生素治疗的反应不佳，尿液中可找到抗酸杆菌，尿路造影显示患侧肾有结核所致改变。

（2）间质性膀胱炎：患者尿液清晰，极少部分患者有少量脓细胞，无细菌，膀胱充盈时有剧痛，耻骨上膀胱区可触及饱满而有压痛的膀胱。

（3）嗜酸性膀胱炎的临床表现与一般膀胱炎相似，区别在于前者尿中有嗜酸性粒细胞，并大量浸润膀胱黏膜。慢性膀胱炎与腺性膀胱炎的鉴别诊断，主要依靠膀胱镜检查和活体组织检查。

5. 治疗　具体如下。

（1）对症处理。

（2）消除原发病变，如尿路梗阻、凝结物、异物、肿瘤及生殖系感染等。

（3）选择有效、敏感的抗生素进行治疗。

（4）保持排尿通畅，增加营养，提高机体免疫力。

（5）对久治不愈或反复发作的慢性膀胱炎，在感染控制后则需要做详细全面的泌尿系检查。对神经系统疾病引起的尿潴留和膀胱炎，根据其功能障碍类型，进行治疗。针对妇科疾病，如阴道炎、子宫颈炎和尿道口处女膜伞或处女膜融合等进行有效治疗。

（6）根据细菌培养结果选择敏感抗生素加入生理盐水行膀胱内间歇冲洗，每次冲洗500ml，每6小时一次，连续冲洗，7~9天为1个疗程。亦可连续冲洗2~3个疗程，疗效满意。方法是：膀胱内置入F16号三腔气囊尿管，尿管的出水管道连接无菌尿袋，进水管道连输液器接头，滴速为每分钟30滴。

（7）中药治疗：①银花泌炎灵片（吉林华康制药），4片，口服，3次/日。②三金片3片，口服，3次/日。该病的基本预防措施同急性膀胱炎。预防和治疗原发病甚为重要。如能清除原发病灶，解除梗阻，并对症治疗，多数病例能获得痊愈，但病程较长。

（蒋玉清）

第二节　间质性膀胱炎

间质性膀胱炎（interstitial cystitis，IC）是指无明确原因的一种膀胱壁慢性非细菌性炎症状态，表现为以尿频、尿急、夜尿增多等刺激症状及膀胱或盆腔疼痛为主的临床症状，尿细菌培养常为阴性。

间质性膀胱炎被认为是一种不明原因的综合病症，诊断上相当困难，常不能完全治愈。间质性膀胱炎可能是由不同原因所产生的一个共同结果。

间质性膀胱炎主要发生于女性，一般为良性进程，但部分患者可严重影响生活质量。其发病率呈逐年上升趋势，且病因复杂，发病机制不十分清楚，是困扰泌尿外科医生的一种常见病。

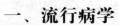

一、流行病学

IC 可发生于任何年龄，儿童少见，女性多于男性。IC 发病率逐年上升，调查表明，IC 发病率远高于既往估计。一部分 IC 被误诊为尿路感染、非细菌性前列腺炎及前列腺增生等疾病。2009 年 Curhan 等统计，美国约有 90 万 IC 患者，较前估计高 50%，妇女：60/10 万，男女比例为 1∶9。日本 IC 发病率较低，为 1.2/10 万，女性 4.5/10 万，男女比例为 1∶5.8，其发病高峰多在 30～50 岁。

二、发病原因及发病机制

IC 发病机制不清楚，根据目前的研究进展，主要有以下几种学说。

1. 隐匿性感染　虽然还没有从患者中检测出明确的病原体，但有证据表明 IC 患者尿中微生物（包括细菌、病毒、真菌）明显高于正常对照组。目前大多数人认为感染可能不是 IC 发病的主要原因，但它可能通过间接机制引起自身免疫反应，导致损伤。有人认为非细菌性感染是 IC 的原因之一，但缺乏有力的病原学依据。可能是与其他致病因素共同作用的结果。

2. 肥大细胞浸润　肥大细胞的活化与聚集是 IC 主要的病理生理改变。肥大细胞多聚集于神经周围，在急性应激状态下，肥大细胞活化并脱颗粒，释放多种血管活性物质，如组胺、细胞因子、前列腺素、胰蛋白酶等，可引起严重的炎症反应。有 20%～65% 的患者膀胱中有肥大细胞的活化。细菌性膀胱炎的肥大细胞主要位于黏膜下层，而 IC 的肥大细胞位于膀胱黏膜下层及逼尿肌中，且功能活跃，肥大细胞释放组胺，引起血管扩张、充血，炎细胞渗出、趋化刺激 C 类神经纤维，引起神经肽的释放。

3. 黏膜上皮通透性改变　黏膜上皮通透性改变被认为是 IC 炎症及疼痛症状的原因。Niku 等发现 IC 患者膀胱黏膜上葡聚糖（GAG）层明显减少，导致膀胱黏膜通透性增高，化学物质渗透至黏膜下层，导致接触性损害及炎症，刺激疼痛神经，导致疼痛症状。

4. 自身免疫性疾病　IC 是一种自身免疫性疾病的理由有：①多见于女性；②患者同时患其他自身免疫性疾病的比例较高；③患者中对药物过敏的病例占 26%～70%；④许多患者组织学检查伴有结缔组织的病变；⑤应用免疫抑制药治疗有一定疗效。

5. 膀胱黏膜屏障破坏　移行上皮细胞上的氨基多糖层（glycosaminoglycans，GAG）具有保护层的作用，能够阻止尿液及其中有害成分损害黏膜下的神经和肌肉。膀胱黏膜屏障损害后上皮细胞功能紊乱，渗透性改变，结果尿中潜在的毒性物质进入膀胱肌肉中，使感觉神经除极，引起尿频、尿急等临床症状。这种潜在的毒性物质中主要是钾离子，钾离子并不损伤或渗透正常尿路上皮，但对膀胱肌层有毒性作用。

6. 尿液异常　尿液内的一些小分子量的阳性离子与肝素结合，损伤尿路上皮及其平滑肌细胞，对膀胱造成损害，如抗增生因子（APF）。

7. 其他　低氧、精神紧张等，一些医生认为，部分患者儿童时期排尿障碍是其成年后发生 IC 的原因。

8. 神经源性炎症反应　应激状态如寒冷、创伤、毒素、药物作用下，交感神经兴奋，释放血管活性物质，引起局部炎症和痛觉过敏；血管活性物质也可进一步活化肥大细胞，使血管扩张、膀胱黏膜损害引起炎症反应。

三、病理

间质性膀胱炎病理检查的作用只在于排除其他疾病，包括原位癌、结核、嗜酸性膀胱炎等，而对于诊断间质性膀胱炎，病理检查并不能提供多少支持。

IC 患者膀胱的病理变化可以分为两个时期。早期在膀胱镜下少量充水后可见黏膜外观正常或仅有部分充血，但是经过再次注水扩张后可见广泛膀胱黏膜下点状出血或片状出血。在组织学上无明显改变，黏膜与肌层内亦无明显肥大细胞增多。到后期黏膜与肌肉内可见多种炎性细胞浸润，如浆细胞、嗜酸性粒细胞、单核细胞、淋巴细胞与肥大细胞。有研究发现肥大细胞在黏膜与肌层内有所不同，前者较大，其内组胺成分增多，且具有迁移能力。

电镜下可见典型血管内皮细胞受损伴有基膜及弹性组织的新生，并可以看到嗜酸性粒细胞及肥大细胞脱颗粒现象。炎性细胞可以浸润膀胱全层及肌肉神经组织，肌束及肌内胶原组织增多，严重的纤维化可以致膀胱容量缩小。

过去将膀胱点状出血或 Hunner 溃疡视为 IC 特异性的病理改变，但后来发现点状出血可见于膀胱灌注化疗药后，也见于膀胱其他病变及一些正常的妇女，一般根据膀胱镜下表现将 IC 分为溃疡型及非溃疡型，但需注意 10% 的 IC 镜检下无异常。

四、临床表现

IC 多发生于 30 ~ 50 岁的中年女性，< 30 岁者 25%，18 岁以下罕见，亦可累及儿童。间质性膀胱炎的特点是发病较急，进展较快，但在出现典型症状后病情通常会维持一段时间，即使不经积极治疗，50% 的患者症状会逐渐缓解，但不久又复发。其症状可分为膀胱刺激症状和疼痛症状两个综合征，主要表现为严重的尿频、尿急、尿痛等膀胱刺激症状和耻骨上区疼痛，也可有尿道疼痛、会阴和阴道疼痛，60% 患者有性交痛。疼痛十分剧烈，与膀胱充盈有关，排尿后症状可缓解。不典型的患者症状可表现为下腹坠胀或压迫感，月经前或排卵期症状加重。体格检查通常无异常发现，部分患者有耻骨上区压痛，阴道指诊膀胱有触痛。

患者膀胱刺激症状和疼痛症状两个综合征可同时具备，亦可只以一种为主。症状与其他的膀胱炎症相似但更顽固、持续时间更长。

五、诊断

1. 关于 IC 的诊断标准　IC 临床少见，易误诊，需要排除很多症状相似的疾病，因而诊断比较困难。而不同的医生诊断的标准也可能不同，结果导致诊断上的混乱。基于此原因，美国 NIADDK（national institute of arthritis diabetes digestiveand kidney diseases）于 1987 年制订了 IC 的诊断标准，并于 1988 年进行了修订。

NIADDK 的关于 IC 的诊断标准如下：

必需条件：①膀胱区或耻区、耻骨上疼痛伴尿频；②麻醉下水扩张后见黏膜下点状出血或 Hunner 溃疡。全身麻醉或持续硬膜外阻滞下膀胱注水至 7.84 ~ 9.80kPa 压力，保持 1 ~ 2min，共两次后行膀胱镜检，应发现弥漫性黏膜下点状出血，范围超过三个象限，每个象限超过 10 个，且不在膀胱镜经过的部位。

应排除的情况如下：

（1）清醒状态下膀胱容量 > 350ml。

（2）以 30 ~ 100ml/min 注水至 150ml 时无尿意。

（3）膀胱灌注时有周期性不自主收缩。

（4）症状不超过 9 个月。

（5）无夜尿增多。

（6）抗生素、抗微生物药、抗胆碱能或解痉药治疗有效。

（7）清醒时每天排尿少于 8 次。

（8）3 个月内有前列腺炎或细菌性膀胱炎。

（9）膀胱或下尿路凝结物；或有活动性生殖器疱疹。

（10）子宫、阴道、尿道肿瘤。

（11）尿道憩室。

（12）环磷酰胺或其他化学性膀胱炎。

（13）结核性膀胱炎。

（14）放射性膀胱炎。

（15）良性、恶性膀胱肿瘤。

（16）阴道炎。

（17）年龄＜18 岁。

该诊断标准过于严格，造成临床上 60% 的患者不能满足 NIADDK 的诊断标准。Hanno 等对 1 组 IC 患者分析后发现，269 例患者中只有 32% ~42% 符合 NIADDK 的诊断标准。而 Schuster 则认为儿童 IC 患者并非罕见。

2. 常用的膀胱镜检查　膀胱镜检查是诊断该病的重要方法。膀胱在注水充盈时有疼痛，少数患者甚至比较剧烈。故需在局部麻醉下进行，镜检可见膀胱壁溃疡数量多少各异，血管点状扩张或呈放射状排列，黏膜亦有小的表浅溃疡，尤其是膀胱前壁和顶部，或见到瘢痕、裂隙或渗血或瘀斑；膀胱扩张后更明显。膀胱容量减少。活检可见黏膜及肌层中肥大细胞数目明显增多为其特殊的病理表现。

3. 综合病史、体检及辅助检查进行诊断　临床上诊断需依靠病史、体检、排尿日记、尿液分析、尿培养、尿动力学、膀胱镜检查及病理组织学检查综合评估。

4. 黏膜屏障破坏是间质性膀胱炎发病机制　Parsons 提出了一种筛选和诊断 IC 的方法－钾离子敏感试验（PST），方法是分别用无菌溶液和 0.4mmol/L 钾溶液行膀胱灌注，并记录尿路刺激症状的程度。正常人由于有完整的 GAG 层保护不会出现症状，IC 患者因为 GAG 层缺陷，钾离子透过移行上皮，到达深层组织，产生刺激症状和不良反应。PST 阳性率为 75%，操作简单且几乎无损伤，有较大应用价值，但仍有 25% 的患者不能检出，且假阳性率较高，因而其应用价值存在许多争议。急性膀胱炎和放射性膀胱炎患者其膀胱上皮的通透性均增加，可产生阳性反应。

5. 盆腔疼痛、尿急与尿频症状评分系统（PUF）　Parsons 设计了盆腔疼痛与尿急、尿频症状评分系统（PUF），PUF 10 ~14 者 PST 阳性率为 74%，PUF≥20 者 PST 阳性率达 91%，因此 PUF 也可作为 IC 筛选的有效工具。

6. 诊断　具备以下三点者 IC 筛选诊断可能性较大

（1）有慢性膀胱刺激症状，如尿频、尿痛、尿急、夜尿增多。

（2）无菌尿、尿细胞学检查阴性。

（3）膀胱镜检查特征性改变。

7. X 线检查　膀胱造影可显示膀胱容量减少，有时发现膀胱输尿管反流。静脉肾盂造影（IVU）显示上尿路功能及形态均正常。

8. B 型超声　可提示膀胱容量减少，肾积水等改变。

近年有人提出：凡长期患有尿路感染症状、久治不愈的中老年女性，除外菌尿及尿细胞学改变后，均应考虑到 IC 的可能，应及时行膀胱镜检查。

六、治疗

间质性膀胱炎的治疗方法较多，但目前尚无完全治愈该病的方法。治疗的目的是缓解其症状，治愈非常困难，应向患者说明治疗的目的只是缓解症状，改善生活质量，很难达到完全缓解和根治。每一种治疗方法并非适用于所有的患者，几种方法联合应用可取得较好的效果。

1. 一般性治疗　具体如下。

（1）改变饮食习惯，如避免刺激性食物和饮料，对食物过敏的患者尤为重要。但并非所有的患者都有食物过敏史，且过于严格的饮食控制可能导致营养不良。因此饮食调节的治疗方案应该个体化。

（2）减轻心理压力。

（3）加强身体锻炼。

（4）膀胱训练：多饮水，每日至少 1 500 ~2 000ml，排尿前要憋尿 5 ~10min，在服用解痉药生效后逐渐增加膀胱容量。

2. 膀胱水囊扩张　在硬膜外阻滞或全身麻醉下进行，有效率为 20% ~30%，症状缓解可达数周至数月。其原理可能为损伤膀胱黏膜神经末梢。Glemain 等观察到延长扩张时间达 3h，疗效更好。可作为一线治疗，对膀胱容量＜200ml者效果不佳，逼尿肌高敏状态无效。

治疗中注意注水过程中要逐渐加量，缓慢进行，防止膀胱破裂。

3. 口服药物治疗　具体治疗如下。

（1）三环抗抑郁药物：抗抑郁药物对于膀胱放松，减少膀胱的紧张有帮助，因此患者可以得到在情绪上及膀胱发炎反应上的缓解。阿米替林（amitriptyline）是一种三环类抗抑郁药，用于治疗间质性膀胱炎，作用机制：①阻断突触前神经末梢对去甲肾上腺素及5-羟色胺的再摄取，并阻滞其受体，可达到镇痛目的；②阻滞H1受体有镇静抗感染作用；③对抗胆碱与兴奋β受体，可以降低膀胱逼尿肌张力。初始剂量为25mg，睡前服，3周内逐渐增加到75mg（每晚一次），最大可至100mg。

（2）阿片受体拮抗药：盐酸钠美芬是一种新的阿片受体拮抗药，可以抑制肥大细胞脱颗粒释放组胺、5-羟色胺、白三烯和细胞素等。初始剂量从0.5mg，2次/d逐渐增加到60mg，2次/d。初期每周增加2mg，到3个月后可每周增加10mg。服药初期都有不良反应，失眠最常见，少数患者有消化道症状如恶心、腹胀等，可以自行消失。

（3）钙通道阻滞药：钙通道阻滞药可以松弛膀胱逼尿肌及血管平滑肌，改善膀胱壁血供。硝苯地平开始剂量为10mg，3次/d；若能耐受，可缓慢增加到20mg，3次/天。血压正常者服用缓释剂型，血压不易下降与波动，疗程为3个月，疗效约1个月或以后出现。

（4）其他药物：如糖皮质激素类药物、抗癫痫药物、抗胆碱药物、麻醉药、解痉药、镇静药等。一般联合使用，以增加疗效。

4. 膀胱药物灌注　膀胱内灌注的优点有直接作用于膀胱的药物浓度较高；不易经由膀胱吸收，全身不良反应少；且不经由肝、肠胃、肾的吸收或排泄，因而药物交互作用少。缺点是有导尿的并发症，如疼痛、感染等。常用药物如下。

（1）硝酸银：是最早使用的膀胱灌注药物，有效率为50%～79%；以其杀菌、收敛、腐蚀作用治疗IC，禁用于有输尿管反流者与近期内膀胱活检者。浓度1/2 000、1/1 000、1/100、2/100，1%以上需用麻醉，每次量50～80ml，停留2～10min，间隔6～8周。

（2）卡介苗（BCG）：BCG造成明显黏膜剥落，作用机制仍尚未完全清楚，可能是经由强化免疫系统达成。BCG目前尚未经FDA核准用于治疗IC，但已进入临床试验。已有双盲及对照试验指出6个月时有60%缓解率（对照组只有27%），而且有反应的患者到2年时仍有89%维持缓解。

（3）二甲基亚砜与肝素：二甲基亚砜（DMSO）具有抗感染、镇痛、抑菌作用，可迅速穿透细胞膜。肝素可增强GAG层的保护作用，同时有抑制细胞增殖和抗感染、抗黏附作用。ATP是膀胱损伤性神经递质，由膀胱扩张后上皮细胞伸张时激活释放来传递膀胱感觉，在间质性膀胱炎时，ATP释放增加，这个过程可以被二甲基亚砜与肝素阻断。故可以解释二甲基亚砜与肝素对间质性膀胱炎超敏症状的治疗作用。

以50%二甲基亚砜50ml加生理盐水50ml，每2周灌注一次，每次15min，疗程在8周以上。1组研究资料显示，经过治疗2个月后间歇1个月，试验组93%表现客观好转，53%主观好转，相应地仅用盐水灌注的结果为35%与18%。停止治疗复发率为35%～40%，再继续治疗有效，应在尿路感染被控制及行膀胱活检间隔一段时间后进行，除了呼吸有大蒜味外没有其他不良反应。

肝素25 000IU加入生理盐水10ml膀胱灌注，每周3次每次保留1h。许多患者治疗4～6个月后才出现疗效，没有出现不良反应，特别是没有出现血液凝固障碍。现在主张采用"鸡尾酒疗法"，溶液由50%DMSO 50ml、NaHCO₃ 10ml（浓度75mg/ml）、曲安西龙40mg、肝素1万～2万IU配制而成。膀胱灌注30～50ml溶液，保留30～60min后排空。

5. 外科手术治疗　只有在所有非手术治疗无效时，方可考虑采用外科手术治疗。如果患者已经变成慢性间质性膀胱炎同时其膀胱容量已经缩小至150ml以下，患者的下尿路症状又因为膀胱挛缩而变得十分严重时，可以考虑行膀胱切除术或肠道膀胱扩大整形术。

（1）经尿道电切（TUR）、电凝及激光治疗或膀胱部分切除术：适用于膀胱壁病变局限，特别是Hunner溃疡病变，但是这种病变比较局限的病例很少见。尽管术后症状可以得到改善，但是复发率也高。Peeker 对 103 例溃疡型 IC 行 TUR 治疗，92 例有效，40% 疗效持续超过 3 年，复发者再次 TUR 治疗，疗效仍好。Nd：YAG 激光的效果相似，缓解率达 100%，创伤小，但复发率高，再次治疗仍然有效。

（2）膀胱扩大成形术：不仅扩大了膀胱，而且置换了大部分病变的膀胱壁，膀胱病变部分切除应充分彻底，必须紧靠三角区与膀胱颈，使剩下的边缘仅够与肠管吻合。短期治疗效果较好，但有较高的复发率，最终需膀胱全切术。

（3）骶神经根电极片永久置入：于骶神经根置入神经调节装置，可长期显著改善 IC 患者的严重症状。

（4）膀胱松解术：优于其他神经切断术，是因为它不损伤膀胱底的感觉或括约肌的功能，可以安全地应用于麻醉下能扩张膀胱到正常适当容量的患者。

（5）膀胱切除加尿流改道：在其他治疗方法失败后可应用膀胱全切及尿流改道术。

（蒋玉清）

第三节　腺性膀胱炎

腺性膀胱炎（cystitis glandularis，CG）是膀胱移行上皮的一种增生和组织转化性病变，有发展为腺癌的可能。发病率为 0.1% ~ 1.9%，大多为乳头状瘤型或滤泡样型。近年其发病率呈增高趋势。

一、病因

目前对腺性膀胱炎的病因、发病机制仍不完全清楚。多数学者认为腺性膀胱炎是膀胱移行上皮在慢性刺激因素长期作用下发生组织转化（转化为腺上皮）的结果。考虑与下列诸因素有关。

1）膀胱的慢性炎症：膀胱的慢性细菌感染尤其是革兰阴性杆菌感染与腺性膀胱炎密切相关。临床上腺性膀胱炎好发于女性，与女性下尿路感染的高发病率相一致。长期、频繁的细菌感染可能是慢性膀胱炎发展为腺性膀胱炎的一个重要因素。

2）人类乳头瘤病毒（HPV）感染：有报道腺性膀胱炎也可能与人类乳头瘤病毒（HPV）感染相关。

3）下尿路梗阻或功能异常：各种原因引起的下尿路梗阻和功能异常是尿路感染最重要的易感因素，如膀胱颈肥厚、前列腺增生以及神经源性膀胱等，均可引起尿流不畅或易于反流，减弱尿液的冲洗作用，同时残余尿量增加则成为细菌生长的良好培养基。

4）其他：如膀胱凝结物、息肉、肿瘤、泌尿系统置管（双"J"管、造瘘管）及异物长期慢性刺激，均可破坏膀胱黏膜的防御能力，有利于细菌感染。

5）腺性膀胱炎：腺性膀胱炎的发生可能还存在着维生素缺乏、变态反应、毒性代谢产物、激素调节失衡或特殊致癌物等因素的作用，共同导致腺性膀胱炎的发生。

6）亦有部分学者认为腺性膀胱炎只是一种尿路上皮的正常变异现象。

7）腺性膀胱炎好发于膀胱三角区及颈部，考虑与以下解剖学基础有关。

（1）三角区及膀胱颈部是尿液流体动力的着力点，无黏膜下层，位置固定，缺乏其他部位舒缩的随意性。

（2）该部位常为膀胱炎症及尿道逆行感染的高发区域，常被一些物理及尿液中的化学成分刺激，有促成腺性膀胱炎的因素。

二、病理

研究认为腺性膀胱炎是一种增生与化生同时存在的病变，其过程为上皮增生凹入 Brunn 巢，其内出现裂隙，或形成分支状、环状管腔，中心出现腺性化生形成腺体结构，与此同时存在淋巴细胞和浆细胞的浸润，最后在囊腔内出现与肠黏膜相似的可分泌黏液的柱状或立方上皮，即称为腺性膀胱炎。囊壁被覆的上皮呈移行上皮时称囊性膀胱炎（cystitis cystica，CC），囊性膀胱炎与腺性膀胱炎上皮有差异，前者含细胞外黏蛋白，后者含有细胞内黏蛋白。大多数病例中可见 Brunn 巢、囊性化和腺性组织转化同时存在。囊性与腺性膀胱炎实质上是同一病变的不同发展阶段，可统称为腺性膀胱炎或囊腺性膀胱炎。腺性膀胱炎的发生与发展是一个渐变的慢性过程：从正常膀胱黏膜 – 移行上皮单纯增生 – Brunn 芽 – Brunn 巢 – CC – CG。

腺性膀胱炎组织学类型如下。

1. 经典型（移行上皮型）　以 Brunn 巢为特征。

2. 肠上皮型　膀胱黏膜移行上皮的基底细胞呈慢性增生，并伸展至固有膜形成实心的上皮细胞巢，最后分化为颇似富含杯状细胞的肠黏膜上皮，其下通常没有泌尿上皮细胞。

3. 前列腺上皮型　腺腔较大，内常含有 PSA 阳性的浓缩分泌物，类似于前列腺腺泡，腺上皮与间质之间有胶原样基膜；免疫组化显示，前列腺特异抗原（PSA）和前列腺酸性磷酸酶（PSAP）阳性的细胞，一些女性病例也有同样现象。证明膀胱有前列腺样化生，说明在发育过程中，膀胱原基可能与前列腺有密切关系。

4. 混合型　可为尿路 – 腺上皮混合，或泌尿 – 前列腺上皮混合。此外，可同时出现鳞状上皮化生、数量不等的 Brunn 巢以及不同程度的炎细胞浸润。

三、临床表现

腺性膀胱炎好发于女性，成人和儿童均可发病。临床表现无特征性，主要表现为尿频、尿痛、下腹及会阴痛、排尿困难和偶尔肉眼（或镜下）血尿及排尿不畅。部分患者在抗感染治疗后肉眼血尿和尿白细胞可消失，但镜下血尿及尿频仍持续存在，常反复发作。由于久治不愈，患者生活质量下降，多伴有焦虑、抑郁、失眠等。体征可有耻骨上膀胱区深压痛，常规泌尿系辅助检查，如 B 型超声等多无发现，均需行膀胱镜检查及病理学检查。

四、诊断

当发现成年女性出现顽固性的尿频、尿痛和血尿时，应想到腺性膀胱炎的可能。此时应注意询问病史，了解发病原因或诱因；疼痛性质和排尿异常等症状；治疗经过和复发等情况，并选择下列几种检查，进一步明确诊断。

（1）检查女性患者有无尿道外口解剖的异常，有无妇科疾病。

（2）男性患者应行肛门指检，偶可发现膀胱后壁（尿道内口及三角区）质地变硬，同时行前列腺按摩，可获得前列腺液常规检查结果。

（3）尿液检查：做中段尿的镜检、细菌培养和药物敏感试验。必要时常规做尿沉渣细菌计数以及尿沉渣细菌镜检，可明显提高腺性膀胱炎患者尿路感染的检出率。尿细菌需重复多次。

（4）有无邻近器官感染：男性做 EPS 常规检查主要是了解是否有前列腺炎，有无特异性病原体的检查，包括沙眼衣原体、溶脲脲原体、淋病耐瑟球菌、真菌、滴虫和病毒。女性应检查子宫颈分泌物中是否有上述病原体存在。

（5）膀胱镜检查：膀胱镜检查及黏膜活检对诊断具有决定性意义。

病变多位于膀胱三角区、膀胱颈和输尿管开口周围。肉眼观察可见病灶处膀胱黏膜粗糙不平，增厚、充血水肿，可呈较小的、多发性的及不规则的乳头状（或结节状）凸起，有的则呈多形态性、乳头状、分叶状滤泡样相混合存在，少数形成较大的孤立性肿块。重者可累及整个膀胱壁。腺性膀胱炎在膀胱镜下可表现为：①乳头状瘤型：带蒂的乳头状增生物，表面充血水肿，蒂大小不等；②滤泡样（或绒毛样）水肿型：片状浸润型的滤泡状水肿隆起或绒毛状增生；③慢性炎症型：局部黏膜粗糙、血管纹理增多或模糊不清；④红润型：亦称为肠腺瘤样型。呈鲜红色占位性病变，有时外观疑为血凝块；⑤黏膜无显著改变型：黏膜大致正常。还有报道表现为孤立性息肉样腺性膀胱炎或肿块很大的"假瘤型囊性腺性膀胱炎"。

腺性膀胱炎的乳头状肿物末端透亮，且无血管长入，表面光滑，蒂宽，且不呈浸润性生长，活检不易出血；而肿瘤则相反，乳头状瘤的末端不透亮，并常可见有血管长入。但最终确诊仍依赖活检。

（6）影像学检查：B 型超声和 CT 检查可显示膀胱内占位性病变或膀胱壁增厚等非特异性征象，与膀胱肿瘤很难区别。但 B 型超声作为非侵入性检查可提高腺性膀胱炎的早期诊断率和进行随访。静脉肾盂造影（IVP）可了解膀胱内占位对肾功能的影响。

（7）流式细胞学检查组织中的 DNA 含量，免疫组织化学检测分子指标（如 P53）的表达，可为腺性膀胱炎的病理诊断及临床分型提供参考。

五、鉴别诊断

腺性膀胱炎容易发生误诊或诊断困难，还需与膀胱腺癌、滤泡性膀胱炎、膀胱软斑病、间质性膀胱炎、化学性膀胱炎、嗜酸性膀胱炎等相鉴别。

1. 膀胱腺癌　肠上皮型腺性膀胱炎（特别是旺盛性或弥漫性）易与肠型腺癌相混淆。鉴别要点：①腺性膀胱炎的间质黏液一般是局灶性的，其内一般没有漂浮细胞，腺癌的黏液多为广泛性的，常有漂浮的癌细胞；②腺性膀胱炎累及肌层为浅层局灶性和推挤式，而腺癌常浸润深肌层，为分割破坏式；③腺性膀胱炎的细胞异型性常为局灶性，程度亦比较轻，结构异型性不十分明显，腺癌结构和细胞异型性更明显；④腺性膀胱炎缺乏核分裂，腺癌核分裂多，亦可见病理性核分裂象；⑤腺癌可出现印戒样细胞，腺性膀胱炎无此表现；⑥腺性膀胱炎一般没有坏死，腺癌常有坏死；⑦腺性膀胱炎除肠型腺上皮外，还可见到泌尿上皮型腺样结构，腺癌通常没有。

2. 滤泡性膀胱炎　本病易与腺性膀胱炎的滤泡型混淆，特点是常见于慢性尿路感染后，膀胱镜可观察到小的、灰黄色、隆起小结节，常被炎性黏膜包围，但有时在结节间亦可看到正常黏膜，病变常见于膀胱三角区或膀胱底部，缺乏腺性膀胱炎的片状浸润、隆起及绒毛状增生的特征。显微镜检发现在黏膜固有层内有淋巴细胞滤泡组成的结节。

3. Mullerian 源性腺性增生性病变　包括子宫内膜异位症、子宫颈内膜异位症和输卵管内膜异位症，常发生在生育期妇女，膀胱壁全层内有形态上呈良性的子宫颈内膜腺体广泛浸润。Mullerian 腺异位主要发生在膀胱后壁，病变主要在肌层内，甚至可累及膀胱周围组织，腺性结构有柱状纤毛上皮。而腺性膀胱炎主要位于膀胱三角区和颈部，病变局限在固有层内，一般不累及肌层，腺性细胞巢周围可见泌尿上皮。

4. 腺性膀胱炎与膀胱肿瘤的关系　目前大多数学者仍认为虽然腺性膀胱炎本身是良性病变，但是一种具有恶变潜能的癌前病变，通过检测单克隆抗体 mAhDasl 在腺性膀胱炎及膀胱癌中的表达证实腺性膀胱炎是癌前病变。但多发生于广泛肠上皮转化型、团块状、乳头状瘤样型或红润型等少见类型，而临床上更为常见的慢性炎症型及黏膜无显著改变型却罕见有发生恶变报道，这与腺癌的低发病率是相一致的（仅占膀胱肿瘤的 0.5% ~ 2.0%）。因此有学者提出了将腺性膀胱炎根据膀胱镜下表现进行分型（低危型和高危型）的概念。

（1）低危型包括慢性炎症型、小滤泡型和黏膜无显著改变型：膀胱黏膜呈颗粒状凸凹不平、单个或数个小滤泡、小片绒毛样水肿、黏膜充血或血管纹理增粗增多。

（2）高危型包括乳头状瘤样型、大片绒毛样水肿型、实性团块瘤状、红润型（肠腺瘤样型）和广泛肠组织转化型：低危型基本没有癌变可能，不应视为癌前病变，但若慢性刺激因素持续存在，也可能发展为高危型；而高危型则存在较短时间内恶变的可能，应视为癌前病变。

六、治疗

根据其诱因、伴发疾病、病变部位、病变范围、病理类型，可采取如下原则治疗。

1. 解除诱发因素　解决基础疾病是最基本的治疗手段，否则效果不佳或易复发。

2. 膀胱内病变范围小，症状轻　可以采取膀胱灌注化疗，辅以对症处理。

3. 膀胱病变较广，症状较重者　经尿道电切或电灼是主要的治疗措施，同时术后予以膀胱灌注。

灌注药物及方法如下。

（1）噻替派注射液60mg，溶于生理盐水或注射用水30～60ml中，将尿排净后经导尿管注入膀胱，变换体位后保留1～2h，每周一次，4周后改为1个月一次；10次为1个疗程。

（2）卡介苗（BCG）灌注：BCG为膀胱腔内灌注的常用生物制剂，为一种活的生物菌，具有一定的抗原性、致敏性和残余毒性，对表浅、无肌层浸润的膀胱肿瘤和原位癌效果较好。其抗肿瘤的机制仍不十分清楚，目前比较明确的有两点：①BCG与膀胱黏膜接触后引起膀胱黏膜的炎症反应，从而激发局部的细胞免疫反应，形成有胶原纤维包绕的成纤维细胞、巨噬细胞、淋巴细胞团，干扰肿瘤细胞生长。②BCG对黏膜上皮细胞及肿瘤细胞具有直接细胞毒作用。

BCG膀胱灌注适合于高危非肌层浸润性膀胱癌的治疗，可以预防膀胱肿瘤的进展。但BCG不能改变低危非肌层浸润性膀胱癌的病程，而且由于BCG灌注的不良反应发生率较高，对于低危非肌层浸润膀胱尿路上皮癌不建议行BCG灌注治疗。

对于中危非肌层浸润膀胱尿路上皮癌而言，其术后肿瘤复发概率为45%，而进展概率为1.8%，因此，中危非肌层浸润膀胱尿路上皮癌膀胱灌注的主要目的是防止肿瘤复发，一般建议采用膀胱灌注化疗，某些情况也可以采用BCG灌注治疗。

BCG膀胱灌注方法：将BCG 30mg溶于生理盐水30～60ml中，将尿排净后经尿管注入膀胱，变换体位后保留1～2h，每周一次，6次后改为1个月一次，12次为1个疗程。BCG灌注量问题一直没有标准剂量，有人试验用120mg的1/4量（30～40mg）膀胱内灌注治疗中危非肌层浸润型尿路上皮癌时，其疗效与全量疗效相同，但不良反应却下降了47.3%。因此，有学者认为其每次灌注量30mg治疗312例患者，疗效理想。灌注过程中要注意无菌技术操作。

BCG膀胱灌注的主要不良反应为膀胱刺激症状和全身流感样症状，少见的不良反应，包括结核型败血症、前列腺炎、附睾炎、肝炎等。因此，TURBT术后膀胱有开放创面或有肉眼血尿等情况下，不能进行BCG膀胱灌注，以免引起严重不良反应。有免疫缺陷的患者，如先天性或获得性免疫缺陷综合征（AIDS）、器官移植患者或其他免疫力低下的患者，均不宜行BCG的治疗，因为不会产生疗效。活动性结核患者也不宜应用BCG灌注治疗，以免引起病情恶化。

4. 病史复发，高度怀疑恶变或有恶变的片状增生型并发溃疡患者 可行膀胱部分切除术，术后予以膀胱灌注化疗。

5. 手术切除 经尿道电切加膀胱内灌注化疗药物是治疗腺性膀胱炎的有效方法。膀胱内局部病变的处理要根据患者的临床症状，病变部位、大小、形状以及所引起的并发症等采取不同的方法，其手术方法有如下。

（1）腔内手术：对于乳头状瘤样型、滤泡型、绒毛样水肿型，如果病变范围<7cm，可行电切、电灼、气化、激光烧灼等处理。切除范围应超过病变部位1cm，深度达黏膜下层，术后药物膀胱灌注减少复发。

（2）开放性手术：手术指征：①膀胱多发性肿物，病变广泛、严重和弥散，且症状明显，非手术治疗或腔内治疗效果不好，仍多次复发者；②病变累及膀胱颈部，双输尿管开口或同时并发起源于双输尿管下段的肿物，引起明显的排尿困难，双肾积水，双肾功能减退者；③膀胱病变致膀胱容量明显变小，似结核样膀胱挛缩者；④高度怀疑或已有癌变者。可考虑做膀胱部分切除术或全膀胱切除术。

6. 腺性膀胱炎有恶变倾向 不论采取何种方法治疗，都要定期进行膀胱镜检查随访，并有组织活检的组织学诊断。

7. 其他治疗 有报道对腺性膀胱炎患者进行放疗（直线加速器），或行膀胱三角区和膀胱颈部注射药物治疗，确切疗效有待进一步验证。

（蒋玉清）

第四节　嗜酸细胞性膀胱炎

嗜酸性膀胱炎（eosinophilic cystitis，EC）属于一种泌尿道的变态性疾病，是少见的膀胱炎症。其特点是有大量嗜酸性粒细胞浸润膀胱壁。

一、病因

一般认为该病病因属于一种泌尿道变态性疾病，如食物过敏、寄生虫、药物等所致。一些相关的危险因素有支气管哮喘、遗传性变态性疾病、环境中的变应原；某些化疗药物亦可致病，如丝裂霉素 C、塞替哌、曲尼司特、青霉素等，但停药后症状短期内可消失。常与泌尿道某些疾病伴发（如膀胱癌）、前列腺增生及其电切术后，少数可独立发生。

免疫反应在本病的发病中起一定作用，IgE 与多种抗原结合，激活巨噬细胞分泌白介素 - 5，吸引嗜酸粒细胞聚集释放损伤酶，最终引起黏膜下水肿、肌肉坏死及表层肌肉的纤维化等损害，其中嗜酸性阳离子可提高膀胱炎症反应并造成逼尿肌纤维化，引起各种症状。Sano 等认为血清和尿中性阳离子蛋白是本病的一种标记物。

本病临床发生率远较实际发生率低，Zeitlhofer 等对 1 000 例怀疑膀胱肿瘤患者进行活检，发现嗜酸性膀胱炎 17 例，其发病率为 1.7%。其发病年龄在 6 个月至 87 岁，平均年龄为 42 岁。

二、病理

在肉眼或膀胱镜下 EC 则表现为红斑、水肿、溃疡、天鹅绒样改变，当发生增殖性损害时，可类似乳头状瘤或葡萄状瘤，病损类似胃肠道的嗜酸性肉芽肿。但本病光镜下特点为膀胱黏膜及肌层有大量的嗜酸细胞浸润。病理检查具有特征性改变，为富含嗜酸性粒细胞的炎性细胞浸润、纤维化、平滑肌坏死，有时伴有巨细胞出现。

三、临床表现

EC 起病可为急性或亚急性，通常为慢性，其临床表现多种多样。患者多有血尿、脓尿、排尿刺激征、排尿困难和耻骨上疼痛，少见症状有尿潴留、肾盂积水，有时类似间质性膀胱炎、结核性膀胱炎或膀胱肿瘤的临床症状；也有尿常规正常，仅有膀胱刺激症状，少见症状还有尿潴留，少数并发于膀胱癌者可无症状。

四、诊断

有过敏和哮喘病史，反复发作的慢性膀胱刺激症状的患者应考虑此疾病。外周血检查可以发现嗜酸性粒细胞增多，尿检可有蛋白尿、血尿或脓尿。

EC 患者膀胱镜检查特点：可见膀胱黏膜水肿、溃疡、红斑形成，并可伴有与肿瘤相似的广基息肉。

B 型超声检查特点：广泛膀胱壁增厚，以黏膜为主，呈堤坝状，基本均匀的等回声。

其病理检查具有特征性改变，为富含嗜酸性粒细胞的炎性细胞浸润、纤维化、平滑肌坏死，有时伴有巨细胞出现。嗜酸细胞性膀胱炎常易误诊断为膀胱肿瘤，单凭肉眼观察难以鉴别，活组织检查是唯一能鉴别的方法。

五、治疗

EC 治疗至今没有标准化，文献报道以非手术治疗为主，多数病例可获病理及症状缓解。

为了控制继发性感染，适当应用抗生素。可在病史中仔细寻找变应原，并进行评价，在消除变应原后进行脱敏疗法。口服或膀胱内灌注皮质醇以及应用抗组胺药也有效果。必要时给予中药协助治疗。经非手术治疗无效的，病变引起严重并发症的，如输尿管梗阻造成严重肾积水或膀胱挛缩者可采用手术治疗。

手术方法：主要是经尿道息肉或肿块电切术，切除息肉深度通常达肌层。若有严重肾积水，输尿管扩张、反流，可行膀胱全切，尿流改道。

EC 为良性病变，治疗效果佳，预后好，但可复发，偶尔亦可发展为恶性病变。

（金海荣）

第五节 出血性膀胱炎

出血性膀胱炎（hemorrhagic cystitis）是指某些药物或化学制剂在尿中产生对膀胱的急性或慢性的损伤，导致膀胱广泛的炎症性出血。本病是一种多病因的并发症，常见于肿瘤患者治疗过程中，多因抗肿瘤药物的毒性或变态反应，盆腔高剂量照射引起的放射损伤所致，另外还见于某些病毒感染，如腺病毒、流感病毒感染等。

一、病因

引起膀胱出血的因素如下：

（1）药物不良反应：如烷化剂、白消安、塞替哌、苯胺、甲苯胺衍生物、环磷酰胺等，可直接刺激膀胱黏膜上皮，引起出血性膀胱炎。这种不良反应，不但与药物作用时间和浓度呈正相关，而且与给药途径及方法关系密切。环磷酰胺（CTX）和白消安（BUS）联合化疗引起膀胱炎的危险性相对更高。甲喹酮、乌洛托品、避孕栓、苯胺和甲苯胺等长期或过量使用或接触也可以直接或间接地引起出血性膀胱炎。

（2）放射性损伤：盆腔全量放疗时有 20% 的患者膀胱受累。放射线对膀胱的急性损伤首先是膀胱黏膜的炎症改变，引起黏膜糜烂、溃疡或坏死出血。

（3）病毒感染：Ⅱ型腺病毒感染可以引发膀胱刺激症状及肉眼血尿。也见于某些流感病毒感染等。

（4）全身疾病：类风湿关节炎和 Crohn 病可并发系统性淀粉样变，膀胱的继发性淀粉样变可引起明显血尿。

（5）有大量尿潴留时突然大量导尿，引发膀胱出血的报道。

二、临床表现

出血性膀胱炎主要表现如下：

1. 突发性血尿　血尿突然发生，并伴有尿频、尿急、尿痛等膀胱刺激症状，严重者又伴有贫血。膀胱镜检查可见膀胱容积变小，黏膜充血、水肿、溃烂或变薄，血管壁变脆，部分患者可见出血部位。

2. 顽固性血尿　反复发作性血尿，或血尿持续，经久不愈。并常伴有尿频、尿急、尿痛等症状。

有时因反复出血、膀胱内形成血凝块，或阻塞输尿管口，引起急性或慢性尿潴留。膀胱镜检查可见膀胱容积缩小，膀胱挛缩，膀胱壁弹性消失，黏膜充血水肿，溃疡坏死或血管扩张出血。

三、诊断

1）做出出血性膀胱炎的诊断之前应注意以下 4 点情况

（1）注意膀胱内出血是否因肾、输尿管和膀胱凝结物、膀胱肿瘤等常见疾病所致。

（2）当儿童出现膀胱刺激症状而尿培养阴性时，则应考虑到病毒感染或误服对泌尿系统有毒性的药物的影响。

（3）青年人出现血尿则要考虑到工作是否常接触有害的化学品。

（4）老年人出现血尿则要排除泌尿系统肿瘤或前列腺增生症。

2）当患者出现膀胱、尿道刺激症状并血尿时，医生应考虑进行以下检查。

（1）尿常规检查：可有镜下血尿，甚至肉眼血尿。

（2）膀胱镜检查：膀胱镜检查及活检是确定诊断最可靠的方法，可看到膀胱内有不同程度炎症改变，甚至可以观察到出血部位，两侧输尿管开口排出的尿液是清亮的。

（3）肾功能检查：如肌酐、尿素氮、尿酸等的检查。

（4）结核抗体及尿抗酸杆菌检查。

四、治疗

各种原因引起的出血性膀胱炎治疗方法基本相同，主要是止血，根据血尿的程度可选用下列处理方法。

1. 清除膀胱内血块　这是治疗出血性膀胱炎的第一步，若血块松软，可在病床旁进行，可留置管腔较大的多孔导尿管，用蒸馏水或生理盐水反复冲洗抽吸，冲洗时最好选用20ml以上容量注射器，进水时用力推注，才能用水柱打碎血块，而抽吸时要缓慢些，防止急抽吸时血凝块阻塞尿管。若血凝块较坚韧，且大而多，则需以尿道插入电切镜方能清除血凝块。当膀胱内血凝块冲洗干净后，应观察膀胱内出血部位，如有活动性出血点，则可立即行电凝止血，并同时行膀胱内灌注药物止血。

2. 止血药物的应用　药物包括氨基己酸、酚磺乙胺、卡巴克络、维生素 K 等，通过增强血小板黏附功能，或增强毛细血管对损伤的抵抗力，减少毛细血管通透性，使受伤的毛细血管端回缩而止血等发挥作用。增压素 0.4IV/min 的速度静脉滴注治疗膀胱大出血，效果较理想。

3. 局部用药　具体如下。

（1）凝血酶：1 000 ~ 4 000IV 用蒸馏水或生理盐水 20 ~ 30ml 配成溶液，每 2 ~ 4h 膀胱内注射一次。多数患者经 2 ~ 3 次灌注后，出血即可得到控制。

（2）硝酸银：用蒸馏水配制成 0.5% ~ 1% 溶液，每 10 ~ 20min 向膀胱内灌注一次，有些患者需多次灌注，疗效可靠，能使 70% 膀胱出血停止。

（3）去甲肾上腺素：用 8mg/100ml 去甲肾上腺素冲洗膀胱可止血，冲洗后血压可增高，脉搏加快，但不影响治疗，不损伤黏膜。

4. 冰水膀胱冲洗　用冰水连续冲洗 24 ~ 48h，可以治疗放射性膀胱炎的出血。据报道，此法成功率为 92%。冰水有收缩血管，促进血红蛋白凝固，故可止血。

5. 高压氧治疗　由于高压氧可以提高血管损伤组织的修复能力，促使血尿停止。因此，最近有人采用高压氧治疗因放、化疗引起的出血性膀胱炎。方法是：在高压氧舱中 3kPa 压力下，吸入 100% 氧气 90min 为一次治疗，每周 5 ~ 6 次，共 20 次。

6. 外部加压器　这是一种可用于骨盆区进行充气压迫止血的器械（目前尚未进入国内市场），适用于血流动力学不稳定的盆腔急性大出血，曾用来治疗难于控制的膀胱大出血。据报道，该疗法的临床治疗效果较好。

7. 手术止血　只限于非手术治疗无效情况下，方可考虑行切开膀胱清除血凝块，电凝或用化学药品烧灼止血。若不能达到目的，则可行双侧髂内动脉结扎。

五、预防

（1）在化疗过程中，注意选用泌尿系统保护药巯乙基磺酸钠（mesna）辅助治疗。推荐方法为开始化疗时给药一次，按 80mg/kg 计算，化疗后 4h 和 8h 各给药一次。

（2）在放疗前或放疗期间应用对膀胱黏膜有保护作用的戊聚糖多硫酸钠（sodium pentosanpoly sulfate），即使在膀胱炎出现以后应用，也可减轻症状和出血。

（3）化疗前详细阅读药物说明书，了解药物毒理，避免使用对膀胱黏膜有刺激的药物。

（4）病因治疗：如前列腺增生、泌尿系结核、泌尿系凝结物及泌尿系肿瘤的及时诊治等。

（金海荣）

第六节　膀胱凝结物

膀胱凝结物为泌尿系统的常见病、多发病之一。公元前，人们即开始了膀胱凝结物的治疗，并且采用的手术方法多种多样，但是手术死亡率极高。膀胱凝结物在性别方面差异也很大，一般好发于男性，男女比例为 10：1。膀胱凝结物的发病率有明显的地区和年龄差异。总的来说，在经济不发达地区，膀胱凝结物以婴幼儿为常见，主要由营养不良所致。近来，膀胱凝结物的总发病率已显著下降，多见于50 岁以上的中老年人。

一、病因

膀胱凝结物分为原发性和继发性两种。原发性膀胱凝结物多由营养不良所致，现在除了少数发展中国家及我国一些边远地区外，其他地区该病已少见。继发性膀胱凝结物主要继发于下尿路梗阻、膀胱异物、泌尿系感染、代谢性疾病、肠代膀胱、膀胱外翻 – 尿道上裂及寄生虫性膀胱凝结物等。

1. 营养不良　原发性膀胱凝结物主要发生于贫困饥荒年代，营养缺乏、动物蛋白摄入不足人群。只要改善婴幼儿的营养，使新生儿有足够的母乳或牛乳喂养，婴幼儿膀胱凝结物是可以减少的。

不少小的肾和输尿管凝结物以及在过饱和状态下形成的尿盐沉淀，在膀胱排尿无梗阻的情况下，均可随尿排出。但当有下尿路梗阻时，如尿道狭窄、先天性畸形、前列腺增生、膀胱颈部梗阻、肿瘤、膀胱膨出、憩室等，均可使小凝结物和尿盐结晶，沉淀积聚而形成凝结物，这也是现今膀胱凝结物在男性小儿及老年人最常见的重要原因。

2. 膀胱异物　膀胱异物如子弹头、发卡、电线、圆珠笔芯等，均可作为核心，使尿盐沉积于其周围而形成凝结物。医源性的膀胱异物主要有长期留置的导尿管、被遗忘的输尿管支架管、不被机体吸收的残留缝线、膀胱悬吊物、由子宫内穿至膀胱的 Lippes 环等。膀胱异物可作为凝结物的核心而使尿盐晶体物质沉积于其周围而形成凝结物。

3. 尿路感染　继发于下尿路梗阻或膀胱异物的感染，尤其是尿素分解细菌的感染，可使尿 pH 升高，促使磷酸钙、铵和镁盐的沉淀而形成膀胱凝结物。这种由产生尿素酶的微生物感染所引起、由磷酸镁铵和碳磷灰石组成的凝结物，又称为感染性凝结物。

4. 代谢性疾病　凝结物由人体代谢产物构成，因此与新陈代谢有极密切的关系。不同类型的凝结物，如胱氨酸、尿酸、黄嘌呤和含钙凝结物各具有不同特点。

（1）胱氨酸尿症为先天性疾病，常以凝结物为主要临床表现：胱氨酸尿症的发生率为 1/2 万人（Smith，1994 年）。胱氨酸凝结物占全部尿石的 1%。当食物中胱氨酸不足或吸收障碍时，蛋氨酸可作为胱氨酸和半胱氨酸的前身参与代谢，其是人体硫的主要来源。从食物中摄取的含硫氨基酸在肝中代谢形成半胱氨酸和胱氨酸，最后形成尿素和硫酸盐排于尿中。

（2）草酸的代谢及其异常：草酸是形成含钙凝结物的重要因素，尿石中最多见的成分是草酸钙。草酸在人类是代谢的终末产物，不再进一步分解。尿中草酸的来源主要（85% ~90%）为内生的，其中 20% ~40% 来自维生素 C。从食物中直接摄取的只占 1% ~5%。

（3）钙、磷代谢及其异常：尿石种类最多的是草酸钙凝结物和磷酸钙凝结物，因此钙磷代谢在尿石形成中占有重要地位，尤其是钙代谢异常有其特殊的意义。Flocks 注意到一些尿石患者不论低钙或高钙饮食其尿钙水平均比正常人高。在国外资料中，凝结物患者 30% 有高尿钙，学者统计因尿石症住院的患者中有 23.8% 为无特殊原因的高尿钙。

（4）尿酸凝结物成石的危险因素：尿酸凝结物成石的危险因素除尿量外尿酸量和尿的 pH 是主要因素。

（5）其他：如甲状旁腺功能亢进症、制动综合征、类肉瘤病、皮质醇症、过量使用维生素 D，口服磺胺类药物；肠大部切除、肠吻合短路及慢性消化道疾病等均可导致膀胱凝结物。

5. 肠道膀胱扩大术　肠道膀胱扩大术后膀胱凝结物的发生率高达 36% ~50%，主要原因是肠道分泌黏液所致。

6. 膀胱外翻－尿道上裂　膀胱外翻－尿道上裂患者在膀胱尿道重建术前因存在解剖及功能方面的异常，易发生膀胱凝结物。重建术后，手术引流管、尿路感染、尿液滞留等又增加了凝结物形成的危险因素。

7. 寄生虫　在埃及的血吸虫病流行区，可发生血吸虫病伴发的膀胱凝结物，其核心为虫卵。

二、病理

膀胱凝结物如表面光滑且无感染者，在膀胱内存在相当长时间，也不至造成膀胱壁明显的病理改变。一般而言，因凝结物的机械性刺激，膀胱黏膜往往呈慢性炎症改变。膀胱镜观察时，最早期的改变是局部黏膜血管增多，继而黏膜充血。有继发感染时，充血更明显，且可出现大疱状水肿、出血和溃疡，在膀胱底部和凝结物表面，黏附有脓苔。如凝结物造成膀胱颈部梗阻，膀胱内可有小梁和憩室形成，并使膀胱壁增厚和肌层纤维组织增生。长期梗阻后可因反压力作用，使上尿路发生梗阻性病变，导致肾功受损，且可因继发感染而致肾盂肾炎及输尿管炎。长期感染者可产生膀胱周围炎，使膀胱与盆部组织发生粘连，甚至发生穿孔。凝结物长期慢性刺激，局部上皮组织可发生增生性改变，甚至出现乳头样增生或者鳞状上皮化生，可使膀胱壁发生鳞状上皮癌。

三、临床表现

大多数膀胱凝结物，由于对膀胱局部的刺激、创伤、梗阻和继发感染，可产生各种症状，但也有少数病例，尤其是下尿路梗阻且已有残余尿者，凝结物有时虽然较大，却无明显症状，仅在做 X 线尿路检查时发现。

膀胱凝结物的主要症状为尿痛、排尿障碍和血尿。疼痛可为耻区和会阴部钝痛，亦可为明显或剧烈疼痛，常因活动和剧烈运动而诱发或加剧。如疼痛系凝结物刺激膀胱底部黏膜而引起，常有尿频和尿急。排尿终末时疼痛加剧，且可伴终末血尿。患者常欲卧位以求疼痛缓解。凝结物嵌于膀胱颈口，出现明显排尿困难，排尿时常呈滴沥状，亦可尿流中断或发生急性尿潴留。出现排尿困难时，患者必须改变体位或摇晃身体，才能继续排尿，此时突然发生剧痛，可放射至阴茎、阴茎头和会阴部。尿流中断后再继续排尿时伴有血尿。

小儿患者，常疼痛难忍、大汗淋漓、大声哭叫，用手牵拉或搓揉阴茎或排尿时伴有血尿，或变换体位以减轻痛苦。疼痛有时可放射至背部和髋部，甚至可放射至足跟和足底。患者因排尿困难当用力排尿时，可使尿粪同时排出，甚至可引起直肠脱垂或疝。

老年男性膀胱凝结物多继发于前列腺增生症，可同时伴有前列腺增生症的症状；神经性膀胱功能障碍、尿道狭窄等引起的膀胱凝结物亦伴有相应的症状。

膀胱凝结物并发感染时，出现膀胱刺激症状、血尿和脓尿。

四、诊断

膀胱凝结物的诊断，主要是根据病史、体检、B 型超声、X 线检查，必要时做膀胱镜检查。虽然不少病例可根据典型症状，如疼痛的特征，排尿时突然尿流中断和终末血尿，做出初步诊断。但这些症状绝非膀胱凝结物所独有。

体检对膀胱凝结物的诊断帮助不大，多数病例无明显的阳性体征。凝结物较大者，经双合诊可扪及凝结物。婴幼儿直肠指检有时亦可扪及凝结物。目前此法已被 B 型超声及 X 线等检查取代。

实验室检查可发现尿中有红细胞或脓细胞，伴有肾功能损害时可见血肌酐、尿素氮升高。

腹部 X 线平片亦是诊断膀胱凝结物的重要手段，结合 B 型超声检查可了解凝结物大小、位置、形态和数目，还可了解双肾、输尿管有无凝结物。应注意区分腹部 X 线平片上的盆部静脉石、输尿管下段凝结物、淋巴结钙化影、肿瘤钙化影及肠石。必要时行静脉肾盂造影检查以了解上尿路情况，做膀胱尿道造影以了解膀胱及尿道情况。纯尿酸和胱氨酸凝结物为透 X 线的阴性凝结物，用淡的造影剂进行膀胱造影有助于诊断。

膀胱镜检查是诊断膀胱凝结物最可靠的方法,尤其对于透X线的凝结物。凝结物在膀胱镜可一目了然,不仅可查清凝结物的大小、数目及其具体特征,还可明确有无其他病变,如前列腺增生、尿道狭窄、膀胱憩室、炎症改变、异物、癌变、先天性后尿道瓣膜及神经性膀胱功能障碍等。膀胱镜检查后,还可同时进行膀胱凝结物的气压弹道及钬激光碎石。

五、治疗

膀胱凝结物的治疗应根据凝结物体积大小选择合适的治疗方法。一般来说,直径<0.6cm,表面光滑,无下尿路梗阻的膀胱凝结物可自行排石或通过口服排石中药排石。但绝大多数的膀胱凝结物均需行外科治疗,方法包括体外冲击波碎石、内镜手术和开放性手术。手术治疗取出凝结物后,应做凝结物成分分析后同时进行病因治疗,并发感染时,应用抗生素控制感染。

1. 中药排石 排石颗粒(市面有售),每次6~12g,冲服,2次/d,同时服用654-2 10mg,2次/d,疗效更好。

2. 体外冲击波碎石 小儿膀胱凝结物多为原发性凝结物,可首选体外冲击波碎石术;成人原发性膀胱凝结物不大于2.5~3cm者亦可以采用体外冲击波碎石术。

膀胱凝结物进行体外冲击波碎石时多采用俯卧位或蛙式坐位,对阴囊部位应做好防护措施。由于膀胱空间大,凝结物易移动,碎石时应注意定位。较大的凝结物碎石前膀胱需放置气囊尿管,如需再次碎石,间断时间应>7d。

3. 经尿道钬激光碎石术 目前比较常用,操作简便,碎石效果理想,适合2cm以下膀胱凝结物。钬激光碎石优势在于它能够将凝结物击破成米粒状大小,随尿排出体外。也能将>2cm凝结物击碎,但较费时。

4. 经尿道气压弹道碎石术 气压弹道碎石于1990年首先在瑞士研制成功,至今已发展到第四代,同时兼备超声碎石和气压弹道碎石的超声气压弹道碎石清石一体机。当膀胱凝结物直径>2cm时,可选用经尿道气压弹道碎石术,其碎石速度较钬激光碎石快,尤其是第四代混合动力气压弹道碎石机,可同时碎石及清理凝结物,碎石后需要用Ellik冲洗器冲洗或用取石钳将凝结物碎片取出,取石过程中注意动作要轻巧,防止损伤尿道及膀胱黏膜。

5. 开放性手术取石 耻骨上膀胱切开取石术不需特殊设备,简单易行,安全可靠,但随着腔镜技术的发展,目前采用开放手术取石已逐渐减少,开放手术取石不应作为膀胱凝结物的常规治疗方法,仅适用于需要同时处理膀胱内其他病变或凝结物体积>4cm时方可采用。

此外,开放性手术尤其适用于患有尿道狭窄、前列腺增生、膀胱颈挛缩、膀胱憩室内凝结物及经腔内碎石失败者,但不适用于膀胱内有严重感染、全身情况差,如患有糖尿病或重要器官有严重器质性变者。

(赵 勇)

第八章

前列腺及精囊疾病

第一节　前列腺炎

一、概述

（一）流行病学

前列腺炎是泌尿外科门诊常见与多发疾病，病情反复且治疗效果不尽如人意，有的医生戏称此疾病为："不是癌症的癌症疾病"。部分前列腺炎可以严重地影响患者的生活质量与心身健康。由于对前列腺炎的发病机制，病理生理到目前为止仍没有研究得十分清楚和前列腺炎患者临床表现的多样性，复杂性，使得前列腺炎的流行病学研究增加很多困难，而研究的结果受地域、饮食习惯、文化背景、季节、医生惯性思维以及研究设计方案、年龄群组选择、诊断标准的差异而影响结论的一致性。因此各国家均缺乏系统而详细的流行病学资料调查与研究，难以制订前列腺炎治疗与预防的相关医疗计划，从而对公共健康卫生事业造成巨大的经济负担。

（二）发病率

应用不同的流行病学调查方法和选择不同的人群结构以及地域的不同造成在文献报道中前列腺炎患病率有较大的差异，国际健康中心的健康统计表明，35% ~50% 的成年男性在一生的某个阶段会受到前列腺炎困扰，1977 ~1978 年前列腺炎发病率约为 25%。在美国前列腺炎与前列腺癌和良性前列腺增生症的发病率和就诊率接近，据 1990 年统计每年有 200 万前列腺炎患者，估计发病率为 5% ~ 8%。Pavone 等报道意大利泌尿科门诊有近 18.9% 的患者因反复出现前列腺炎临床症状而就诊。在我国，前列腺炎约占泌尿男科门诊患者总数的 1/3。根据尸检报告，国外前列腺炎发生率为 6.3% ~73.0%。schatteman 等研究一组 238 例 PSA 增高或直肠指诊异常患者，前列腺均存有不同程度的炎症。夏同礼等研究 447 例急性猝死成人尸检前列腺标本，诊断前列腺炎 116 例，占 24.3%。Robertson 等对美国明尼苏达州的 Olmsted 社区前列腺炎发病情况调查，显示 40 ~79 岁的中老年男性前列腺炎发病率 9%。Collins 等对 31 681 例成年男性自我报告病史的调查结果显示前列腺炎发生率为 16%。Nickel 等应用美国国立卫生研究院前列腺炎症状评分 NIH – CPSI 对加拿大渥太华地区调查发现 2 987 名社区成年男性居民中回访率 29%，具有前列腺炎样症状 9.7%，其中 50 岁以下前列腺发病率在 11.5%，50 岁以上男性前列腺发病率为 8.5%。Mehik 等在芬兰对 2 500 例 20 ~ 59 岁男性的随机问卷研究表明前列腺炎发病率 14.2%。Ku 等对韩国 ChoongchungSuth 省社区以及 Taejeon 省参军体检的 29 017 例如年轻人的 6 940 份随机问卷调查结果表明，6% 出现过耻区及会阴部疼痛不适，5.0% ~10.5% 出现过排尿异常，并对生活质量产生一定影响。值得注意的是，并不是所有前列腺炎样症状者都发展成或可以诊断为前列腺炎，前列腺炎的症状严重程度差异亦较大。Mettik 等对 261 例前列腺炎患者调查显示，只有 27% 的患者每年出现 1 次以上的症状，16% 持续出现症状。Turner 等对 357 例诊断为前列腺炎患者中的 304 例进行调查，结果只有 14.2% 的患者就诊于泌尿科，0.6% 的患者就诊于急诊，这些患者与就诊于基层综合门诊者相比，临床症状较多、较重，持续时间较长，NIH－CPSI 评分也较高，尤其是疼痛不适症状更明显。尽管前列腺炎的发病率很高，也是临床上诊断最多的疾病之一，但报道的发病率往往低于实际情况，原因可能包括：①该病不威胁生命，大部分慢性前列腺炎患者对自身的疾病情况不清楚，也不一定寻求医疗帮助。②前列腺炎患者的症状不典型且多样化造成误诊。③对该病的分类和诊断缺乏统一的标准。④存在无症状的前列腺炎患者。⑤医生的素质和对前列腺疾病认识的差异也可影响对前列腺炎的准确诊断。⑥有些文献资料也不十分可靠。目前国内尚缺乏这样大样本的调查研究。

（三）各种类型前列腺炎的发生情况

根据 1995 年 NIH 标准，前列腺炎分为急性细菌性前列腺炎（Ⅰ型）、慢性细菌性前列腺炎（Ⅱ型）、炎症性慢性骨盆疼痛综合征（ⅢA 型）、非炎症性慢性骨盆疼痛综合征（ⅢB 型）和无症状的炎性前列腺炎（Ⅳ型）。Ⅰ型前列腺炎比较少见，前列腺炎的 3 个主要类型为Ⅱ型、ⅢA 型和ⅢB 型。德国学者 Brunner1983 年统计 600 例因前列腺炎就诊的患者，发现其中 5% 为细菌性前列腺炎、64% 为非细菌性前列腺炎、31% 为前列腺痛。Ⅳ型前列腺炎由于缺乏明显的症状而不为临床重视，只有因前列腺指诊异常和/或 PSA 增高而怀疑前列腺增生和前列腺癌进行前列腺活检时或因男性不育症进行精液分析时才偶然发现和诊断。Nickel 等对 80 例无症状的：BPH 患者进行组织活检，均存在组织学的炎症反应证据。Potts 等研究 122 例无症状的血清 PSA 增高男性，41.8% 存在前列腺炎。Carver 等在 227 例前列腺癌普查检出Ⅳ型前列腺炎 73 例，占 32.2%，并且血清的 PSA 明显高于无炎症的被普查者。国内李宏军调查 534 例患者，其中诊断前列腺炎 209 例，占 39.1%，Ⅳ型前列腺炎 135 例，占 25.3%。研究表明，Ⅳ型前列腺炎在老年男性和男性不育症中发病率较高，占不育男性中前列腺炎的半数以上。

（四）前列腺炎的年龄分布

前列腺感染可以发生在各个年龄段，以成年男性最多，是 50 岁以下男性就诊于泌尿外科最常见者。以前认为前列腺炎多发于有性活动的青壮年人，高发年龄 25～35 岁，但流行病学调查显示 36～65 岁者发病率高于 18～35 岁者，并与老年前列腺增生症患者具有很大的重叠性。夏同礼等进行尸检发现 50～59 岁前列腺炎发病率 25.4%，60～69 岁有一个发病高峰，达 36.4%，70 岁以上者为 13.8%。芬兰男性 40～49 岁组前列腺炎发病率最高，分别是 20～39 岁与 50～59 岁组的发病率的 1.7 倍和 3.1 倍，而且退休人员的发生率高达 35.6%。Collins 等估计美国每年 200 万前列腺炎患者发生于 18～50 岁占 50%，发生于 50 岁以上者占 50%。美国明尼苏达州一个社区调查显示，既往诊断为前列腺炎的患者，在随后进行的统一检查中诊断为前列腺炎的概率随着年龄的增加而明显增高，40 岁、60 岁和 80 岁组患者分别为 20%、38% 和 50%。这些研究均提示，中老年男性前列腺炎的发病率也可以很高。

（五）发病的季节性

慢性前列腺炎的发病明显存在季节性。芬兰的调查显示，63% 的前列腺炎患者冬季症状明显加重。国内也有这种情况；而 Cllins 调查美国南部居民比北部居民的慢性前列腺炎发生率高 1.7 倍，说明过冷过热是慢性前列腺炎发病的诱因。

（六）与其他疾病的相关性

目前无明显证据表明前列腺炎与前列腺癌有关，但有部分症状重叠，由于慢性前列腺炎的难治性，部分患者可能会得抑郁症。Mehik 等调查显示，17% 的前列腺炎患者担心前列腺癌的发生明显高于健康男性。一项回顾性分析显示前列腺炎病史与前列腺癌的发生有一定相关性，但这个资料分析的数据还不完善。老年良性前列腺增生者易患尿路感染并感染前列腺，可能与前列腺炎的发生有一定关系。有报道BPH 患者手术后的组织学检查，前列腺发现炎症者高达 84%～98%，BPH 患者既往诊断为前列腺炎比率更高；而无症状的 BPH 患者中，前列腺炎症组织学证据也十分常见。泌尿生殖道的炎症性疾病与前列腺炎发病也有十分重要的相关性。资料显示，性传播疾病与前列腺炎的发生具有高度相关性。慢性前列腺炎患者合并精索静脉曲张的机会往往较高，有报道达 50% 左右。Pavone 等发现精索静脉曲张在慢性前列腺炎患者中的发生率高达 14.69%，明显高于对照组的 5.02%；因精索静脉曲张、痔、前列腺静脉丛扩张具有解剖学上的相关性。输精管结扎术与前列腺炎的发生无相关性。Rizzo 等发现，慢性前列腺炎最常见的并发疾病是糖尿病（7.2%）、抑郁症（6.8%）。前列腺炎患者自我感觉变态性疾病也明显高与一般人群，这也说明了感染或其他素引起了慢性前列腺炎患者的自身免疫性介导的炎症性反应。

（七）生活习惯和职业的影响

性生活不节制者，手淫过频及酗酒者前列腺炎的发病率较高。而规律的性生活对前列腺功能正常发挥具有重要的作用。芬兰的调查结果显示，离婚或独身的男性前列腺炎发病率明显低于已婚男性，可能与其性刺激及感染机会较少有关。Berger 等研究发现过度的性生活并不会引起前列腺炎，可能与研究对象病史、年龄构成不同有关。Mehik 等调查显示，43% 的前列腺炎患者有勃起功能障碍，24% 有性欲降低。来自性伴的精神心理压力也与前列腺炎的发生有相关性。生活质量问卷显示，多数前列腺炎患者的精神和体能受到明显影响。Ku 等发现部分前列腺炎患者有精神心理问题，尤其是患者抑郁和感觉体能虚弱，且常在前列腺炎样症状出现的早期阶段。某些特殊职业与前列腺炎的发生有明显相关性。赵广明等统计 318 例慢性前列腺炎患者，汽车司机占 28.9%，占工人的 46.9%。病因可能是久坐，冷热刺激，会阴部长期在湿热的条件下容易使前列腺的充血加重，经常在外留宿，增加了酗酒、嫖宿的机会，而性病后前列腺炎的发病率明显增高。

二、NIH 分类

1995 年，美国国立卫生研究院（National Institutes of Health，NIH）在过去综合分类的基础上对前列腺炎进行了重新分类，并在流行病学、病原学、病理发生学和治疗方法上都有了重大的突破，重新燃起了人们对该病的极大热情。1998 年"国际前列腺炎合作网络（IPCN）"调查并确定了这个分类方法在 3 年临床和研究应用中的作用，并建议推广使用。新的分类（NIH 分类）法及其基本特点如下：

（1）Ⅰ型（category Ⅰ）急性细菌性前列腺炎：急性细菌性前列腺炎是一种急性尿路感染。细菌存在于中段尿液，与引起尿路感染（urinary trac tinfections，UTIs）的微生物相同，主要为革兰阴性细菌。患者可表现为突发的发热性疾病，并伴有持续和明显的尿路感染症状。

（2）Ⅱ型（category Ⅱ）慢性细菌性前列腺炎：近几十年来，对于Ⅱ型前列腺炎的定义经历许多改变，主要是由于单纯根据临床定义而缺乏客观的循证医学证据及诊断方法的混乱。早在 20 世纪，人们就认为慢性前列腺炎是继发于细菌感染，尤其是革兰阳性菌；随着资料和经验的积累，一些学者对普遍存在的"慢性细菌性前列腺炎"提出质疑，认为只有在定位的前列腺内发现病原菌（主要是革兰阴性菌）才能诊断，并设计实验来区分尿道和前列腺的病原菌；1978 年以后认为，慢性细菌性前列腺炎是指在前列腺液内存在相当大数量的病原菌，同时没有尿道感染或没有类似急性前列腺炎那样的全身症状。目前认为，Ⅱ型前列腺炎患者的前列腺存在反复复发性的感染特征，具有前列腺炎样症状，前列腺内定位分析存在病原菌。多数研究者坚持认为这一类型的前列腺炎是由已经确立的泌尿系统病原微生物引起的前列腺炎症，并伴有反复发作的下尿路感染，具有复发性 UTIs 的特征，但这一限定只适合约 5% 的慢性前列腺炎患者。在诊断Ⅱ型前列腺炎时还存在许多疑问，例如现代诊断技术在区别细菌性和非细菌性前列腺炎的能力有限；使用敏感特异的诊断技术培养所谓的特殊泌尿道病原体结果与Ⅱ型前列腺炎的相关性难以确定；前列腺内定位分析的病原体与 UTIs 的关系不清；许多慢性前列腺炎患者前列腺液培养可以发现革兰阳性细菌，但却不一定是存在于前列腺内的，对其致病性也存在广泛的争议；彻底消除细菌与临床症状的改善情况之间缺乏相关性。目前，对于下列前列腺炎患者的分类和治疗情况还难以有一致性意见：①没有反复发作的 UTIs 病史，但是在前列腺内有定位病原菌存在的证据。②有反复发作的 UTIs 病史，但是病原菌却不定位于前列腺内。③定位分析前列腺内具有在其他情况下的非致病性的病原菌。因此需要加强相关研究，尤其是对那些还没有接受过抗生素治疗的初诊患者前列腺内定位病原菌的诊断和分析。

（3）Ⅲ型（category Ⅲ）慢性非细菌性前列腺炎/慢性骨盆疼痛综合征：Ⅲ型前列腺炎，慢性非细菌性前列腺炎/慢性骨盆疼痛综合征（chronic pelvic pain syndromes，CPPS），是前列腺炎中最常见的类型，也就是过去分类的慢性细菌性前列腺炎和前列腺痛，又可进一步分为ⅢA 型（category ⅢA）和（category ⅢB）。患者的主要临床表现为盆腔区域的疼痛或不适至少持续 3 个月以上，可伴随各种排尿和性生活方面症状，但无 UTIs 病史，实验室检查不能证实感染的存在。其中ⅢA 型为炎症性骨盆疼痛综合征，也称无菌性前列腺炎，在患者的精液、前列腺按摩液（expressed prostatic secretions，EPS）或前列腺按摩后尿液标本中存在有诊断意义的白细胞，是前列腺炎各种类型中最多见的一种。ⅢB 型为非炎症性慢性骨盆疼痛综合征，在患者的精液、前列腺液或前列腺按摩后尿液中不存在有诊断意义的白细胞。患者的主要临床表现为盆腔区域的疼痛或不适至少持续 3 个月以上，可伴随各种排尿和性生活方面症状，但无 UTTs 病史，实验室检查不能证实感染的存在。对于如何命名Ⅲ型前列腺炎一直存在争议，目前认为非细菌性前列腺炎和前列腺痛的诊断给医师和研究者都带来了很大的困惑，给患者的情绪造成了很大的负担，因此建议不再采用。而统一使用 CPPS 的诊断，这样就拓宽了该病的范围，囊括了泌尿生殖系和肛周疼痛为主诉的非前列腺因素造成的疾病，因为学者们普遍认为慢性骨盆疼痛是这一类型前列腺炎患者中确定不变的因素。国外有些学者认为没有必要把ⅢA 和ⅢB 型前列腺炎区分开来，这是因为ⅢB 型前列腺炎患者的前列腺液中有时也可含有过多的白细胞，而且这两种状态的治疗原则基本相同。

（4）Ⅳ型（categoryⅣ）无症状的炎症性前列腺炎（asymptomatory inflammatory prostatitis，AIP）：患者没有主观症状，因在其前列腺的活检组织、精液、前列腺液或前列腺按摩后尿液标本中偶然发现存在炎症反应的证据才得以诊断，患者前列腺液中前列腺特异性抗原（prostate specific antigen，PSA）水平也可增高。多数患者是因为血清 PSA 水平升高，在进行前列腺组织的活检时没有发现癌变，却偶然发现了炎症的存在；有一些男性不育症患者在进行不育原因检查时发现精液内存在大量炎症细胞，并因此发现了前列腺内也存在炎症反应。

临床上Ⅰ、Ⅱ型前列腺炎占 5% ~ 10%，Ⅲ型前列腺炎占 90% ~ 95%，Ⅳ型前列腺炎的确切发病情况还不清楚。

三、临床表现

（一）急性细菌性前列腺炎

突然发热、寒战、乏力、厌食、恶心、呕吐、后背及会阴或耻骨上区域痛、伴有尿频、尿急、尿道灼痛及排尿困难、夜尿多、全身不适并有关节痛和肌肉痛、排便痛、排便时尿道流白、性欲减退、性交痛、阳痿、血精。上述症状并非全都出现，有的早期只有发热、尿道灼感被误为感冒。直肠指诊：前列腺肿胀、触痛明显，整个或部分腺体坚韧不规则。前列腺液有大量白细胞或脓细胞以及含脂肪的巨噬细胞，培养有大量细菌生长。但急性期不应做按摩，以免引起菌血症。急性细菌性前列腺炎通常伴有不同程度的膀胱炎，尿培养可了解致病菌及药物敏感。可并发急性尿潴留、急性精囊腺或附睾炎。

（二）慢性细菌性前列腺炎

临床表现各有不同，其可由急性细菌性前列腺炎迁延而来，然多数患者先前无急性前列腺炎病史，有些患者仅因偶尔发现无症状菌尿而诊断。大多数有不同程度的排尿刺激症状：尿痛、尿急、尿频、夜尿多，有些患者尿末流出白色黏液，会阴、肛周、耻骨上、耻区、腰骶部、腹股沟、阴囊、大腿内侧及睾丸、尿道内有不适感或疼痛，可有全身不适，疲乏，失眠等精神症状，偶有射精后疼痛、血精、早泄和阳痿。约有 1/3 的患者无临床症状，仅靠前列腺液检查诊断，偶有急性发作。膀胱镜检查和泌尿系造影皆无异常发现。CBP 患者 PSA 可升高。

（三）慢性非细菌性前列腺炎

病人数为细菌性前列腺炎的 8 倍。临床表现有时同细菌性前列腺炎，主诉有尿频、尿急、夜尿多、尿痛，感觉骨盆区、耻骨上或会阴生殖区疼痛或不适。可伴有头痛、乏力、失眠多梦、食欲缺乏、焦虑，随着病情时间延长，患者的精神症状愈加重，甚至怀疑自己得了不治之症，有时射精后痛和不适是突出特征。病理学检查无特殊发现。

虽然慢性细菌性和非细菌性前列腺炎临床特征有很多相似之处，但非细菌性前列腺炎患者前列腺液细菌培养阴性，也无尿路感染史。非细菌性前列腺炎的前列腺按摩液中白细胞和含有脂肪的巨噬细胞同样较正常多。慢性细菌性和非细菌性前列腺炎均可并发性功能减退和不孕，亦可并有免疫反应性疾病如虹膜炎、关节炎、心内膜炎、肌炎等。

（四）前列腺痛

前列腺痛是非细菌性前列腺炎的特殊类型。典型前列腺痛患者可能有前列腺炎的症状但无尿路感染的病史，前列腺液培养无细菌生长，前列腺液中大量炎症细胞，主要见于 20 ~ 45 岁的男性。主要症状是与排尿无关的"盆腔"痛，如会阴坠胀、阴茎、阴茎头、尿道痛，耻骨上下腹坠胀，腹股沟、阴囊、睾丸抽痛，下腰背痛，大腿内侧痛，个别甚至脚或肩痛，轻重不一，有的只有 2 ~ 3 个症状，精神痛苦很大，以致失眠。有些患者主诉间歇性尿急、尿频、夜尿多和排尿困难。刺激性排尿困难不是主要症状。许多患者意识到有不同的梗阻性排尿障碍症状，即排尿踌躇、尿流无力、尿线中断、所谓"脉冲"式排尿（"pulsating" voiding）。

泌尿生殖系和神经系统检查无特殊异常，有些患者指检时肛门括约肌有些紧，前列腺和其周围组织有触痛。前列腺液细菌培养阴性，前列腺液镜检正常，膀胱镜检查有轻中度梗阻和不同程度的膀胱小梁。前列腺痛的患者 PSA 可升高。

四、诊断

1. 临床症状　诊断前列腺炎时，应详细询问病史，了解发病原因或诱因；询问疼痛性质、特点、部位、程度和排尿异常等症状；了解治疗经过和复发情况；评价疾病对生活质量的影响；了解既往史、个人史和性生活情况。

（1）Ⅰ型：常突然发病，表现为寒战、发热、疲乏无力等全身症状，伴有会阴部和耻骨上疼痛，尿路刺激症状和排尿困难，甚至急性尿潴留。

（2）Ⅱ和Ⅲ型：临床症状类似，多有疼痛和排尿异常等。Ⅱ型可表现为反复发作的下尿路感染。Ⅲ型主要表现为骨盆区域疼痛，可见于会阴、阴茎、肛周部、尿道、耻骨部或腰骶部等部位。排尿异常可表现为尿急、尿频、尿痛和夜尿增多等。由于慢性疼痛久治不愈，患者生活质量下降，并可能有性功能障碍、焦虑、抑郁、失眠、记忆力下降等。

（3）Ⅳ型：无临床症状。

慢性前列腺炎症状评分：由于诊断慢性前列腺炎的客观指标相对缺乏并存在诸多争议，因此推荐应用 NIH - CPSI 进行症状评估。NIH - CPSI 主要包括 3 部分内容，有 9 个问题（0 ~ 43 分）。第一部分评估疼痛部位、频率和严重程度，由问题 1 ~ 4 组成（0 ~ 21 分）；第二部分为排尿症状，评估排尿不尽感和尿频的严重程度，由问题 5 ~ 6 组成（0 ~ 10 分）；第三部分评估对生活质量的影响，由问题 7 ~ 9 组成（0 ~ 12 分）。目前已被翻译成多种语言，广泛应用于慢性前列腺炎的症状和疗效评估。

2. 体检　诊断前列腺炎，应进行全面体格检查，重点是泌尿生殖系统。检查患者耻区、腰骶部、会阴部、阴茎、尿道外口、睾丸、附睾和精索等有无异常，有助于进行诊断和鉴别诊断。直肠指检对前列腺炎的诊断非常重要，且有助于鉴别会阴、直肠、神经病变或前列腺其他疾病，同时通过前列腺按摩获得 EPS。

（1）Ⅰ型：体检时可发现耻骨上压痛、不适感，有尿潴留者可触及耻骨上膨隆的膀胱。直肠指检可发现前列腺肿大、触痛、局部温度升高和外形不规则等。禁忌进行前列腺按摩。

（2）Ⅱ型和Ⅲ型：直肠指检可了解前列腺大小、质地、有无结节、有无压痛及其范围与程度，盆底肌肉的紧张度、盆壁有无压痛，按摩前列腺获得 EPS。直肠指检前，建议留取尿液进行常规分析和尿液细菌培养。

3. 实验室检查　具体检查如下。

（1）EPS 常规检查：EPS 常规检查通常采用湿涂片法和血细胞计数板法镜检，后者具有更好的精确度。正常的 EPS 中白细胞 <10 个/HP，卵磷脂小体均匀分布于整个视野，红细胞和上皮细胞不存在或偶见。当白细胞 >10 个/HP，卵磷脂小体数量减少即有诊断意义。胞质内含有吞噬的卵磷脂小体或细胞碎片等成分的巨噬细胞，也是前列腺炎的特有表现。当前列腺有细菌、真菌及滴虫等病原体感染时，可在 EPS 中检测出这些病原体。此外，为了明确区分 EPS 中白细胞等成分，可对 EPS 采用革兰染色等方法进行鉴别。如前列腺按摩后收集不到 EPS，不宜多次重复按摩，可让患者留取前列腺按摩后尿液进行分析。

（2）EPS-pH 测定：正常人 EPS 的 pH 介于 6.4~6.7，随年龄增长有升高趋势，逐渐变为碱性。在慢性细菌性前列腺炎时。EPS 的 pH 明显变为碱性，其碱性程度约比正常高 10 倍，大大影响前列腺内的抗生素浓度，影响治疗效果。前列腺炎所致的 EPS 的 pH 改变可能早于临床症状的出现，当出现临床症状时，前列腺上皮细胞的分泌功能和通透性已经改变，EPS 的 pH 已升高，在随后的病程中不会再有明显变化。故不论症状轻重，EPS 的 pH 升高提示前列腺炎症相对较重。另外，CBP 的 EPS 的 WBC 计数与 EPS 的 pH 升高的关系呈正相关，前列腺液中的白细胞参与炎症反应，白细胞越多，前列腺的细菌炎症反应越明显，上皮细胞水肿、坏死，导致前列腺上皮细胞分泌功能损害，枸橼酸分泌减少，pH 升高；同时细菌使前列腺上皮通透性增加，更多的组织液渗透到前列腺腔内，进一步稀释其中的枸橼酸，EPS 的 pH 更接近于组织液或血浆 pH。文献报道证实慢性前列腺炎治疗后 EPS 的 pH 可明显下降，但不能恢复正常，这可能因为治疗后前列腺细菌所致的前列腺上皮通透性稍有好转，但分泌功能很难恢复正常，此结果对 CBP 的诊断和治疗有指导意义。

（3）锌的含量：精浆中的锌主要来源于前列腺，是前列腺的特征性产物，可以间接反映前列腺的功能。有人测定慢性前列腺炎患者的精浆锌含量也降低，因此，有学者提出将精浆中锌含量减低作为慢性前列腺炎的诊断指标。慢性前列腺炎患者前列腺锌及精浆锌测定结果假阳性率分别为 10% 及 17%，故前列腺液中锌减低作为慢性前列腺炎的诊断指标，比精浆中锌减低更为直接、准确和可靠。因为精液除前列腺液以外还包括精囊液等其他成分。精液的采集可直接影响检查结果的准确性和可靠性，国外也有类似报道，当前列腺液中锌含量低于 493.74μg/ml 时，就应考虑有慢性前列腺炎的可能，此时结合前列腺液常规镜检白细胞数增高/高倍视野或细菌培养结果，即可确立诊断。此外，临床观察到有些慢性前列腺炎患者虽然临床治愈，前列腺液细菌检查阴性 1 年以上，可是前列腺液锌含量仍持续偏低，这些患者以后易发生前列腺炎复发，这说明前列腺液锌减低时会降低对炎症的防御功能，抗菌能力降低，容易导致前列腺炎复发。因此也可以通过测定前列腺液中锌来评价慢性前列腺炎的治疗效果及预后。

五、治疗

（一）Ⅰ型

主要是广谱抗生素、对症治疗和支持治疗。开始时可经静脉应用抗生素，如广谱青霉素、三代头孢菌素、氨基糖苷类或氟喹诺酮等。发热与疼痛严重时，必要时给予退热药和止痛药，待患者的发热等症状改善后，可改用口服药物（如氟喹诺酮），疗程至少 4 周。症状较轻的患者也应使用抗生素 2~4 周。伴尿潴留者可采用细管导尿，但留置导尿时间不宜超过 12h 或耻骨上膀胱穿刺造瘘引流尿液，伴前列腺囊肿者可采取外科引流，伴脓肿形成者可采取经直肠超声引导下细针穿刺引流、经尿道切开前列腺脓肿引流或经会阴穿刺引流。

（二）Ⅱ型

慢性前列腺炎的临床进展性不明确，健康教育、心理和行为辅导有积极作用。患者应戒酒，忌辛辣刺激食物；避免憋尿、久坐，注意保暖，加强体育锻炼。慢性前列腺炎的治疗目标主要是缓解疼痛、改善排尿症状和提高生活质量，疗效评价应以症状改善为主，治疗以口服抗生素为主，选择敏感药物，疗程为 4~6 周，其间应对患者进行阶段性的疗效评价。疗效不满意者，可改用其他敏感抗生素。目前在治疗前列腺炎的临床实践中，最常用的一线药物是抗生素，但是只有约 5% 的慢性前列腺炎患者有明确的细菌感染，可根据细菌培养结果和药物穿透前列腺的能力选择抗生素。药物穿透前列腺的能力取决于其离子化程度、脂溶性、蛋白结合率、相对分子质量及分子结构等。可选择的抗生素有氟喹诺酮类（如环丙沙星、左氧氟沙星、洛美沙星和莫西沙星等）、四环素类（如米诺环素等）和磺胺类（如复方新诺明）等药物。前列腺炎确诊后，抗生素治疗的疗程为 4~6 周，其间应对患者进行阶段性的疗效评价。疗效不满意者，可改用其他敏感抗生素。不推荐前列腺内注射抗生素的治疗方法。症状严重时也可加用植物制剂和α受体阻滞剂。

（三）ⅢA型

抗生素治疗大多为经验性治疗，理论基础是推测某些常规培养阴性的病原体导致了该型炎症的发生。因此，推荐先口服氟喹诺酮等抗生素2~4周，然后根据疗效反馈决定是否继续抗生素治疗。只在患者的临床症状确有减轻时，才建议继续应用抗生素。推荐的总疗程为4~6周。部分此型患者可能存在沙眼衣原体、溶脲脲原体或人型支原体等细胞内病原体感染，可以口服四环素类或大环内酯类抗生素治疗。

（四）ⅢB型

不推荐使用抗生素治疗。可选用α受体阻滞剂改善排尿症状和疼痛。植物制剂、非甾体抗感染镇痛药和M受体阻滞剂等也能改善相关的症状，α受体阻滞剂能松弛前列腺和膀胱等部位的平滑肌而改善下尿路症状和疼痛，因而成为治疗Ⅱ型/Ⅲ型前列腺炎的基本药物。α受体阻滞剂主要有：多沙唑嗪（doxazosin）、萘哌地尔（naftopidil）、坦索罗辛（tamsulosin）和特拉唑嗪（terazosin）等。治疗中应注意该类药物导致的眩晕、直立性低血压和腹泻等不良反应，α受体阻滞剂可能对未治疗过或新诊断的前列腺炎患者疗效优于慢性、难治性患者，较长程（12~24周）治疗效果可能优于较短程治疗，低选择性药物的效果可能优于高选择性药物。α受体阻滞剂的疗程至少应在12周以上。α受体阻滞剂可与抗生素合用治疗ⅢB型前列腺炎，合用疗程应在6周以上。非甾体抗炎镇痛药是治疗Ⅲ型前列腺炎相关症状的经验性用药。其主要目的是缓解疼痛和不适。临床对照研究证实赛来昔布对改善ⅢB型前列腺炎患者的疼痛等症状有效。植物制剂在Ⅱ型和Ⅲ型前列腺炎中的治疗作用日益受到重视，植物制剂主要指花粉类制剂与植物提取物，其药理作用较为广泛，如非特异性抗炎、抗水肿、促进膀胱逼尿肌收缩与尿道平滑肌松弛等作用。常用的植物制剂有普适泰、沙巴棕及其浸膏等。由于品种较多，其用法用量需依据患者的具体病情而定，通常疗程以月为单位。不良反应较小。一项多中心对照研究结果显示，普适泰与左氧氟沙星合用治疗ⅢB型前列腺炎效果显著优于左氧氟沙星单一治疗。另一项随机、双盲、安慰剂对照研究结果显示，与安慰剂比较，普适泰长期（6个月）治疗可以显著减轻Ⅲ型前列腺炎患者的疼痛和排尿症状。

M受体阻滞剂：对伴有膀胱过度活动症（overactive bladder，OAB）表现如尿急、尿频和夜尿但无尿路梗阻的前列腺炎患者，可以使用M受体阻滞剂（如托特罗定等）治疗。抗抑郁药及抗焦虑药：对并发抑郁、焦虑等心理障碍的慢性前列腺炎患者，在治疗前列腺炎的同时，可选择使用抗抑郁药及抗焦虑药治疗。这些药物既可以改善患者精神症状，还可以缓解排尿异常与疼痛等躯体症状。应用时必须注意这些药物的处方规定和药物不良反应。可选择的抗抑郁药及抗焦虑药主要有三环类抗抑郁剂、选择性5-羟色胺再摄取抑制剂和苯二氮䓬类药物。

（五）Ⅳ型

一般不需治疗。如患者并发血清PSA值升高或不育症等，应注意鉴别诊断并进行相应治疗，可取得较好的临床效果。

（六）其他治疗

（1）前列腺按摩：前列腺按摩是传统的治疗方法之一，研究显示适当的前列腺按摩可促进前列腺腺管排空并增加局部的药物浓度，进而缓解慢性前列腺炎患者的症状，故可为治疗难治性Ⅲ型前列腺炎的辅助疗法。Ⅰ型前列腺炎患者禁用。

（2）生物反馈治疗：研究表明慢性前列腺炎患者存在盆底肌的协同失调或尿道外括约肌的紧张。生物反馈合并电刺激治疗可使盆底肌松弛，并使之趋于协调，同时松弛外括约肌，从而缓解慢性前列腺炎的会阴部不适及排尿症状。该治疗无创伤，为可选择性治疗方法。

（3）热疗：主要利用多种物理手段所产生的热效应，增加前列腺组织血液循环，加速新陈代谢，有利于消炎和消除组织水肿，缓解盆底肌肉痉挛等。有经尿道、直肠及会阴途径，应用微波、射频、激光等物理手段进行热疗的报道。短期内虽有一定的缓解症状作用，但无长期的随访资料。对于未婚及未生育者不推荐使用，以免损伤睾丸，影响生育功能。

（4）前列腺注射治疗/经尿道前列腺灌注：治疗尚缺乏循证医学证据，其疗效与安全性尚不确切，不建议使用。

（5）手术治疗：经尿道膀胱颈切开术、经尿道前列腺切开术等手术对于慢性前列腺炎很难起到治疗作用，仅在合用前列腺相关疾病有手术适应证时选择上述手术。如硬化性前列腺并发有前列腺炎症状时可选择前列腺颈部电切，能取得良好的效果。

（赵　勇）

第二节　前列腺特异性感染

一、淋菌性前列腺炎

（一）概述

淋菌性前列腺炎与男性淋病有关，多见于青壮年，由尿道淋球菌上行感染所致，是淋球菌尿道炎的并发症，临床上急性淋菌性后尿道炎几乎都有前列腺炎。大部分患者治疗后炎症可以消退，少数严重者可发展为前列腺脓肿。由于前列腺开口在后尿道，因而后尿道感染容易波及前列腺，国内的一项调查显示：患有淋病之后，淋菌性前列腺炎的发生率为 6%～29%。淋病是一种性传播疾病，我国在 1964 年曾经宣布过，我国没有性传播疾病了，性病已经消灭了。但是从 20 世纪 60 年代第一例淋病发生以后直到 1977 年，淋病的发生率就明显升高，到 1997 年，已经占到了性病的第一位。发病率一般与不洁性交有关系，性交频率高的，发病率就比较高，现在有一组资料表明，如果男女按一次不洁性交来统计，发病率可以在 22%～35%，如果 4 次不洁性交，发病率可以在 60%～80%，一般男传女可以为 50%～90%，女传男就低一些，为 25%～50%。

（二）临床表现

诊断淋菌性前列腺炎也具有前列腺炎的一般症状，患者都可以出现尿频、尿急、尿不尽、尿等待、尿末滴白，同时都有下腹不适，会阴不适以及腰酸、腿疼等症状。

（1）急性期：会阴部坠胀，间歇短暂的抽搐，当淋球菌侵及尿道球腺时，尤其在大小便时会阴部胀痛更为明显；若侵及膀胱颈部和三角区时，表现为尿频、尿急、尿痛；感染严重时，会出现高热、寒战、排尿困难，甚至尿潴留。

（2）慢性期：尿道有痒感，排尿时有烧灼及轻度刺痛感，尿流可变细、无力或滴沥；还可出现阳痿、早泄等性功能障碍。

（3）直肠指诊：急性期：前列腺肿胀、压痛明显，局部温度可升高，表面光滑；脓肿形成时则有饱满或波动感。慢性期：前列腺较饱满、增大、质地软、压痛不明显；病程较长者，前列腺可缩小、变硬、不均匀，有小硬结。

（三）辅助检查

前列腺液检查，前列腺液涂片见多量白细胞，卵磷脂减少，直接镜检和培养可查到淋球菌。

（四）鉴别诊断

淋菌性前列腺炎和男性淋病是不同的两种疾病，尿道口都会出现分泌物，同时伴有尿痛、尿急、会阴部疼痛、晨起排尿出现糊口等症状。男性淋病发病早期有尿痛的症状，尿道前部有烧灼感、刺痛或灼热辣痛，排尿时疼痛明显加剧，甚则向小腹或脊柱放射。夜间疼痛时，患者可发生阴茎的"痛性勃起"。经 12～24h 后疼痛略微减轻，并开始排出稀薄的黏液样分泌物，量多，再经 12～24h，排出大量的脓性分泌物，24h 可排出脓汁 20～50ml。2～3d 后脓汁量减少，稠浓，颜色由白色变为黄白色或黄褐色，再经 3～4d 脓汁更少而浓稠，晨间由于脓液在尿道口聚集，形成脓膜，称为"糊口"，疼痛减轻，尿道口红肿，呈外翻状，包皮内叶也红肿，并可发展为包皮龟头炎、嵌顿包茎等。压迫尿道可流出脓汁。尿道口及舟状窝红肿充血、水肿，有时有小的、浅表性脓肿、糜烂或小溃疡。与一般泌尿系感染类似，此因炎症而引起尿道括约肌收缩，尿频尿急，以夜间为甚。另外，由于炎症波及该处的黏膜小血管，还常出现"终末血尿"。有时可有血精。两侧腹股沟淋巴结亦可受累引起红肿、疼痛、化脓，有明显压痛，并随着尿道炎症的减轻而减少，炎症消失后 2～3d，淋巴结的炎症也随之消失。临床上出现会阴部坠胀疼痛，这提示病变已上行侵犯后尿道、前列腺和精囊等。个别患者还会有全身症状，如发热（体温 38℃左右），全身倦怠无力、不适，食欲不振，甚至恶心、呕吐。淋病患者由于后尿道炎脓液较多，排向前列腺而引起发炎，大多为急性前列腺炎，发病突然，高热、尿频、尿急、尿痛，肛门会阴部坠胀，有压迫感和跳痛感。直肠指诊发现前列腺肿大，触痛明显，尿液混浊，周围白细胞增多。如治疗不及时，前列腺形成脓肿。

慢性淋菌性前列腺炎可无明显自觉症状，晨起排尿时有糊口现象，挤压阴茎时有少量白色分泌物排出，分泌物检查可发现上皮细胞、少数脓细胞及淋球菌，前列腺液检查有大量白细胞，卵磷脂小体减少，甚至有大量脓细胞。

（五）治疗

（1）抗菌药物的应用，使用抗菌药物应遵循的原则：①分泌物培养和药物敏感实验报告之前应选用对各类淋球菌株都有效的药物。②选用药物敏感实验报告提供的高敏药物，调整用药方案。③选用能进入前列腺屏障的碱性、脂溶性高、蛋白结合率低的药物。④联合或轮回用药可防止或延缓耐药菌株的产生。⑤注意足够剂量、时限的用药方法。⑥治愈标准：症状消失后，复查前列腺液 3 次，镜检白细胞均 <10/HP，培养转阴性。

（2）其他治疗：①热水坐浴和理疗：可以减轻局部炎症，促进吸收。②前列腺按摩，每周 1 次，有助于炎性分泌物排出及药物弥散至腺管和腺泡。③忌酒及辛辣食物。④淋球菌培养转为阴性之前，禁忌性生活，以避免淋球菌的传播和再感染。⑤中药治疗：应用活血化瘀、清热解毒的辨证论治。⑥心理治疗：解除患者的心理障碍，以真诚取得患者的信任，说服患者劝其伴侣及时治疗。⑦预防：人对淋球菌有易感性，治愈后仍可再感染发病，应早期发现，早期治疗，并宣传性病防治知识。

（六）淋球菌的耐药问题

近年来，淋球菌的耐药率呈上升趋势，特别是对青霉素的耐药性，随着 β 内酰胺酶产生率的不断升高而逐年上升。对于临床上常用的喹诺酮类药物，淋球菌对氧氟沙星和环丙沙星的耐药率均已超过90%，略高于国内报道，而远高于国外报道，应引起高度关注。对于大观霉素，淋球菌仍保持极高的敏感性。在头孢菌素类药物当中，头孢呋辛、头孢噻肟和头孢曲松的耐药率虽较以往报道略有上升，但其敏感性仍较好，头孢西丁也表现出相当好的敏感性，敏感率达 75.8%。上述结果表明，青霉素和喹诺酮类药物已不能作为淋球菌感染的治疗用药，大观霉素和头孢菌素可以选择使用。

二、滴虫性前列腺炎

（一）概述

滴虫是一种人体寄生虫，它寄生在前列腺中引起的前列腺炎，可称为滴虫性前列腺炎。也有学者将这种情况叫作前列腺滴虫症。滴虫性前列腺炎在临床上并不少见，但容易被忽视，究其原因，一方面是因为滴虫性前列腺炎的病因诊断（找到滴虫）比较困难；另一方面是由于临床医生多习惯于将前列腺炎归因于较多见的细菌感染。

近年来，作为性传播性疾病之一的滴虫性前列腺炎并非罕见，本病症状与一般前列腺炎无异，缺乏特异性。在前列腺液检查时发现毛滴虫，才能确立诊断。因此对有不洁性交史或配偶患有滴虫性阴道炎的患者，在经过抗淋病、非淋病治疗后，仍有症状者，应疑为本病，取前列腺液镜检及培养，发现阴道毛滴虫即可确诊。但前列腺液镜检阴道毛滴虫检出率低，应用培养法检出率较高。

阴道毛滴虫为性活跃期妇女阴道炎常见病原体之一。但较少引起男性症状性感染，可以通过性途径传播，引起阴道炎、尿道炎、男性前列腺炎，且20%男性带虫者无临床症状。

阴道毛滴虫致CP机制不太清楚，可能是：①与细菌的协同作用，即两者在共生的过程中产生某些物质，或给对方提供适宜的生长环境，在致病过程中相互促进。②滴虫本身即具备致病性。这已为实验所证实，不同的虫株致病力则不同。③也可能通过干扰代谢、剥夺营养导致对前列腺细胞不利的微环境，再同时伴有细菌的感染。

（二）诊断

滴虫性前列腺炎患者可有尿道口脓性分泌物，尿液恶臭味，并可以出现睾丸肿大，触痛明显并放射到腹股沟及耻区，半年后均一般表现为前列腺综合征，无特异症状与体征。

对于长期抗菌治疗无效的CP，特别是曾有过婚外性生活史或经常嫖娼的患者，应想到伴有滴虫感染的可能性。压片法简便易行、便于基层开展。但应注意：①对于诊断和治疗后的复查，直接镜检不应少于3次。②为提高镜检的阳性率可把蘸有前列腺液的棉拭子生理盐水洗涤离心取沉渣涂片。转速不应超过1 500r/min，5min。③标本的保温，如体外温度过低，滴虫在短时间内即失去动力而影响诊断。④伴滴虫感染的CP绝大多数为18~40岁。⑤在滴虫阳性的患者中，细菌的耐药率则高达72%，因而病情迁延，治愈困难，其原因很可能是多种病原体在"共生"的过程中相互加强了对方的抵抗力。因此，凡是经常规抗菌治疗效果不明显的CP，应想到伴有滴虫感染的可能。⑥阴道毛滴虫阳性的CP常规抗菌治疗效果欠佳，但厌氧菌在CP发病中越来越受到重视，因而无论是滴虫还是厌氧菌感染所致的CP，甲硝唑都属首选药物。

（三）治疗

治疗仍以甲硝唑为主，性伴侣必须同时治疗，只有这样该病才能根治。WHO专家委员会推荐1次口服2g，国内王少金主张0.2g，每日3次，7~10d为1疗程，也有采用首剂2g，以后0.2g，每日3次，疗程3周的方案。既利于药物快速向前列腺内弥散，又能保证药物在前列腺内有充足的抑菌时间，酸性环境可抑制滴虫的生长、繁殖，可以采用尿道局部用药的方法：以1:5 000硝酸银冲洗尿道，以治疗经常与前列腺滴虫感染同时存在的滴虫性尿道炎。前列腺按摩：每周做一次，帮助前列腺液排出。治疗期间应停止性生活，同时女方也应及时治疗滴虫性阴道炎。

三、前列腺结核

（一）概述

结核病是一种可以侵犯全身的传染性疾病，临床上常见的男性生殖系结核是附睾结核，前列腺结核临床报道较少，但从病理学检查结果来看，前列腺是最常发生结核的部位。近年来，随着肺结核发病率的上升，前列腺结核的发病也呈上升趋势。患者多为中老年，大多数发生于40~65岁，70岁以上者未见有该病发生。

前列腺结核发病率虽高，但因临床表现、影像学检查缺乏特异性，诊断较困难，故临床上误诊率高，早期常被误诊为前列腺癌或前列腺炎，确诊有赖于前列腺穿刺活检，但因其是有创性检查而难以常规进行。尤其是当前列腺结核与前列腺炎、前列腺增生并发存在时更容易忽略结核的存在，故临床见到的病例远较实际为少。另外，由于目前有抗结核作用的喹诺酮类药物的广泛使用可能部分掩盖了病情，而使症状出现了不同程度的好转，从而忽略了结核的存在，因此临床医师更应对前列腺结核有足够的认识，对难治性尿路感染、持续性无菌性脓尿、久治不愈的慢性前列腺炎及一些前列腺增生尤其前列腺直肠指检有韧硬结节者应排除前列腺结核或并发前列腺结核的可能。

（二）病理

前列腺结核可见于前列腺的任何部位，大多同时侵犯双侧中央腺体及外围叶，早期为卡他性炎症，可在血管周围形成细密的结核结节，病变进一步发展，可导致腺体组织破坏，形成结核肉芽肿，中央可发生干酪样坏死，周围有类上皮巨细胞围绕，最后可液化并形成空洞。

前列腺结核的感染途径有两种：一是经尿路感染，泌尿系其他部位有结核病灶，带有结核杆菌的尿液经前列腺导管或射精管进入腺体；二是经血液感染，身体其他部位（如肺等）有结核病灶，其结核杆菌随血液循环进入到前列腺内。目前，对于男性生殖系统结核究竟来自肾结核还是主要因原发感染经血行播散引起仍有争论。

前列腺结核大多同时侵犯双侧。结核杆菌进入前列腺内组织后，早期在前列腺导管及射精管部位形成结核结节，然后向其他部位扩散，可扩展到前列腺两侧叶、精囊或附睾。也可能在前列腺包膜下组织内形成结核结节，再向其他部位扩散。前列腺结核一般可形成结核肉芽肿，干酪化形成空洞，最后形成纤维化硬节。致使前列腺增大，呈结节状且不规则，与周围器官紧密粘连，坚硬度与癌肿近似。病变严重时可扩展到前列腺周围组织，使精囊正常组织消失，结核组织密集，干酪样病变广泛，并可使输精管末端狭窄。如脓肿形成，可向会阴部溃破，成为持久不愈的窦管。也可向膀胱、尿道或直肠溃破。最终前列腺结核将继发感染，或经钙化而愈合。

前列腺结核的确诊依赖组织病理学检查。典型的病理改变为上皮样肉芽肿、郎罕斯细胞和干酪样坏死。但穿刺活检存在假阴性，有时需要反复穿刺才能得到确诊。

（三）诊断

泌尿生殖系结核的诊断首先依靠临床表现，当病变局限于肾脏时仅表现为无痛性血尿和无菌性脓尿，随病情发展可出现膀胱刺激症状。前列腺结核表现不典型，患者仅有长时间尿频，最长达 15 年，部分患者有排尿不适。直肠指诊前列腺质硬，表面不光滑有结节，体积无明显增大；可并发附睾结核。

实验室检查可提供前列腺结核的诊断线索。尿常规检查出现红、白细胞，尿呈酸性，血沉增高者，可做进一步的检查，如尿沉渣找抗酸杆菌和尿 TBDNA 检测。关于 TBDNA 的阳性率，国外报道远较国内高（高达 94%），且特异性较高，可反复进行。放免法检测肾结核患者血清特异性抗结核抗体 IgG 的阳性率可达 100%，但未见有用于前列腺结核检测的报道。血清前列腺特异性抗原（PSA）值是诊断前列腺癌的重要指标，但前列腺结核亦可致 PSA 值升高，经抗结核治疗后 PSA 值下降，PSA 值升高可能与并发排尿困难、尿路炎症、前列腺指诊等因素有关，因此，PSA 值升高对诊断本病有无意义还待进一步研究。

影像学检查对前列腺结核的诊断具有重要的参考价值。经直肠超声探查是诊断前列腺结核的有效方法之一。前列腺结核声像图可表现为外腺区结节状低回声，病程长者可呈强回声。前列腺结核的声像图与其病理特点有关，结核病变早期由于结核结节的形成，则形成强弱相间的混合性回声，其周边血流丰富；空洞前及空洞期则形成弱回声，偶尔可探测到周边散在的血流；当结核病变为纤维化期时，则形成较强的高回声。同时经直肠超声探查还可引导前列腺穿刺活检，是确诊前列腺结核的有效手段之一。CT 能反映前列腺结核的慢性炎症改变，当出现干酪样变时，显示腺体内密度不均，可伴钙化。

文献报道前列腺结核磁共振成像（MRI）检查的 T_1WI 同一地带呈空洞，T_2WI 同一地带低信号强度。前列腺结核 MRI 表现临床报道较少，Tajima 等报道了 1 例前列腺结核的 MRI 表现，病灶呈弥漫性分布，T_2WI 显示结核病灶呈低信号影。Wang 等研究报道 MRI 自旋回波序列 T_1WI 不能显示前列腺结核病灶，T_2WI 显示结核病灶呈低信号区，Gd – DTPA 增强后前列腺结核病灶显示清楚，但与前列腺癌鉴别困难。MRI 具有较好的软组织分辨率和三维成像的特点，MRI 功能成像可提供前列腺的病理、生化、代谢信息，因此 MRI 检查目前被认为是前列腺疾病理想的影像学检查方法，对于前列腺结核及前列腺癌的鉴别诊断有待于进一步研究。结核菌素实验阳性对诊断有一定参考。

有人曾报道膀胱尿道镜检时发现前列腺结核有 3 种典型变化：①精阜近侧端尿道扩张，黏膜充血增厚。②前列腺尿道黏膜呈纵行皱褶，前列腺导管周围因瘢痕收缩而呈高尔夫球洞状。③前列腺尿道黏膜呈纵行小梁样改变。但亦有研究发现前列腺结核患者行尿道镜检 12 例，仅发现 1 例前列腺导管开口呈高尔夫球洞样，认为其检出率低，亦无特异性，仅对晚期病变的诊断有参考价值，不宜常规实施。

前列腺结核的诊断多数是通过病理检查最终确诊，因此值得提倡。

（四）鉴别诊断

虽然前列腺结核的发病在男性生殖系统结核中占第一位，但是早期诊断比较困难，容易被忽视，需要与一些常见病进行鉴别。

（1）与非特异性前列腺炎相鉴别：前列腺结核又称结核性前列腺炎，其早期临床症状与慢性前列腺炎相同，也可见前列腺液中脓细胞增多，因此临床上难以区别。尤其对年轻患者，需结合病史及直肠指诊、前列腺液常规仔细分析，常需做尿液结核菌涂片及培养，以及精液和前列腺液的结核菌检查。除尿频外，慢性前列腺炎患者有尿不尽感，伴会阴以及腰骶部不适，直肠指诊前列腺不硬无结节感，前列腺液常规白细胞 >10 个/HP，卵磷脂体减少。前列腺结核由于腺体受损纤维化，前列腺液不易取出。应注意的是，对前列腺结核患者做前列腺按摩要慎重，以防引起结核病变扩散，应先做精液结核菌检查。在应用抗结核治疗后方可考虑做前列腺按摩，以行前列腺液结核菌涂片检查。

（2）与前列腺癌相鉴别：对年龄较大的患者需与前列腺癌相鉴别，前列腺癌患者 PSA 检查一般偏高，前列腺结核也可引起前列腺增大、有坚硬的结节且固定，不易与前列腺癌区别，但二者最终鉴别有待于前列腺病理活检。实际上，直肠指诊时，前列腺癌的肿块质地较结核更为坚硬，且有大小不等的结节。若癌肿已侵犯至前列腺包膜外，则肿块固定。

（3）与前列腺凝结物相鉴别：在 X 线平片上，可见前列腺钙化影，这可以是前列腺结核的表现，也可以是前列腺凝结物的表现。但前列腺结核常伴有附睾、输精管结核，可扪及附睾肿大或输精管有串珠状结节病变。再结合前列腺液检查，两者不难鉴别。

（五）治疗

前列腺结核的治疗和全身结核病的治疗方法相同，必须包括全身治疗和抗结核药物治疗。前列腺结核用抗结核药物治疗有较好的效果，一般不需手术治疗。前列腺结核一旦确诊，除了休息、适当营养、避免劳累等，还应正规抗结核治疗。目前国内多采用异烟肼（INH）+利福平（RFP）+吡嗪酰胺（PZA）方案，而国外采用异烟肼（INH）+利福平（RFP）+乙胺丁醇（EMB）方案，疗程半年。术前 2 周的控制性治疗应以标准短期抗结核药物作为首选，采用异烟肼（INH）+利福平（RFP）+吡嗪酰胺（PZA）+乙胺丁醇（EMB）治疗 2 周，对经抗结核治疗 2~4 周症状改善不明显者，可改行手术治疗。鉴于手术中存在结核杆菌扩散的危险，应选择创伤小的手术方式，一般不主张做前列腺切除术，因为前列腺结核用现代抗结核药物治疗大多能控制病变，而且这类手术需将前列腺连同附睾、输精管、精囊等一并切除，手术范围大，有一定危险，甚至术后会引起结核性会阴尿道瘘，伤口不愈合。可以采用经尿道前列腺切除术（TURP）或 TVP 治疗，治疗效果良好，术后继续抗结核治疗，排尿症状均可以得到改善。只有当前列腺结核严重、广泛空洞形成、干酪样变性或造成尿路梗阻，用一般药物治疗不能缓解时，或者前列腺结核寒性脓肿已引起尿道、会阴部窦道时，可考虑做前列腺切除术。前列腺结核伴有附睾结核的病例，如果药物治疗无效，可考虑做附睾切除术，对前列腺结核的治疗也有好处，附睾切除后，前列腺结核多可逐渐愈合。

治愈的标准是尿液或前列腺液结核菌涂片和培养均为阴性，泌尿生殖系统结核症状及体征全部消失。

四、真菌性前列腺炎

（一）概述

慢性前列腺炎是男性泌尿生殖系统常见病，大多数慢性前列腺炎患者没有急性炎症过程，由于目前广泛地使用抗生素、皮质激素、免疫抑制药物等，导致真菌感染日益增多，而各种抗真菌药物的滥用，更加剧了真菌感染的复发和治疗的难度。

一般认为，真菌常潜伏在人体的口腔、肠道、皮肤和阴道内，作为寄生菌并不引起任何症状，而当寄生菌与宿主之间内环境的稳定性失调，特别是在抗生素的干扰或宿主的免疫功能减低时，寄生菌可转化为致病菌。从理论上讲，由于女性外阴、阴道的真菌感染是常见的感染源，通过长期的性接触，真菌可经男性泌尿生殖道逆行感染到前列腺，从而引起慢性前列腺炎；尤其是某些慢性前列腺炎患者，因长期使用抗生素或反复直接向前列腺内注射抗生素、糖皮质激素等，易引起菌群失调，免疫力下降，从而增加了真菌进入前列腺的机会，更易诱发前列腺真菌感染。

研究表明，前列腺真菌感染中，白色念珠菌和热带念珠菌感染率高，分别占46.12%和30.14%，光滑念珠菌占13.13%，平滑念珠菌、克柔念珠菌及其他真菌分别为4.14%、2.15%及3.12%。分离出的菌株对两性霉素B（AMB）、制霉菌素（NYS）、伊曲康唑（ITRA）和酮康唑的耐药率低，分别为1.3%和1.9%，而对氟尿嘧啶、氟康唑和咪康唑的耐药率较高，分别是22.13%、34.18%和25.13%。

由于前列腺组织学上某些特定因素，导致慢性前列腺炎治疗不理想，难以根治。病原体耐药性的发展与抗菌药物的使用密切相关，而临床上却大量滥用抗生素，耐药性的产生成为重要相关因素。提示临床对真菌引起的慢性前列腺炎应根据药物敏感试验结果而使用药物治疗，不要盲目经验性的广泛大量使用氟康唑，且吡咯类药物间存在交叉耐药问题，以免造成多重耐药菌株产生。

（二）诊断

目前尚无前列腺真菌感染的确诊标准，人们在诊断尿路真菌感染时，一般以尿液培养真菌菌落＞10 000个/ml为诊断标准，但有研究表明，真菌性前列腺炎患者前列腺液真菌培养菌落在50 000个/ml以上，因此，有理由认为真菌是这些慢性前列腺炎的病原体，或因慢性前列腺炎长期使用广谱抗生素等而继发前列腺真菌感染。

目前临床工作中，前列腺液真菌的分离培养还没有引起临床医生和临床检验工作者的足够重视，因此临床上较易漏诊和误诊。对长期使用抗生素且久治不愈的慢性前列腺炎患者和泌尿系感染的患者，除做常规细菌培养外还应注意真菌培养和药物敏感试验，以防误诊和漏诊，减少多重耐药及深部真菌感染的可能。

（三）治疗

对于那些使用抗生素治疗时间长、治疗效果差的慢性前列腺炎患者，要考虑有前列腺真菌感染，尤其是继发真菌感染的可能。对这些病例，除了行前列腺液常规检查及普通细菌培养外，还应特别注意观察前列腺液有无真菌假菌丝等，必要时做前列腺液真菌培养，一旦诊断成立，应立即停用广谱抗生素、停止穿刺插管等治疗，给予有效、足量的抗真菌药物治疗。

氟康唑具有良好的耐受性和药代动力学效应，是治疗泌尿生殖系真菌感染较理想的药物。

五、非淋菌性前列腺炎

（一）概述

除了淋球菌以外，由其他病原体引起的尿道炎统称为非淋菌性尿道炎（NGU），它是当今国内、国外最常见的性传播疾病之一，也可能与淋病并发或交叉感染。好发于青、中年性旺盛期，25岁以下占60%。男性可并发附睾炎，附睾肿大，发硬且有触痛，有的还可并发睾丸炎、前列腺炎等。病原体也可侵犯睾丸和附睾而造成男性不育。本病直接诊断方法较少而难，临床上也易漏诊，病原体携带者多见，这些都是造成流行的因素。目前，通常被称为非淋菌性尿道炎的是指衣原体（40%~50%）、支原体（20%~30%）及一些尚不明致病病原体（10%~20%，如阴道毛滴虫、白色念珠菌和单纯疱疹病毒）的尿道炎。这类尿道炎中，已知其病原体的，则称为真菌性尿道炎和滴虫性尿道炎等，而不再包括在非淋菌性或非特异性尿道炎之内。

其主要病原体是沙眼衣原体（CT）和解脲支原体（UU），前者占40%~60%，后者占20%~40%。以目前常用的培养方法，尿道分泌物可培养出衣原体。研究发现，男性40%非淋病性尿道炎和35岁以下多数急性附睾炎均由CT引起。在NGU症状不典型或治疗不彻底时，CT及UU便在侵袭尿道黏膜或黏膜下尿道腺体的基础上向上蔓延引起前列腺炎、附睾炎。CT、UU所致的尿道炎症状比淋菌性尿道炎轻，多为尿道刺痛、痒、灼热不适，尿道流少量黏液，CT、UU性前列腺炎的临床表现与一般前列腺炎非常相似，因此，仅从临床表现和EPS镜检很难区别，多被漏诊。应重视开展慢性非细菌性前列腺炎病原体的检查，以提高前列腺炎的诊断和治愈率。

（二）病原学

支原体是男性生殖泌尿道感染中常见的一类原核微生物，其缺乏细胞壁，呈高度多形性，在无生命培养基中能生长繁殖的最小原核微生物，能产生尿素分解酶分解尿素。因其缺乏坚硬的细胞膜，对青霉素耐药，对细胞膜有亲和性，生长繁殖时需要类固醇物质。目前人类能够测到的支原体共有 15 种，对人致病的主要有肺炎支原体，解脲支原体，人型支原体和生殖道支原体。解脲支原体能引起男性非淋球菌性尿道炎、前列腺炎、附睾炎等。前列腺是管泡状腺，由许多腺泡和腺管组成，腺上皮形态不一，有单层柱状上皮细胞及假复层柱状上皮。支原体是能独立生活的最小原核细胞型微生物，故可定居在上皮细胞，对宿主细胞产生直接不良反应。

人型支原体（mycoplasma hominis）对外界环境抵抗力弱，45℃15min 即可被杀死。对肥皂、酒精、四环素、红霉素敏感。

衣原体为革兰阴性病原体，是一种专性细胞内微生物，没有合成高能化合物 ATP、GTP 的能力，必须由宿主细胞提供，因而成为能量寄生物，是自然界中传播很广泛的病原体。衣原体与病毒不同，它具有两型核酸：DNA 和 RNA，并以二等增生法进行繁殖。与立克次体不同，除了不能合成高能化合物外，还在于没有细胞色素，没有呼吸性电子链的其他组分以及独特的发育周期。衣原体的生长发育周期分两个阶段：原生小体（elementary body），是发育周期的感染阶段；网状小体（initial body），是在感染细胞内的繁殖阶段。原生小体先附着于易感细胞的表面，然后通过细胞的吞噬作用进入细胞内，形成网状小体在细胞内繁殖，以后形成包涵体，同时对组织产生炎症变化而引起一系列的临床症状。衣原体的全部生长发育约 48h（有的 72h），完成生长周期后，网状小体重新组织，在一对一的基础上缩合成原生小体，后者从空泡中释放再感染其他细胞。在整个约 48h 的生长发育周期中，衣原体始终处于一个吞噬体中，直到细胞严重损伤和细胞死亡。原生小体在电镜下呈球形，直径（2～3）×10^{-1}μm，DNA 紧密连接并呈锥状电子密度，分子质量（6～11）×10^5Da，明显小于细菌和立克次体，是大的痘病毒的 3～5 倍。网状小体呈圆形或椭圆形。

衣原体属有两个种：沙眼衣原体（Chlamydia trachomatis）和鹦鹉热衣原体。后者引起禽类疾病，偶尔波及人；前者引起人类疾病。两者具有共同的组抗原 - 脂多糖复合物。两者的区别是沙眼衣原体的包涵体中含有糖原，碘染色可以着色，并对磺胺敏感；而鹦鹉热衣原体的包涵体中不含有糖原，对磺胺不敏感。通过微量免疫荧光法，沙眼衣原体又分为 15 个血清型。其中，A、B、Ba、C 血清型是沙眼的病原体；L1、L2、L3 血清型是性病性淋巴肉芽肿的病原体；D、E、F、G、H、I、J、K8 血清型引起生殖系统感染和散发的结膜炎。除 L1、L2、L3 以外，其余毒力较低，易感染结膜组织，特别是柱状上皮细胞。

（三）诊断

本病的临床表现变化多端，病因及发病机制未被完全阐明，常用的诊断方法不够详尽。许多临床医生在治疗前列腺炎的过程中感到棘手和困惑，治疗存在一定的盲目性，往往偏重抗菌药物治疗，大多数患者对治疗效果不满意。目前已经认识到前列腺炎是具有独特形式的综合征。这些综合征各有独特的原因、临床特点和结果，因此只有对它们进行准确的诊断，才能在治疗上区别对待，选择合适的方案，才有可能收到较好的效果。

非淋菌性尿道炎潜伏期：1～4 周。男性非淋菌性尿道炎症状比淋病轻，起病不如淋病急，症状拖延，时轻时重。尿道有刺痒感或灼热感，偶有刺痛感，尿道口有分泌物，但较淋病的分泌物稀薄，为清稀状水样黏液性或淡黄色黏膜脓性，分泌物量也较淋病少，尿道分泌物涂片及培养淋球菌均阴性。在长时间未排尿或晨起首次排尿前才逸出少量分泌物，有时仅表现为晨起痂膜封住尿道口（呈黏糊状，称糊口，痂膜易被尿流冲掉。）或裤裆有分泌物附着。检查时有的需由后向前按挤前尿道才可能有少许分泌物由尿道口溢出。有时患者有症状无分泌物，也可无症状而有分泌物。有时患者无任何自觉症状，初诊时很易被漏诊。

（1）解脲支原体培养：按摩出的前列腺液以无菌操作接种于液体培养基（内含尿素及指示剂），在

37℃温箱内，培养 18～24h。观察结果，如透明变色即有解脲支原体生长。

（2）衣原体检测：采用单克隆抗体免疫荧光法。标本以镜下见亮绿色，具有典型大小、边界清晰的圆形颗粒为阳性。

（3）药物敏感试验：将生长出的解脲支原体环接种于内含定量的抗生素液体培养基内，37℃培养48h，如培养基透明变色即对某种抗生素抗药，如经培养仍无变化者，则对某种抗生素不敏感。

（四）鉴别诊断

在诊断非淋菌性前列腺炎时，常常需要与淋菌性前列腺炎、慢性细菌性前列腺炎鉴别。

非淋菌性前列腺炎的特点是症状较淋病为轻，潜伏期较淋病为长，分泌物较淋病为清稀，常呈水样透明，排尿困难也没有淋病严重。常与淋病同时感染。前者先出现淋病症状，经抗淋病治疗后，淋球菌被青霉素杀死，而衣原体、支原体依然存在，在感染1～3周后发病。临床上很易被误认为淋病未治愈或复发。处理不当或治疗不及时可引起并发症，如急性附睾炎、前列腺炎、结肠炎、咽炎。而慢性前列腺炎也常常伴有尿道的不适和尿道口出现分泌物，但慢性前列腺炎主要是会阴不适，排尿不畅，尿道口分泌物为前列腺液。

（五）治疗

该病通过性传播，治疗期间一定要重视配偶或性伴侣的同时检查、同时治疗。非淋菌性前列腺炎是完全可以治愈的，但是应得到正规的治疗。应针对病原体治疗，如条件不允许，用广谱抗生素治疗。应遵循及时量，规则用药的原则，根据不同病情选用相应的抗生素治疗。治疗非淋菌性前列腺炎的常用西药是：

（1）四环素：每次 0.5g，每天 4 次，至少服7d。一般 2～3 周，或四环素合剂（由 3 种四环素合成，每片含盐酸去甲金霉素 69mg，盐酸金霉素 115.5mg，盐酸四环素 115.5mg）1～2 片，口服，2 次/d，连服2～3 周。

（2）多西环素：首次口服 0.2g，以后每次 0.1g，每日 2 次，共服 7～10d。

（3）阿奇霉素：首次 0.5g，以后每次 0.25g，每天 1 次，共服5d。或1g，一次顿服。

（4）米诺环素：0.2g 即刻，每次 0.1g，每天 2 次，共服 7～10d。患者服用后部分有头晕、心悸、胃脘不适、恶心、呕吐等不良反应。

（5）红霉素：口服每天 0.25～0.5g 每天 3～4 次，7～10d 一疗程。

（6）罗红霉素：每次 0.3g，每天 1 次，共服7d，或每次 0.15g，每天 2 次，共服7d。有 7% 的患者出现不良反应。

（王亚丽）

第三节　前列腺增生症

前列腺增生症是男性老年的常见病，其发病率随年龄增加而逐渐递增。随着我国人民生活和卫生健康不断提高，平均寿命显著增长，因此发病率数字相应增高。大多数发病的年龄在 50 岁以上，在 50 岁以前虽可发生，但较少见（40～49 岁仅占10%，60～69 岁可达75%，亦有报告高达85%），80 岁以上男性前列腺增生发生率几乎升高至90%。实际上的发病率较报告的为高，因有一部分人虽前列腺发生增生而未就医。1990 年法国进行一项调查，55 岁以上男性中有 180 万患者出现泌尿压迫症状，而其中仅 20% 在接受治疗。

一、概述

（一）病理解剖

前列腺由围绕在尿道的尿道腺体和在尿道腺体外层的前列腺腺体所组成。可分为三组：①尿道腺组。②尿道下腺组。③前列腺组。在正常的前列腺中，前列腺占据前列腺外环的大部分，其他两组则处于极小的中心部位，因此可把前列腺分为内外两层，内层为尿道腺组和尿道下腺组，外层为前列腺组，在这两层之间为纤维膜（图 8 - 1）。前列腺增生主要是发生在内层，围绕尿道（从膀胱颈部至精阜一段的后尿道）的尿道腺和尿道下腺组以及结缔组织。平滑肌组织逐渐增生肥大，向外压迫和包围外层的前列腺组而形成"外科性包膜"（图 8 - 2）。前列腺增生的"外科性包膜"厚 2 ～ 5mm，包膜与增生腺体之间有明显界限，亦易于钝性剥离。临床上将前列腺分成左、右、前、中、后，五叶。前列腺的增生可局限于前列腺的一部分，亦可全部，大多发生于紧接尿道的两侧叶和中叶，很少发生于前叶，从不发生于后叶。一般可将病变分为三类：①单叶增生。②两侧叶增生。③三叶增生（两侧叶和中叶）。而 Randall 将增生分成八种类型：①侧叶型：腺体向尿道周围及膀胱内增大，但不向膀胱内突出，亦不向膀胱颈屈曲。②中叶型：腺体向膀胱内突出，使膀胱三角底部抬高。③侧叶及中叶型：向尿道周围增大，亦向膀胱内突出。④颈下叶型：常向膀胱内突出，且有蒂。⑤侧叶及颈下叶型：尿道周围增大且明显向膀胱内突出。⑥侧叶，中叶及颈下叶型。⑦前叶型。⑧三角下叶型。

Fanks 根据增生组织的不同，分为五类：①间质（纤维或肌纤维）型。②纤维肌型。③平滑肌型。④纤维腺样瘤。⑤纤维肌腺样瘤。

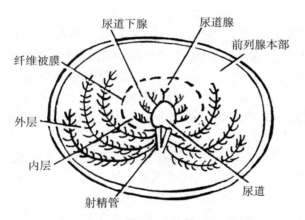

图 8 - 1 正常前列腺的解剖切面图

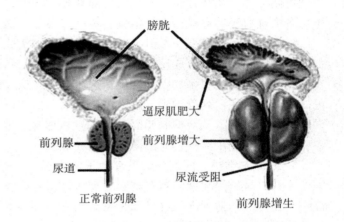

图 8 - 2 肥大的前列腺切面图

（二）病理生理

前列腺增生引起的病理生理变化主要是由于增生的腺体压迫膀胱颈部和后尿道而造式前列腺部尿道变长、受压，而导致膀胱颈和尿道梗阻。在梗阻后可使尿道、膀胱及肾脏产生一系列功能上的紊乱和病理改变。前列腺增生程度与产生的尿路梗阻程度并不一定成正比，主要取决于增生部分对后尿道的压迫程度。有时增生部分仅 10g 左右，却引起严重的梗阻。如中叶增生时，膀胱底部抬高，向膀胱内突出，排尿时呈活瓣作用，阻塞尿道内口，使膀胱内尿液不能排空。常见的两侧叶增生时，可使后尿道受压延长，前列腺部尿道弯曲，造成排尿时的梗阻。

当梗阻的早期，膀胱逼尿肌处于正常，排尿并无影响。随着梗阻的发展，膀胱逼尿肌产生增生肥厚以增加膀胱的张力，克服尿道的梗阻，以致膀胱壁肌束增生形成小梁，小梁与小梁之间形成小室或憩室。当逼尿肌增生肥厚至一定程度仍不能克服尿道梗阻时，则逐步在膀胱内产生尿液潴留及逼尿肌张力减弱，由于反压而影响输尿管及肾盂，使之扩张积水造成肾功能减退。尿液在泌尿道的潴留常可继发泌尿系感染及凝结物的形成。在少数病例，中叶增生可使膀胱逼尿肌功能受损而产生假性或真性尿失禁。

（三）发病机制

关于前列腺增生的发病机制，到目前为止尚未完全研究清楚，但年龄是一个决定性因素，从青春期结束至 40 岁这一阶段前列腺大小几乎不变（约 20g）。此后，前列腺体积开始逐渐增加。曾提出有性生活过度、后尿道炎症未加彻底治愈、睾丸功能异常、前列腺动脉硬化、盆腔充血和肿瘤等 10 余种学说。由于各学者的学术观点不同，研究方法各异，故至今未能完全统一看法。目前，以性激素平衡失调的内分泌学说受到公认。

1. 肿瘤学说　Virchow 曾提出前列腺与子宫在胚胎发生是同一来源，因此前列腺增生与子宫肌瘤相似，为"肌瘤"或"腺瘤"。而在以后 Deming，Moore 等指出这一同源学说的错误。新生物与增生（肥大）的定义有所不同。新生物是组织的异常肿块，细胞不一致的过度生长，而增生则是组织细胞的肥大，以代偿同类组织的功能不足，或由于内分泌对于组织正常控制的扰乱而发生，因此前列腺增生不属于新生物。

2. 动脉硬化学说　Guyon 所提出，根据前列腺解剖学的研究发现，前列腺中心（内层）2/3 与周围 1/3 的动脉血供是分开的。由于前列腺的周围部分血供因患者年龄关系受到限制而萎缩，但腺体中心部分血供正常，因而产生代偿性增生。Flocks 应用动脉注射方法进行检查，发现增生腺体的周围血管并无明显损害。Moore 进行组织学方面的检查，并未发现腺体中有血管硬化和缺血改变的差别，亦未发现前列腺增生或萎缩与血管病变的程度相符合。

3. 炎症学说　Ciechanowki 首先提出前列腺慢性炎症有引起前列腺增生的作用。以后的 Pomeroy、Hirsch 等亦确认前列腺增生患者常有前列腺炎、后尿道炎、膀胱炎等存在。但 Cabox、Smith 等认为慢性炎症可使腺体发生纤维化，并可限制前列腺的增大，而不应发生前列腺增生。而 Ducreux 证实前列腺增生患者中确有慢性炎症存在，但仅占 10%。因此，慢性炎症并不是前列腺增生的真正原因。

4. 胆固醇积聚学说　Carl P. Shaffner 在动物实验中发现大鼠的前列腺合成胆固醇的速度与肝脏相似，但无肝脏的调节合成反馈现象，因此可导致前列腺中含有大量的胆固醇，并可随年龄的增高胆固醇在前列腺中的积聚更多，因其性生活逐步减弱，从前列腺排出胆固醇减少而发生潴留。前列腺和血液内的高胆固醇可使前列腺增生，反之可使其缩小。有研究证实口服多烯大环内酯类药物，可使肠道内与外源性胆固醇结合，从而抑制胆固醇在肠壁的吸收。在动物实验中发现应用此药后，前列腺出现缩小现象，且前列腺分泌减少，血清睾酮浓度亦降低。

5. 内分泌学说　前列腺的发育与正常生理功能需要有足够的雄激素来维持，在青春后期方始发育完全，并具有分泌功能。若在幼年时期切除睾丸，或者睾丸发育不良而引起雄激素不足，则前列腺就不能正常发育。若前列腺发育已属正常，而在以后发生雄激素不足（如睾丸切除、垂体切除、肾上腺切除等），则可使前列腺萎缩，分泌功能减少，前列腺细胞的生长和分化被阻止。在动物身上观察到切除睾丸可使其前列腺萎缩；而萎缩的前列腺用睾酮可使其再增大，分泌功能也可恢复。Topchan（1951年）认为雄激素分泌过多是产生前列腺增生的原因，老年人睾丸萎缩而间质细胞（Leydig 细胞）增生，雄激素水平反而增高。现已证明雄激素在前列腺内主要作用是通过双氢睾酮（dihydrotestosterone，DHT）来实现。双氢睾酮是由睾酮经 5α - 还原酶转化，特异地与前列腺细胞受体相结合而形成的。正常与增生的前列腺内双氢睾酮的含量有显著差别，后者是前者的 5 倍，前列腺腺体的内层是外层的 3 ~ 4 倍，并集中于细胞核，较细胞液增高 3 ~ 4 倍。1986 年 Treter 用核素 [3]H 标记的雄激素摄入研究，发现雄激素在前列腺中的摄入量较股直肌的含量高 20 倍。这就更进一步用定量的方法肯定雄激素对前列腺增生的作用。各种实验研究已都证实前列腺增生的发病必须要有发育成熟而有功能的睾丸存在。Moore 用动物证实，睾丸如不具有正常的功能，则前列腺增生就不可能发生。在临床观察中并没有发现前列腺增生在青年人中发生，也没有发现在青年时期已去除睾丸（太监）或类似去除睾丸（睾丸萎缩）的患者身上发生前列腺增生症。

在内分泌学说中除了雄性激素的理论外，也有认为雌激素对前列腺有影响。Lacassagne（1933 年）认为雌激素可能为前列腺增生的病因。Fingerhut（1966 年）报道应用己烯雌酚长期治疗雄性实验鼠，结果是前列腺和尿道周围腺体均出现类似前列腺增生的临床特征。亦有许多学者在动物体上观察到用大量雌激素后，前列腺的腺组织、结缔组织和平滑肌显著增生。

在胚胎上 Lowsley 发现前列腺后叶是独立的，和两侧叶分开。解剖上前列腺的前面几叶谓"髓质部"，后叶为"皮质部"。在生理上这两部分的前列腺对雌激素的作用也不一致。在人体上应用雌激素后可使前列腺的前面几叶（髓质部）退化，而后叶（皮质部）并无影响。Huggins 认为这是在雌激素的影响下，体内雄激素的作用降低所致。综合上述情况，结合临床上前列腺增生多发生于两侧叶和中叶，而不发生于后叶等现象，说明性激素对前列腺的影响很大，前列腺增生与性激素的紊乱有密切关系。

6. 生长因子学说　近期研究表明，雄激素并不直接影响前列腺的生长，而双氢睾酮与前列腺上的受体结合促进分泌诱导因子，该因子就能调节前列腺组织的分化和生长。这些生长因子为多肽类（氨基链），它们通过自分泌或旁分泌机制而发挥作用。现已发现有4大类生长因子：①转化生长因子β（TGF-β）。②表皮生长因子（EGF）。③碱性成纤维细胞生长因子（b-FGF）。④角化细胞生长因子（KGF）。这4类生长因子与前列腺的发育有关。

生长因子，特别是b-FGF，也可能是TGF-β可再活化胚胎组织生长机制。前列腺纤维肌肉性机制对TGF-β的抑制作用变得不敏感。而后，b-FGF对基质细胞产生刺激作用，导致尿道周围纤维性结节形成。许多研究已证实，在前列腺增生内生长因子失去平衡，b-FGF、TGF-β及EGF水平较正常前列腺组织中为高。KGF和EGF的表达超过TGF-β，可能使前列腺内腺性上皮细胞出现增生。家兔实验已证实，尿道梗阻后，b-FGF的表达增加并诱发成纤维细胞增生。

纵观以上学说，激素与生长因子特别是包括b-FGF在内的刺激因子之间失去平衡被广泛认为是前列腺增生的归因因素。但其具体的发病机制还不明确。

二、临床表现

前列腺增生症的症状是由于增生的腺体压迫膀胱颈和后尿道而逐步产生的梗阻和一系列并发症的症状。疾病的初期症状不明显，以后逐渐出现。主要症状有以下几种：

1. 尿频、尿急　为早期症状，排尿频率增加，每次尿量减少，尤其在夜间，部分患者甚至超过白天，文献报道有85.2%～98.4%的患者有尿频、夜尿。尿频原因为膀胱颈部充血所致。由于腺体逐渐增生，对膀胱颈和后尿道的压迫日益加重，致使膀胱内的尿液不易排空而出现残余尿，造成膀胱的有效容量减小，使尿频症状更为明显。另外膀胱颈部梗阻后，若有膀胱炎、膀胱凝结物等并发症时，均可增加尿频的症状。同时还可出现尿急现象，这是由于膀胱不稳定所致，患者迫不及待要排尿而不能自控。

2. 排尿困难　前列腺逐渐增大，梗阻程度亦逐步增加。尿液的排出受到影响。开始时尿液不能立即排出，需要等待一些时候才能排出。以后患者需要增加腹压才能排尿，同时可出现尿线无力，尿流变细，进而尿液不能成线而呈淋漓点滴并有中断。排尿后仍有排尿不尽感，膀胱内有残余尿存在。文献统计69.2%～87.0%患者有这类症状。

3. 急性尿潴留　其发生率约占30%。在排尿困难的基础上，可由于气候冷暖变化、劳累或饮酒等因素，使前列腺局部和膀胱颈部发生充血、水肿，引起急性的完全性梗阻。膀胱内尿液不能排出，产生急性尿潴留。患者膀胱膨胀，下腹疼痛。

4. 尿失禁　前列腺增生后梗阻症状逐步加重，膀胱内的残余尿量亦随之增加，当残余尿量达到膀胱容量时即为尿潴留状态。在夜间熟睡时，盆底骨骼肌松弛，尿液可自行流出，发生遗尿现象。当膀胱内尿液的压力超过尿道内的阻力时，尿液从尿道外口溢出，引起充盈性尿失禁，为假性尿失禁。少数病例因增生的腺体而影响膀胱及括约肌功能，可产生真性尿失禁。尿失禁发病率为1.8%。

5. 血尿　由于膀胱颈部的充血或并发炎症、凝结物时，可以出现不同程度的镜下血尿或肉眼血尿，发病率为6.6%～29.2%。若腺体表面扩张的血管发生破裂，则可产生大量出血，并有血块充满膀胱，在膀胱区产生剧痛。

6. 后期症状　梗阻的程度严重，病程延长可造成肾积水、肾功能衰竭、酸中毒，而引起一系列胃肠道、心血管和精神等症状。

7. 并发症　为了克服膀胱颈部增生腺体的阻力而增加腹压协助排尿，可引起痔疮、脱肛、血便、疝和下肢静脉曲张等并发症。文献报告还有并发活动性肺结核、肺气肿、糖尿病、动脉硬化等疾病。

三、诊断

凡50岁以上的老年男性，有排尿踌躇、夜尿增加等现象时均应怀疑有前列腺增生的可能，需要进行一系列的检查，以明确诊断。为了评价前列腺增生的进展和治疗的效果，国际评委会得到世界卫生组织的支持，已经同意采用美国泌尿协会测定委员会所制订的症状评估法，并作为世界性的官方评估方法，用以对前列腺疾病患者的病情做评估。

国际前列腺症状评分（I-PSS）方式是由患者根据有关泌尿系统症状的七个调查问题做出的回答而给予评分。每个问题，患者都有五个答案来表示症状的严重程度，以 0~5 的计分法来计算，所以总得分在 0~35 分，可将患者分为下列几类：

0~7 分：几乎没：有症状或轻微症状。

8~19 分：有中度症状。

20~35 分：严重症状。

生活质量评分 0~6 分为患者自我评分，来反映病情的进展程度。

1. 直肠指检　直肠指检是诊断前列腺增生的最简单而极为重要的检查步骤。检查时，要侧卧位、站立弯腰位、胸膝位或妇科检查位。要排空膀胱尿液。若膀胱膨大，可使前列腺的上界摸不清楚。在直肠的前方可以摸到前列腺长度和宽度、表面是否光滑、质地和中央沟的深浅等情况。前列腺的正常大小如栗子。

前列腺增生时，在直肠内可摸到两侧叶或中叶有增大（前后径或横径增大），表面光滑，可向直肠内膨出，质地中等，韧度有弹性感，两侧叶之间的中央沟变浅或消失。

有时前列腺中叶或颈下叶突向膀胱，同样可以产生严重的阻塞，引起典型的前列腺增生的症状，但在直肠内不能摸到增生的腺体。因此，患者有明显的膀胱颈梗阻现象，而直肠指检前列腺不大时，还不能否定前列腺增生的诊断，尚需进行其他检查才能明确。

在进行直肠指检时，还应注意肛门括约肌的张力，对除外神经源性膀胱引起的排尿困难有所帮助。

2. 残余尿测定　残余尿量的多少可估计膀胱颈部梗阻的程度，是决定是否需要手术治疗的重要指标之一。检查时令患者尽量排空膀胱中的尿液，以后立即测定膀胱内是否存在尿液。测定的方法有下列几种：

（1）超声波测定法：在耻区耻骨上用超声波探测膀胱的三个方向，前后径、纵径及横径的平段长度（cm），将三个数据相乘。若在 100ml 以内，为实数毫升数；若在 100ml 以上，则需乘常数"0.7"后为残余尿量。此法简便，患者无痛苦，所得结果虽有时不够准确，但有参考价值。

（2）导尿法：排尿后立刻在严密无菌条件下进行导尿，放出的尿液量即为残余尿量。此法最为准确可靠，但可能引起黏膜损伤出血、感染等，应谨慎进行，严密预防。若导出残余尿量甚多，则导尿管应予保留做引流，以利感染的控制和肾功能的恢复。

（3）分泌排泄法：若做静脉肾盂造影，则在造影剂分泌至膀胱后摄片，排空后再摄片比较，留在膀胱内的造影剂则为残余尿量。

一般认为残余尿量在 60ml 以上，则为手术摘除前列腺的指征之一。

3. 膀胱镜检查　膀胱镜检查可以直接看到膀胱颈部前列腺增生的部位和程度，从而决定治疗的方针以及手术的方法。因为最多是两侧叶增生，故颈部的变化大都为两侧受到压迫，使膀胱颈部变形呈倒"V"形。还可以看到膀胱内的其他病变，如小梁小室、憩室、凝结物、肿瘤等，对决定手术也有参考作用。由于前列腺增生可使尿道延长、弯曲、膀胱颈抬高，因此在进行膀胱镜操作时应特别注意，容易引起损伤出血（放入时要随尿道弯曲而进入，不能使劲硬推，不能过早转弯）。

4. 膀胱造影　对直肠指检不能明确诊断，或在膀胱内疑有其他病变时，此项检查有其必要。其检查方法有二：

（1）逆行插导尿管法：在无菌操作下，插入尿道导尿管，放空膀胱内残余尿后，注入造影剂 12.5% 碘化钠或醋碘苯酸钠或泛影葡胺 200ml 充盈膀胱，摄取 X 线片。为预防感染，亦可在造影剂内加入少量抗菌药物，如 1% 新霉素或庆大霉素等：

（2）分泌排泄法：做静脉肾盂造影，当造影剂从肾脏分泌排泄至膀胱而有一定数量后，摄取膀胱造影 X 线片。若肾功能减退，非蛋白氮在 70mg/dl 以上，尿素氮在 35mg/dl 以上则不能进行。

膀胱造影的 X 线摄片必须按常规进行，需摄取膀胱区正位、左斜、右斜及排尿后膀胱区正位四个方位。

前列腺增生膀胱造影 X 线表现：

（1）膀胱底部抬高，呈弧形向上凸出。膀胱被推向上移位，膀胱出口处的边缘与耻骨联合距离增宽，似有充盈缺损现象。

（2）前列腺部尿道延长，如病变在中叶，则前列腺部尿道上部向前移位，下部向后弯曲。

（3）膀胱内可见小梁、小室或憩室存在。

5. 超声波断层显像（ultrasonography） 超声诊断仪器有 A 型、B 型、P 型（PPI 型）和 BP 型（是 B 型和 PPI 型的联合）。前列腺疾病的超声诊断，以用 P 型超声诊断最为适宜，可描绘腺体的形态和性质。而 A 型仅能探测其厚度及内部回声；B 型及 BP 型则需经腹部探查。

前列腺的超声探测有两个途径：

（1）经腹壁法：在耻骨上经前腹壁探测前列腺。

（2）经直肠法：用附有水囊的直肠用超声探头插入肛门，注水排气后探测前列腺。直肠用超声探头有两种：一为可做 360° 圆周扫描的单探头，可探得前列腺横切面图；另一种为线阵探头，探测时只需略微转动探测方向，即可全面探测到前列腺，得到前列腺的纵切面图。

前列腺增生症超声图：超声图上前列腺腺体明显增大，在横切面图上前列腺的厚径和横径各达到或超过 3cm 和 4cm，边界整齐，内部光点均匀。外层腺体被压缩，内外腺体的厚度比例为 2：1、3：1 或 4：1。腺体往往向膀胱突出。在纵切图上更容易看到其向膀胱突出的程度。前列腺中叶增生，从直肠指检常常不能摸到其增大部分，但在纵切面超声图上容易发现其向膀胱突出。膀胱壁有明显小梁小室形成者，在纵切面超声图上能见到膀胱壁高低不平，若在膀胱内并发膀胱凝结物或膀胱憩室时，则超声图有相应的表现。

6. 尿流率检查（uroflowmetry） 在排尿过程中，尿液排出的速率有一定的规律性，可构成一条尿流曲线。现在临床应用的尿流率就是将排尿过程的尿流曲线客观地记录下来。尿流率主要是检查下尿路有无梗阻。据统计，下尿路梗阻中，71% 属前列腺增生。尿流率的各项参数，包括最大尿流率、平均尿流率、2s 尿流率、最大尿流率时间、尿流时间和尿总量等，一般认为最大尿流率是与梗阻最相关的指标，每秒在 25ml 以上者可以排除下尿路膀胱颈的梗阻，每秒在 10～25ml 有梗阻可疑，每秒 10ml 以下者提示有梗阻存在。尿流率的正常曲线：开始排尿后尿流率快速增加，在 1/3 尿流时间以内达到最大尿流率。梗阻曲线，为达到最大尿流率时间延迟，到达顶峰后下降十分缓慢。若有严重梗阻，则呈低平曲线。前列腺增生症引起的下尿路膀胱颈梗阻，尿流率检查呈现最大尿流率、尿流时间和尿总量有明显下降。

7. CT 检查 CT 用于泌尿男性生殖系疾病的诊断较其他影像诊断方法有一定优越性。正常前列腺位于耻骨联合的后下方，在 CT 的表现为圆形或椭圆形，边界光整。增生的表现为前列腺的横径及前后径增大，两侧叶增生时显示前列腺前部丰满、宽大；中叶增生时，可向上突入膀胱颈下部，显示为充液的低密度膀胱后部有一密度较高的圆形结节影。前列腺增生常显示前列腺边缘仍光整，一般无小结节凸起。

8. 前列腺造影 Sugiura 及 Oka 等在 1969 年、1972 年先后报告应用经直肠做前列腺造影诊断前列腺增生，对某些特殊病例有诊断价值。检查方法为低位腰麻后取截石位，穿刺针直接从直肠进入前列腺，快速注入稀肾上腺素溶液（2μg/ml），再经同一针头缓慢注入 70% 造影剂加四环素溶液（20ml：250mg）4～10ml 后摄片。

9. 血浆锌测定 正常前列腺内含有高组织浓度的锌，在前列腺增生时，锌的含量明显增高。虽然血浆锌水平的高低与前列腺大小之间没有关系，但它可作为诊断前列腺增生的临床指标之一。

10. 其他检查 包括尿常规、肾功能测定以及必要时某些特殊检查，如静脉肾盂造影。

四、鉴别诊断

在老年人患有前列腺方面或排尿困难疾病的病例，均需要考虑与前列腺增生相鉴别。

1. 前列腺方面 癌、结核、凝结物、囊肿、纤维化和血吸虫病。
2. 膀胱方面 肿瘤、凝结物、膀胱三角区肥厚、神经源性膀胱和输尿管囊肿。
3. 膀胱颈部方面 颈部挛缩。
4. 尿道方面 精阜肥大、尿道狭窄（炎症性或外伤性）、肿瘤、凝结物。

以上疾病可以通过各种疾病的特有症状、既往史、体格检查，尤其是前列腺局部的发现，以及特殊的化检，如尿液中寻找肿瘤细胞、前列腺特异抗原（PSA）、酸性磷酸酶测定、膀胱镜或尿道镜检查、膀胱造影、精囊造影，甚至前列腺穿刺活检前列腺造影等检查，大多可以做出鉴别。特别是神经源性膀胱的存在与否，非常重要。因为年龄比较大的患者有尿潴留的症状，常常可以有神经源性或者肌肉源性的排尿影响，以致在前列腺增生得到彻底治疗后，仍不能恢复其正常的排尿。因此，在手术前注意这些情况，对手术的效果，症状的解除，可有充分的估计。

五、治疗

前列腺增生不引起梗阻则不需治疗，可暂予观察。但已影响正常生理功能（有相当量的残余尿存在），有明显的排尿症状则应尽早治疗。治疗方法如下：

（一）中医疗法

排尿困难在祖国医学称为癃闭。初病为溺闭，久病为溺癃。病因较多，治法亦因之而异。

（1）泻心中之火而兼利其膀胱：可用麦冬、茯苓、莲子、车前子煎服。

（2）为膀胱火旺，治疗不必泄肾火，而应利膀胱：用导水散（王不留行、泽泻、白术水煎汤服）。

（3）为命门火寒，治疗必须助命门火：用八味地黄丸。

（4）小便不通系阴亏之至，治疗为补其至阴：用纯阴化阳汤（熟地黄、玄参、肉桂、车前子煎服）。

（5）小便不出为肺气干燥，治疗应当益其肺气：用生脉散（人参31g、麦冬31g、北五味3g、黄芩6g煎服）。

（6）饮食失节，伤其胃气，亦可导致小便不通，故治疗应提其至阳之气：用补中益气汤。

（二）激素治疗

激素治疗对于早期病例有一定效果，但应用的方法意见颇不一致。一般患者多用雌激素治疗，但也有应用雄激素而使症状减轻。现在有应用抗雄激素或孕激素类的药物，得到很好的效果。

（1）雄激素疗法：Meullner等指出雄激素的主要作用为增加膀胱逼尿肌的张力，减少前列腺局部的充血，增进残余尿的排出。治疗量：丙酸睾酮25mg，肌内注射，每周2～3次，共10次。以后改为10mg，肌内注射，每周2次，共10次，总量350～500mg。必要对半年后可重复治疗。有急性尿潴留者，25mg每天1次肌内注射，持续5～6d或直到自动排尿为止。由于对雄激素治疗的意见不统一，效果也不十分好，故有人试用雌激素和雄激素合并治疗，或者单独应用雌激素治疗。

（2）合并应用雌激素和雄激素的疗法：Woodmff做动物试验证明，雌雄激素同时应用，其量为2：1，则前列腺无变化；增加雌激素用量，则前列腺萎缩；增加雄激素量则前列腺增大。Glass用丙酸睾丸酮5～10mg加乙烯雌酚0.25mg治疗前列腺增生23例，观察3个月～4年，有20例症状进步明显。Kaufman等应用雄激素25mg和雌激素1.25mg治疗8例，每周肌内注射3次，共6个月。结果残余尿量减少者15例，腺体缩小者14例，无一例继续增大。Baner应用3/4的雄激素加1/4雌激素治疗前列腺增生，可使膀胱张力增高，排尿速度增快，腺体缩小。

（3）雌激素治疗：目前主张用雌激素治疗前列腺增生比较广泛，并得到良好疗效，使腺体缩小，质地变韧，排尿症状可有不同程度的改进。Synestrol用法为每天40～60mg肌内注射，2个月为一疗程。国产雌激素Oestriol用量每天服用5～10mg，平均总量为97.5mg。乙烯雌酚的剂量为第一周，每天服用5～6mg；第二周，每天服用2～3mg，1个月为一疗程。

Ende报道前列腺增生并发急性尿潴留患者17例，应用Premarin静脉治疗一个时期后获得痊愈，经

1 年以上随访，16 例未复发。

上海第九制药厂人工合成一种雌激素，名为戊酸雌二醇（estradiol valerate），每支 10mg，肌内注射，每周 1~2 次，1~2 个月为一疗程。除在一些妇科疾患应用外，还可用于男性前列腺增生和前列腺癌。

（4）抗雄性激素疗法：抗雄性激素醋酸环丙孕酮（cyproterone acetate），是类固醇性抗雄性激素，既可降低血浆睾酮，也能阻断前列腺细胞的雄激素结合，因此有类似雌激素的作用，但其不良反应较雌激素为小，仅 10%~15% 男子有乳房肥大症状，且这一现象常会自动消失。Vahlensieck 和 Godle 报道 12 例，每天口服 100mg，共 4 个月，全部病例的排尿困难好转，残余尿减少。Scott 报道 13 例，每天口服 50mg，共 3 个月，同样取得很好效果，症状显著减轻，无不良反应发生。抗雄性激素除醋酸环丙氯地黄体酮外，还有多种，如羟基黄体素己酸（己酸羟孕酮，hydroxyprogesterone caproate，delalutin）：主要作用是抑制垂体催乳激素（LH）及睾酮分泌。剂量为每周 3g，期限为 1.5~14.0 个月。Geller 报道 10 例中有 2 例治疗 2 个月后，慢性尿潴留解除，残余尿至 50ml 以下，组织学检查前列腺的增生组织有萎缩。己酸孕诺酮（gestronol caproalte，priInostel）：Palanca 等报告 30 例应用 Primoste 肌内注射，200mg，每 7d 1 次，2~3 个月为一疗程，治疗后梗阻症状好转，78% 病例残余尿量明显下降。其他抗雄性激素有醋酸氯地黄体酮、烯丙雌烯醇、异乙诺酮（oxendolone）等，特别是醋酸氯地黄体酮及己酸孕诺酮，不但临床症状有改善，而且直肠超声检查前列腺有体积缩小和重量减低的客观依据。

（5）孕激素疗法：孕激素近年来应用较多，可抑制雄激素的细胞结合及核摄取，或抑制 5α - 还原酶而干扰双氢睾酮形成。黄体酮注射液 20mg 肌内注射，每日 1~2 次。大剂量甲羟孕酮片（甲羟孕酮，provera，）100mg 口服，每日一次。这种类还有 16 - 己酸黄体酮、16 - 羟 - 19 - 去甲己酸黄体酮、甲地黄体酮、二甲脱氢黄体酮等。

除上述激素类药物外，治疗前列腺增生的性激素药物还有黄体生成素释放激素（LHRH），如亮丙瑞林（Lopron）1mg 每天皮下注射 1 次；雄激素受体拮抗剂，如缓退瘤（Flutamide）为口服非甾体抗雄激素药，250mg 每日三次；亮丙瑞林（Enantone）为缓释长效微胶囊制剂，3.75mg 肌内注射，每月一次；诺雷德（Zoladex）为圆柱状制剂，3.6mg 每月皮下注射一次。这些药物疗效较好，但不良反应较大，近一半患者有消化道症状、乳房增大和肝脏损害等，而且由于价格昂贵，不能广泛使用。

（三）α 肾上腺素能受体阻滞剂

Khanna（1975 年）等实验证实，α 肾上腺素能受体兴奋剂可增加尿道关闭压，α 肾上腺素能受体阻滞剂则降低尿道最大关闭压。还有报道 α 肾上腺素能受体阻滞剂除了能改善排尿情况外，也可改善尿频、尿急症状，膀胱测压可显示逼尿肌不稳定状况改善，尿道最大关闭压下降。据统计可以改善 70% 患者的症状。

这类常用的 α 肾上腺素能受体阻滞剂可分以下几种类型：

1. 非选择性 α 肾上腺素能受体阻滞剂（又称 α_1、α_2 受体阻滞剂）   前列腺增生症所产生的动力性梗阻与该处的平滑肌收缩有关，前列腺内除 α_1 受体外尚有 α_2 受体存在，α_1 受体存在于前列腺基质内，α_2 受体存在于前列腺包膜内，对于 α_1 受体和 α_2 受体均有作用的药物如下：

（1）酚苄明（即苯苄胺，phenoxy - benzamine，diben Den Denzyline）：具有阻滞 α_1 和 α_2 肾上腺素能受体的优缺点，它口服有效，每天 5~10mg，体内可积蓄 7~10d，不良反应 30% 有头晕、低血压、心动过速、鼻塞和逆行射精或射精缺乏等。其中 2/3 的患者可耐受或调整剂量后可耐受。

（2）酚妥拉明（phentolamine）又名苄胺唑啉（Regitine）：是对 $\alpha_{1,2}$ 受体均有效的阻滞剂，主要用于阻断急性尿潴留的早期发生，口服吸收不良，需大量稀释后缓慢静脉滴注，成人有效量为 10mg，滴注时需监护血压、脉搏，快速滴注有一定危险，故使用有限。

（3）百里胺（Thymoxamine）即莫西赛利（Moxisylyte）：临床双盲试验证明对前列腺增生患者有效，亦可用于雷诺病和肢端发绀症。用法 30mg 每日三次口服。

（4）妥拉唑林（tolazoline）用法：15mg 每日三次或每日一次口服。25mg 1 次肌内注射或皮下。

2. 选择性 α_1 肾上腺素能受体阻滞剂 经生理及药理学研究证明，前列腺内虽然存在 α_1 和 α_2 两种受体，但前列腺细胞主要是 α_1 受体的作用，且发现前列腺内含 98% 的 α_1 受体，并存在于前列腺基质内。因此在临床上用 α_1 受体阻滞剂治疗前列腺增生更有针对性，具有这类效用的药物有以下几种：

（1）哌唑嗪（prazosin）：即脉宁平，minlpress（Pfizer）亦为同类产品是一个应用较早、作用较明确的选择性 α_1 受体阻滞剂，临床应用可明显改善前列腺梗阻，缓解膀胱刺激症状的效果。用法：为防止快速低血压反应，首次剂量服 0.5mg，如反应少可改常规剂量 1mg，每天 3～4 次服。

（2）麦角溴胭脂（Nicergoline）：即尼麦角林，为 α_1 受体阻滞剂，对前列腺增生有效，且可改善脑循环和减低血小板凝集作用。用法：5mg 每日三次口服。2.5～5.0mg 1 次肌内注射或静注。

（3）酮色林（Ketanserin）：又称凯坦色林。一般将此药看作为 5 - 羟色胺受体的拮抗剂，但同样具有 α_1 肾上腺素能受体阻滞剂的良好作用。临床上对急性尿潴留患者有效，检查证明尿流率明显增加和尿道关闭压降低。剂量为 20mg 每日两次口服。

（4）曲马唑嗪（trimazosin）：25～30mg，每日 1～3 次口服，现在较少用。

（5）吲哚拉明（indoramin）：用法：25mg 每日两次口服，最大剂量可达 200mg/d。

（6）阿夫唑嗪（Alfazosin）：商品名为桑塔（Xatral），是一个喹钠唑啉类衍生物，它是 α_1 肾上腺素能受体阻滞剂，能高选择性地阻断膀胱颈、前列腺包膜及其腺体和尿道等部位的 α_1 肾上腺素能受体，降低后尿道平滑肌张力，从而改善排尿梗阻症状及刺激症状，临床应用有效率为 83.4%。用法：2.5mg 每日两次口服，可增至 2.5mg 每日三次口服。不良反应发生率低，常见的有胃肠道症状及直立性低血压。

3. 选择性长效 α_1 肾上腺素能受体阻滞剂 为 α_1 肾上腺素能受体阻滞剂的缓释剂，具有缓慢释放的作用，维持药物作用时间较长，有以下几种药物。

（1）特拉唑嗪（terazosin）：又称四喃唑嗪，商品名为高特灵（Hytrin），国内生产的商品名为马沙尼（Mashani）。有松弛膀胱颈及前列腺平滑肌的作用，而不影响逼尿肌的功能，能迅速解除前列腺增生的梗阻症状。不良反应有直立性低血压，因此首次应从小剂量开始，以后逐渐增加，以求获得最大效应。用法：1mg 每晚 1 次，若无反应 1 周后可增加至 2～4mg 每晚 1 次，最大剂量为每日 5～10mg。

（2）多沙唑嗪（doxa，zosin）：用法：0.5mg 每日服 1 次，以后根据情况 1～2 周后逐渐增加至 2mg 每日服用 1 次。

4. 高选择性 α_{1A} 肾上腺素能受体阻滞剂 经研究表明人类前列腺内的 α_1 受体具有选择性，目前至少已经识别出 4 种 α_1 受体亚型，为 α_{1A}、α_{1B}、α_{1C} 及 α_{1D}。这 4 种亚型受体其中 α_{1A} 占 27%，α_{1B} 占 3%，α_{1D} 占 70%。近年来又发现 α_{1C} 受体的药理特点及体内分布情况与 α_{1A} 相同。所以将 α_1 受体分为 α_{1A}、α_{1B} 及 α_{1C} 三种亚型。在前列腺基质平滑肌、前列腺包膜、膀胱颈部和近端尿道的 α_1 受体约有 90% 以上为 α_{1A} 亚型受体。坦索罗辛（Tamsulosin）是目前已知对这类亚型受体有效的药物，商品名为哈乐（Harnal），它可以超选择性地阻断 α_{1A} 受体，是一种缓释剂，对前列腺增生的治疗更有专一性，能松弛前列腺、尿道、膀胱颈部的平滑肌，减轻膀胱颈出口处的梗阻而不影响膀胱逼尿肌的收缩，故可以迅速改善排尿障碍症状。有效率为 85.1%，不良反应较小，仅为 2.2%。用法：0.2mg 每日 1 次口服。

（四）抑制胆固醇类药

在前列腺增生的组织中，胆固醇含量明显增高，胆固醇及其代谢物等导致组织坏死，经内分泌刺激使组织再生而引起增生。

美帕曲星（Mepartricin）是半合成聚烯抗霉菌药。它具有：①在肠肝循环中使雌激素和胆固醇结合，限制其重吸收，减少前列腺内胆固醇积存。②减少血浆雌激素水平，使基质刺激作用减少，继而使双氢睾酮活性、雌激素受体活性减少，因此起到对前列腺增生的治疗作用。用药方法：为美帕曲星 1 片（含活性成分 mepartricin 5 万 IU）每日三次口服，现有强力美帕曲星片 40mg 口服；每天一次。

（五）植物类药

植物类药含有植物固醇，其药理机制可能是：①干扰腺体的前列腺素合成和代谢，产生抗炎效应。

②降低性激素结合球蛋白浓度。③对增生细胞有直接细胞毒作用。④减少 5α - 还原酶活性，减少双氢睾酮的生成。

临床上应用的植物类药有以下几种：

（1）前列平（Pigenil）：为非洲刺李树皮提取的亲脂性物质，天然活性成分有植物甾醇、五环三萜、阿魏酸酯等。其药理作用系消肿、消炎，降低血胆固醇，抑制前列腺素合成，抑制睾酮在腺体内的活性。用量为 50～100mg 每日两次饭前服。

（2）伯泌松（Permixon）：该药是从矮小的美洲棕榈（serenoasepens）中提取的 n - 乙烷类固醇提取物，其作用机制证明包括对体外及体内的 5α - 还原酶的Ⅰ型和Ⅱ型同工酶都有抑制作用，并可阻止前列腺细胞中双氢睾酮与细胞雄激素受体的结合。前列腺增生患者服用后可减缓前列腺重量的增加，改善排尿困难，减少排尿频率，减少尿后残尿数量和增加尿流率。不良反应少，仅 2%。服用量为 160mg 每天两次口服。

（3）通尿灵（Tadenan）：是从非洲臀果木（非洲的一种李属植物）树皮中提取的脂质甾醇复合物。许多研究已证实前列腺增生内生长因子失去平衡，b - FGF、TGFβ 及 EGF 水平较正常前列腺组织为高。b - FGF 的表达增高诱发成纤维细胞增生。而动物实验中证实非洲臀果木对前列腺中由 b - FGF 所致的成纤维细胞增生产生明显的抑制作用，有抗增殖和特性。临床服用通尿灵后对前列腺有抗感染、消肿，降低毛细血管外渗功效，降低膀胱的兴奋性，提高收缩性。明显改善泌尿前症状，减少残尿量，增加尿流率。用法为 50mg 每天两次饭前口服，6～8 个月为一疗程。不良反应较少，约 3%，大多为胃肠反应。

（4）保前列（Cerasabal）：其主要成分是锯叶棕果、一枝黄花和七叶树种子的提取物。具有肾上腺素能的拮抗作用以及改善血管通透性和抗感染作用。用药方法，每次 1～2 片（每片 0.25g），每天三次，口服。

（5）护前列（Urgenin）：内含干锯叶棕和干子雏花叶的浸出物。能减轻前列腺充血、疼痛及膀胱刺激症状，用法 1～2 片每日两次口服。

（六）花粉制剂

（1）舍尼通（Prostat 前列泰，普适泰 Cernilton）：舍尼通是由瑞典 Phamacia Aller - gon AB 公司生产的一种天然植物性药物，由纯种花粉 100% 破壳后提取物。其主要成分为脂溶性 EA - 10 和水溶性 T - 60（P - 5），其作用机制系特异性阻断 5α - 双氢睾酮和前列腺雄激素受体结合，具有单一选择性，从而抑制了前列腺组织增生的上皮细胞和成纤维细胞的增殖。动物实验和临床应用可收缩膀胱逼尿肌，增加膀胱内压，加强排尿力量，降低膀胱颈和尿道张力，提高尿流率，缓解临床症状。有效率达 81.5%，无主观不良反应。用法，早晚各一次，每次 1 片口服。（每片的药物含量为花粉提取物 P - 570mg 和 EA - 104mg，其他非活性成分为微晶纤维素 297.5mg，共计 371.5mg）

（2）尿通（Eviprostat）：为复方制剂，各成分起协同作用，能引起结缔组织胶体状态生理化学变化，并且产生纤维变化和胶原蛋白硬化，从而对前列腺增生的排尿困难、尿频、尿急、尿潴留等症状有改善作用。用法 2 粒每日，三次饭后服。

（3）前列康：本药系由植物花粉制成口服片剂，含有氨基酸、酶、维生素及微量元素等，对前列腺增生患者可改善症状，减少尿频、尿急、尿终滴沥及残余尿量。服法：建议 3 片每日三次口服 1 个月为 1 疗程，一般可服 3～4 个疗程。

（七）多烯大环内酯类

强力甲帕酶素（Ipertrofan，益列康宁）是一种聚烯类的半合成衍生物，由金色链霉菌株培养基中分离而得，该药能有效地影响脂肪代谢，使胆固醇选择性地在肠道水平和一些甾体类激素结合形成不可逆的化合物，从而抑制肠肝循环中的吸收，减少前列腺腺泡内胆固醇、雌激素、雄激素的沉着量，改善前列腺增生症状，减少残余尿，提高最大尿流率。用法：每日 1 片（40mg）饭后服。60d 为一疗程。

（八）5α - 还原酶抑制剂

前列腺腺体是一个雄激素依赖性器官，它的成长、发育和功能的维持都需要睾丸提供足够水平的雄激素。若双侧睾丸切除后，则前列腺发生萎缩，细胞凋亡。当给予足够的外源性睾酮后萎缩的前列腺又可恢复正常。而体内的睾酮需在 5α - 还原酶的作用下，才能转化为双氢睾酮，发挥出雄性激素对前列腺的作用，刺激前列腺增生。双氢睾酮也必须与雄激素受体结合后才能发挥出效应，5α - 还原酶缺乏及雄激素受体突变均不能发生前列腺增生。现在知道人体内有二类 5α - 还原酶，5α - 还原酶 I 型存在于皮肤和肝脏；5α - 还原酶 II 型则存在于附睾、前列腺及肝脏。

（1）保列治（Proscar）：美国默沙东公司研制的保列治（非那甾胺 Finasteride 或 Proscar，MK906）是一种合成 4 - 氮甾体化合物，为特异性强有力的 II 型 5α - 还原酶抑制剂，能选择性地抑制 5α - 还原酶阻止睾酮向双氢睾酮转化。临床研究药物能缩小前列腺体积，增加尿流率，改善排尿症状。服用剂量为每天 5mg 一次口服，对前列腺体积超过 40ml 以上尤为适应。患者需长期服用，停药 3 个月后前列腺体积又可恢复至治疗前水平。不良反应较少，仅 0.5% ~ 1.0%，为消化道和生殖道症状：

（2）爱普列特（Episteride）：是国内开发的一种新型反竞争性 5α - 还原酶抑制剂，它可与 5α - 还原酶、NPDD 形成不可逆三元复合物，从而抑制睾酮向双氢睾酮的转化。可以选择性抑制 II 型 5α - 还原酶，达到治疗前列腺增生的目的。用法：5mg 每日两次口服。

（九）前列腺内药物注射治疗

应用药物直接注射于前列腺增生组织内，经动物实验和临床观察有一定的疗效。注射药物：石炭酸 9ml，冰醋酸 9ml，甘油 18ml，蒸馏水 450ml。混合分装每安瓿 3ml 消毒备用。注射方法：左侧卧位，右腿弯曲，左腿伸直，会阴部局部麻醉后，一指进入肛门，摸到前列腺顶部，用腰椎穿刺针（20 号）在麻醉处穿入直到前列腺腺体，注射药物时要回抽无血液或尿液，注射时稍有阻力。每 5d 注射一次，有尿潴留者要留置导尿。

并发症：轻度膀胱炎、尿道炎、附睾睾丸炎。

取得良好疗效的关键是注射部位准确，必须把"冰石甘液"注射到压迫尿道的增生腺体内，使腺体发生变性、坏死、缩小，后尿道通畅。

（十）物理治疗

是采用各种物理的方法，使前列腺局部的水肿、充血缓解，组织萎缩，改善排尿症状。这种方法仍在不断发展和改进中，将来也许会成为治疗前列腺增生的有效方法之一。

1. 冷冻疗法　Soanes、Gonder（1966 年）首先报道，应用制冷剂（液氮或笑气）将前列腺部降温至零下 169 ~ 190℃。使用特制的尿道探杆，其头部 4cm 处可降温，其余部分均为绝缘。将头部降温区对准前列腺部冷冻前列腺组织，使之严重脱水和细胞破裂。在 7d 后缩成海绵状坏死块，最后使整块腺体缩小。Green（1970 年）报道 40 例取得良好效果，他认为对一般情况不宜手术的患者有指征。优点：①损伤小。②可局麻进行。③出血少。④操作时间短。⑤有出血倾向者亦可进行。国内在浙江、上海等地亦已开展此项治疗方法。

2. 温热疗法　是采用多种不同的电源装置产生的热效应，作用在前列腺局部，使前列腺达到热凝固、坏死、切割、气化等治疗目的。在治疗局部的温度必须高于体温。根据治疗的目的，温度可从 42℃ 以上至 1 000℃。一般分成三个不同温度段。

（1）腔内微波治疗：根据电磁频率分 2 450MHz 及 915MHz 两频微波治疗机。应用类似无线的气囊、导管，在尿道前列腺部的温度维持在 45 ~ 47℃ 1h，因这种治疗属于理疗范畴，仅使增生部位水肿、炎症改善，不能使腺体缩小，故远期效果不满意，仅在梗阻不严重的早期病例可应用。

（2）腔内射频治疗：①治疗仪的电磁波频率为 0.2MHz，其加温方式与微波不同，治疗温度 > 70℃，治疗时间为 1h，在尿道前列腺部治疗后，尿道有坏死组织排出。B 型超声检查腺体缩小，尿道增宽，症状明显改善，有效率 80%，中叶增生效果不佳。②尿道针刺前列腺消融：是高温射频治疗前列腺增生的另一种方式，其尿道内电极改成针状，治疗时将针状电极刺入前列腺增生组织内，加温至 80℃ 以上，使该处组织凝固坏死，继而吸收、纤维化，最后使前列腺缩小达到治疗目的。

（3）激光治疗：激光是一种特殊的光波，用光纤维直接将光照向前列腺增生组织，局部温度可高达 100 ~ 400℃，使增生组织迅速凝固、坏死气化、消融，从而解除机械性梗阻。目前多用 Nd/YAG 激光和 KTP/YAG 半导体激光光源。应用的光纤维以前为末端直接射出，1992 年后相继引进侧射式非接触式激光头和接触式激光头两种。①接触式激光头由于一次接触仅气化 1 ~ 2mm 深度，较大的增生腺体完全气化需时较长是其缺点。②非接触式激光头，激光束呈 45°~ 90°侧向射出至增生腺体，不能与组织接触，否则激光头会被组织黏附、覆盖，影响照射效果。其照射深度可达 1cm 以上，范围也广。经验较少者不易掌握。③联合疗法：先以非接触式激光照射，以后再用接触式激光头气化，可发挥治疗时间短、深度深又可立即排尿的效果。④滚轮式电极气化治疗：是经尿道电切除前列腺的改进术式，将原应用的襻状电极端改装成滚轮电极，治疗时在直视下将滚轮在增生腺体上前后滚动，由于应用功率高达 300W 左右，故组织立即被气化，而达到治疗目的。

（4）高能聚焦超声治疗：利用聚焦超声使增生腺体部加温达 80℃而产生治疗效果。聚焦方式有两种：一种为阵列式，将压电晶体排成盘状，使超声能量聚焦在一起。另一种为通过声透镜聚焦，既有聚焦超声功能，又有探测腺体大小扫描功能。治疗时插入肛门，在电脑监控下加温治疗。这些方法尚在试验试用阶段，暂时无法推广。

（十一）前列腺部支架治疗

前列腺增生首先引起膀胱流出道梗阻（bladder outflow obstrution，BOO）。造成的因素有机械性的也有动力性的。前列腺增大的腺体压迫尿道，排尿阻力增加。1980 年 Fabian 首先用金属螺旋支架置入尿道治疗下尿路梗阻，这支架的缺点是尿液接触形成结壳现象及前后移动。迄今已有多种形式不同材料支架问世。可分为两类：①暂时性非上皮化支架，商品名称为 Urospiral，多数作者认为这种支架可用于不宜手术的高危患者，作为一种暂时治疗，可改善排尿症状。②永久性尿路上皮可覆盖支架，为一种新型的前列腺内螺旋支架，Memokath 是由钛镍记忆合金编制成的网状圆筒状支架，它在冷水中呈压缩状态，在 45℃左右的热水中可膨胀成原设计的直径大小。置入尿道后，大多数患者在 1 ~ 2d 后可自行排尿，但术后可出现尿急、尿频、会阴不适、血尿等，一般在 8 周内逐渐消失。约 6 个月后，网状支架大部分被黏膜覆盖。长期随访结果亦有一些并发症出现，如尿路上皮严重增殖反应、位置不佳、支架移动、感染、顽固性刺激症状以及前列腺尿道部的弯曲不规则、变形等，而使圆筒状支架不能紧密相贴形成"桥效应"（bridge effect），甚至凝结物产生，最终不得不将支架重新取出。取出时需将支架表面的上皮用低电流电切镜切除，用活检钳取出支架。

（十二）气囊扩张术

为应用带有气囊的尿道探子、扩张器裂开前列腺联合部，扩张前列腺尿道部，降低尿道阻力，改善前列腺增生排尿症状的一种方法。一般气囊扩张时可达 3 ~ 4 个大气压（一个大气压 = 14.7psi）。扩张直径达 25 ~ 30mm，即 75 ~ 90Fr。导管在麻醉后放入，确定气囊位置，维持扩张 10min。扩张后常见有出血和膀胱痉挛现象。Moseley 报道 77 例，87% 症状评分降低 50% 以上。气囊扩张术方法简便安全，住院时间短，适于高危不宜手术，腺体大小不超过 40g 的中叶增生，残余尿少于 200ml，后尿道狭窄的患者。但疗效不能完全肯定，维持有效时间不长，然而不妨碍以后其他方法治疗。

（十三）急性尿潴留的处理

前列腺增生患者，65% 有急性尿潴留症状，常突然产生，患者尿意窘迫，非常痛苦，必须设法立即解除。在解除急性尿潴留时，应将膀胱中的尿液逐步放出，切勿骤然排空，尤其并发尿毒症的病例，膀胱突然排空，可使血流动力学突然改变，发生大量肾出血、膀胱出血或膀胱周围出血，引发心力衰竭、休克，还可引起尿闭及电解质的不平衡。Parsons 研究，在引流后 3d 内需注意电解质不平衡的变化，必要时需补充钾、钠、氯等电解质，在处理急性尿潴留的同时，还需予以镇痛和控制或预防感染。

解除急性尿潴留的方法有下列几种：

（1）耻区、会阴部热敷。

（2）针灸：取中极、膀胱俞、三焦俞、阴陵泉。

（3）导尿：在无菌操作下进行导尿。

用弯头前列腺橡皮导尿管比普通导尿管容易放入。若导尿管放入后，估计仍有发病可能者，应予以保留一个短时期。有的学者在放保留导尿管后，同时用雌激素治疗。王历耕报告 31 例中，有 10 例急性尿潴留患者，在应用保留导尿管的同时服用己烯雌酚，治疗 24 ~ 48h 拔除导尿管后能自行排尿。己烯雌酚的用量为：第一天 20mg（每 6h 5mg），第 2 ~ 3d 15mg（每 8h 5mg）第 4 ~ 5d 10mg（每 6h 2.5mg），第 6 ~ 7d 6mg（2mg，一日 3 次），第 8 ~ 30d 3mg（1mg，一日 3 次）。

（4）药物治疗：Ende 报告 17 例前列腺增生并发急性尿潴留患者应用 Premarin 静脉注射治疗一个时期均得到痊愈，随访 1 年以上，16 例未复发。

ЕНФпЖиеВ 报告有急性尿潴留者，应用雄激素 25mg，每天肌内注射 1 次，持续 5 ~ 6 天或至能自动排尿为止。

（5）耻骨上膀胱穿刺：导尿管无法插入而又无其他方法解决急性尿潴留时，行耻骨上膀胱穿刺是一个暂时的急救办法。Castro 测定前列腺增生患者，在排尿时的膀胱内压高达 24kPa（180mmHg），急性尿潴留时的膀胱内压将更高。在穿刺抽出尿液后，尿潴留缓解，膀胱内压力减低，但梗阻并未解除。当尿液重新潴留于膀胱中，膀胱内压再次升高时，尿液可从穿刺针的径道渗出至耻骨后膀胱周围造成尿外渗，可引起蜂窝组织炎等急性感染。因此，膀胱穿刺后，应立刻考虑到解决再次尿潴留的办法，否则不宜进行耻骨上膀胱穿刺。

（6）膀胱造口术：前列腺增生急性尿潴留时，导尿管无法插入而又无前列腺摘除术的条件时，可进行膀胱造口术，以解决急性尿潴留。在造口手术时，耻骨上切口不宜太低，不能太大，膀胱周围分离不要太广，以免切口周围、耻骨后间隙瘢痕粘连过广，造成以后前列腺摘除术的困难。但在切开膀胱后，应该用手指常规探查膀胱内颈部前列腺的情况以及有无凝结物等，对以后选择手术方法有所参考。现在有耻骨上穿刺造口术，方法较为简单。

（7）急症前列腺摘除术：对前列腺增生患者进行前列腺摘除术，一般都需要一定时期的准备。但现在由于抗感染等条件的改进，进行前列腺摘除的时期较以前可大大提前，甚至进行急症前列腺摘除手术。手术的适应证如下：①患者一般情况良好，无尿毒症及酸中毒的临床征象。②无严重的心血管及肺部疾病。③非蛋白氮在 50mg 以下。④CO_2 结合力在正常范围内。⑤进行膀胱切开探查时，静脉注射靛胭脂检查，两侧输尿管管口中在 8min 内排出蓝色尿液。

（十四）手术治疗

1. 手术指征　①前列腺增生有进行性排尿困难，非手术治疗未能取得疗效。②慢性尿潴留，残余尿量超过 60ml 以上，而采用其他治疗未能奏效者，现在有许多作者都采用尿流率测定、膀胱测压、尿道测压等膀胱功能检查决定手术与否，当逼尿肌处于代偿阶段，即应视为手术指征。③由于梗阻而诱发膀胱憩室或凝结物，肾及输尿管积水。④由于梗阻引起慢性或反复发作泌尿系感染。⑤前列腺增生伴有出血，尤其是量多而反复出血者。⑥急性尿潴留未能缓解者。

2. 术前准备　因前列腺增生的患者都是高年患者，常有慢性病或隐匿性疾病存在。前列腺增生后的排尿困难，尿液潴留可使肾功能减退，诱发感染及心血管系统功能障碍，同时手术的创伤亦较大，容易发生并发症。因此，手术前必须很好准备，可提高手术疗效，减少并发症，降低病死率。彻底引流尿液，一般引流 7d 左右均能使肾功能恢复到足以耐受手术的程度（血尿素氮、肌酐在正常范围内，酚红排泄 2h 在 40% 以上）。有尿毒症、酸中毒、心肺疾病而短期不能耐受手术，要长期保留导尿管引流以求改善的患者，则要做双侧输精管结扎术，以防附睾炎。否则需做膀胱造口术，争取做二期前列腺摘除术。此外，要做尿培养菌落计数和药物敏感度，在彻底引流的基础上加强使用抗生素，一般均可基本控制感染。不少病例还可得到心血管系统的改善，使血压下降至正常。还需做出凝血时间的测定，以防术中或术后发生出血时做治疗的参考。

3. 手术方式　目前普遍采用的有四种：①耻骨上前列腺摘除术。②耻骨后前列腺摘除术。③经会阴前列腺摘除术。④经尿道前列腺电切术。

由于前列腺增生后产生不同的病理变化，各种前列腺摘除手术方法也有它各自的特点，因此不能用单一的手术方法解决所有的前列腺增生病例。现将各种手术的优缺点简述如下：

（1）耻骨上前列腺摘除术：耻骨上经膀胱摘除前列腺为 1887 年 Pachard 首先采用。此法适用于绝大多数前列腺增生病例，尤其对腺体很大，向膀胱内突出者最为适用。若膀胱内并发凝结物或有其他病变（如肿瘤等）则更为合适，因为在摘除前列腺的同时可处理膀胱内的其他病变。但手术的创伤大，前列腺窝内出血不易完全控制，还需要做膀胱造瘘术，故恢复时间较长。

手术注意点：①前列腺摘除后，膀胱颈部后唇要常规做楔形切除，使膀胱三角与尿道内口间无门槛状分隔，同时还应注意输尿管间嵴有无肥厚，若有则应做楔形切除。②前列腺摘除后，在前列腺窝边缘5 点、7 点两处常规缝扎止血，要注意防止缝扎到输尿管开口，尤其是前列腺比较大，前列腺摘除后膀胱颈部比较宽，输尿管开口很接近边缘容易缝扎损伤。③前列腺窝的止血问题：前列腺摘除后，窝内应用热盐水纱布压迫止血 5～10min 或更长。若再有出血点，可用可吸收线缝扎止血。前列腺窝内再用双腔气囊导尿管牵引压迫止血。Oddo 还改进成葫芦形气囊导尿管，可以同时压迫前列腺窝和膀胱颈部，可减轻双腔气囊导尿管需要牵引的痛苦。有些学者认为前列腺摘除后，前列腺窝会自动收缩而出血自止，因此改用缝合主血的方法，使前列腺窝与膀胱暂时分开，渗血不致回流入膀胱内。Hrymtschah 用肠线 "8" 字缝合止血，并横位缝合前列腺窝，仅能通过留置导管。Pena（1962 年）改用双整气囊导尿管在膀胱颈部用 Perl 伽线做荷包缝合，导尿管头位于荷包中，露在膀胱内，Perlon 线在伤口外结扎，3d后放松，共 46 例效果果良好。其中 2 例在放松后有大出血，重新拉紧荷包缝线后又止血，效果良好。④耻骨上膀胱造口问题：耻骨上膀胱切开后，一般均需做膀胱造口，由于近几年来操作技术的不断提高，一期缝合膀胱可取得很好的效果。但在技术不熟练，止血不满意，术前有感染，有残余尿时间长而估计膀胱逼尿肌的张力比较差的病例，则仍以安置耻骨上膀胱造瘘管较为安全。为了保证膀胱切口愈合良好，减少感染和漏尿的机会，可将膀胱切口全部缝合，在膀胱切口的侧壁上另做小切口以安置导管，引流膀胱。⑤术后冲洗：手术后进行膀胱冲洗，膀胱血块堵塞非常重要。采用封闭式连续滴注冲洗。冲洗液从导尿管进，膀胱造瘘管出。根据渗血的程度，调整连续冲洗的速度。⑥双侧输精管结扎术：为预防术后的附睾炎，可常规行双侧输精管结扎术。

（2）耻骨后前列腺摘除术：对此手术 Von、Stockum、Jacobs 等在 1909 年、1912 年、1923 年、1933年已有报道。当时由于止血困难、易于感染等因素未能推广，直到 1945 年，Millin 在止血和感染问题基本得到解决后才被很快采用。该手术的特点：①可在直视下操作，摘除腺体，不损伤膀胱。②前列腺窝止血简单可靠。③术后形成尿瘘的机会少。④术后护理方便，治疗日程缩短。⑤手术对中等大小的前列腺最为合适，较大或较小的腺体操作比较困难，尤其在体型过胖的患者显露不佳。⑥耻骨后静脉丛分布不规则，容易损伤出血，且止血困难，尤其在耻骨后有粘连者不适宜进行此项手术。⑦前列腺虽中等增生，但并发有前列腺炎、膀胱炎或有膀胱内病变如凝结物，皆不能采用此项手术。⑧术后可能出现耻骨炎、尿道狭窄和术后出血等并发症。

为了克服上述的某些缺点，一些学者对此手术创造了许多改良方法：Dettmar 改用肠线连续缝合膀胱颈部黏膜，把导尿管挤压在最低位，可使止血更趋完善。Ward、Hand 和 Bouepue 等改用了前列腺包膜膀胱颈部联合纵向切口，可充分暴露前列腺腺体和完全止血。Leadbetter 又改进了手术方法，在前列腺包膜上做 2cm 纵切口，以后斜向膀胱前壁延长切口如 "7"。术中如发现膀胱内口有狭窄，则在前列腺与膀胱交界处的切口向膀胱前壁再做对称的切开如 "Y"。在缝合切口时可做 "V" 形缝合，可使尿道内口、膀胱颈部扩大，以利排尿。另有保留尿道的耻骨后前列腺摘除术，手术的显露前列腺和包膜与 Millin 手术相同，找到包膜和腺瘤的分离平面，侧叶游离后，用剪刀在腺体与尿道间做钝性分离，避免损伤尿道，切除腺体。若误伤尿道壁，应予修补。

（3）经会阴前列腺摘除术：Guthrie 在 1834 年首次报道由会阴正中途径摘除前列腺。但直至 1901年，Prollst 和 1903 年 Young 改进了会阴部切口，描述了局部解剖关系、保护器官损伤的要点，同时还改进了手术器械等措施，并报告了 128 例术后无死亡，因此有人把 Young 作为此项手术的创始人。国内有少数几篇报告。但此手术比较复杂，容易损伤尿道括约肌和直肠，形成尿道直肠瘘、会阴直肠瘘和尿失禁，同时还因为会阴部的创伤而可引起阳痿，因此选用此手术较少。但对某些前列腺癌患者，则需行经会阴前列腺根治手术。

（4）经尿道前列腺切除术：100 年前就有人应用尿道刀、尿道钻孔器等将梗阻的前列腺切除。但是直到 40 多年前 Mac Calthy（1931 年）将膀胱镜和电极圈连合在一起制成手术膀胱镜后，才能在直视下切除增生的前列腺。经过数十年的经验总结，虽然少数患者如 Nesbit 认为可以将增生的前列腺彻底切除，但多数认为此手术为姑息性手术，仅能将前列腺的增生部分切除，暂时解决尿道梗阻，解决排尿困难，增生复发的机会较多。但现在由于电切镜的不断改进，电切技术的不断熟练，已能将前列腺全部切除，直到前列腺外科包膜之内。目前国外采用此项手术较为广泛，国内也有许多医院有此器械。由于术中需用大量水冲洗，可能使液体进入血液，引起稀释性低钠、休克或溶血性反应及肾功能衰竭等危险，因而明确病例的手术适应证极为重要。

一般国外报告的手术适应证为：①阻塞在后尿道的尿道内型前列腺增生，估计前列腺腺体重量不超过 50g，手术能在 1h 内完成者。②前列腺纤维病变，正中嵴。③前列腺切除后有部分前列腺组织残留而有梗阻者。④高年而一般情况不良，不能做彻底前列腺切除手术者。

除上述四种手术外，还有采取其他途径进行前列腺切除手术。如 1947 年报道骶骨旁前列腺切除手术。国内在 1962 年黄炳然，1963 年董俊友等也有少数报道。手术有一定的复杂性与困难，故仅在对此手术有一定熟练程度的医师和少数特殊的病例才采用，而不能广泛用于一般患者。Golji（1962 年）采用经尾骨前列腺切除术，也没有特殊的优越性。1972 年 Shafik 报道经耻骨下前列腺切除术，在耻骨区阴茎根部切断阴茎悬韧带及尿生殖膈，在耻骨下后方将前列腺包膜横向切开摘除前列腺，共做 42 例，术后无继发性出血、狭窄及尿失禁。国内未见类似报告。

综合上述各种手术，一般学者认为耻骨上及耻骨后前列腺切除术较为实用，基本上可以解决各种类型的前列腺增生，机动性较大，患者遇到危急情况时可做膀胱造口，暂时解决排尿问题。若发现有肿瘤，也可扩大手术范围。并发症也并不比其他手术途径为多。

近年来国内外又介绍了一些其他的处理前列腺增生的方法。如 1986 年 Shafik 报告从耻骨后纵向切开前列腺包膜及其下的前列腺组织，使后尿道黏膜向外膨出，治疗前列腺增生取得良好效果。此法手术简单，并发症少，即使全身情况较差，并发心脏、血管疾患和肺、肾疾患，亦能承受此项手术。学者报告 8 例，治疗显效率达 91%。国内在 1988 年、1989 年侯忠志、张英杰等亦有同样报告，均得到很好效果，显效率达 89%，故有一定的优越性。

4. 前列腺增生手术的常见并发症及其防治　如下所述。

（1）出血：前列腺手术的止血不像一般外科手术那样彻底，术后较易出血，因此许多学者采用各种止血方法以求达到完全止血。可以采用的止血措施有下列几种：①前列腺窝热盐水纱布条填塞压迫。②双腔或三腔气囊导管（Foley 导管）前列腺窝压迫。③膀胱颈部及前列腺窝肠线缝扎止血。④前列腺窝内局部用药（如肾上腺素、垂体后叶素等）。⑤前列腺部局部降温。⑥控制性低血压。⑦髂内动脉结扎。⑧全身止血药的应用。⑨前列腺窝内止血药局部应用（如吸收性明胶海绵、复方铝溶液等）。

（2）感染：前列腺切除手术后的感染可有三方面：①泌尿道感染。②生殖道感染。③耻骨感染。在预防及处理方面需严格掌握无菌操作，减少不必要的检查，合理使用导管，密封冲洗引流系统以及局部和全身应用抗菌消炎药物，术中操作轻巧，常规进行双侧输精管结扎术等，可以减少和预防附睾炎的发生。

（3）尿失禁：在各种前列腺手术方法都可发生。但是在耻骨后前列腺切除手术较少发生。主要是外括约肌和神经的损伤。为了避免损伤外括约肌，手术应轻巧，前列腺分离后与尿道连着时，要用剪刀在尽量靠近前列腺处剪断。万一发生，可采用会阴部尿道括约肌修补术。

（4）尿瘘：发生原因为手术时损伤直肠，手术时膀胱颈部未做楔形切除或不完全的前列腺切除，造成膀胱颈部梗阻，以致膀胱与腹壁、会阴或直肠形成瘘管。因此，手术时要注意保护尿道与直肠，前列腺切除后要检查是否完整，膀胱颈后唇有无门槛状梗阻，前列腺窝内有无活瓣状组织。若有上述情况，要及时切除，以免术后造成尿瘘。

（5）尿道狭窄：耻骨后前列腺切除术者较多见，耻骨上前列腺切除术最少见。狭窄部位有舟状窝、尿道口、前尿道和球部、膜部尿道。主要是留置导尿管较粗，尿道周围有炎症所致。预防方法为放置较软细的导管，时间要短。发生狭窄后的处理为尿道扩张或经尿道做狭窄部电切。

（6）性功能影响：经会阴前列腺切除术对性功能的影响最多。一般统计49.7%性功能无变化；46.2%性功能有影响，且多数不能恢复；4.1%有性功能增强。对性功能的影响可能与患者年龄有关。

（王亚丽）

第四节　前列腺癌

前列腺癌是世界上最常见的男性恶性肿瘤之一。发达国家发病率高于发展中国家，美国的前列腺癌发病率占男性恶性肿瘤首位，在欧美是占第二位的常见的男性恶性肿瘤。我国前列腺癌发病率远低于西方国家，但近年呈显著增长趋势。近十多年来，由于提高了对前列腺癌的警惕性，特别是前列腺特异性抗原（PSA）检测和经直肠B型超声在前列腺癌诊断中的广泛应用，前列腺癌的早期诊断率已较前大大提高。

一、概述

（一）流行病学

前列腺癌的发病率在世界范围内有很大不同，美国黑人发病率最高，亚洲和北非地区发病率最低。发病率大致如下：加拿大、南美、斯堪的那维亚、瑞士和大洋洲为（30~50）/10万男性人口；欧洲多数国家为20/10万男性人口；中国、日本、印度等亚洲国家低于10/10万男性人口。说明前列腺癌的发病有种族差异。

临床无症状而于尸检或其他原因检查前列腺时发现的为潜伏癌，即组织学证实为前列腺癌，但不发展成为临床癌。前列腺潜伏癌的发病率在25%~40%。

对前列腺增生症手术标本进行病理检查，发现有癌病灶者称为偶发癌，占前列腺增生症手术的8%~22%，我国统计为4.9%。

前列腺癌的发病机制还不清楚，但与性激素有一定的关系。从事化工、染料、橡胶、印刷等职业者，前列腺癌发病率较高，但诱癌的化学成分仍不清楚。

高脂饮食是前列腺癌的诱发因素而不是病因。其中红色肉类危险最大，饱和脂肪酸、单不饱和脂肪酸、α亚油酸常与恶性程度高的前列腺癌有关。绿色蔬菜中含有的高水平的维生素A可以抑制前列腺癌的发生，蔬菜中的类雌激素样物质可以干扰雄激素对前列腺癌的作用，减少前列腺癌的发生。

输精管结扎术是否使发生前列腺癌的危险性增加还有待深入研究。病毒感染是前列腺癌的环境触发点。

癌基因和抑癌基因是前列腺癌发生发展的重要因素。

H-ras基因突变是在肿瘤细胞中发现最早的突变基因。局限性前列腺癌中间ras基因突变率为6%~25%。在潜伏癌中多见K-ras基因突变，而在临床癌中则以H-ras基因突变为主，提示K-ras基因突变的前列腺癌不易向恶性发展。

目前研究已确定的抑癌基因有WT基因（11P13）、NF1基因（17q11）、NF2基因（22q12）、DCC基因（18q21）、P53基因（7P13）、Rb基因（13q14）、APC基因（5q22）和VHL基因（3P25）等。

前列腺癌标本中10q、7q、3q、9q、11P、13q、17P和18q分子遗传学研究发现，大多数肿瘤中至少存在一种染色体的等位基因丢失。其中最常发生染色体变化的是10号和16号染色体长臂及8号染色体短臂，推测在这些区域可能存在着潜在的抑癌基因。

约1/5的前列腺癌中存在着17P、18q和13q的染色体改变，而P53、DDC和Rb基因就位于上述染色体的相应区域。

E-cadherin是上皮细胞黏附分子，该基因位于16q22上。E-cadherin是肿瘤细胞发生浸润转移的重要调节因子。E-cadherin表达水平与肿瘤的Gleason分级呈正相关，是肿瘤进展和不良预后的指标。

生长因子及其受体和宿主微环境的改变在肿瘤的生长和转移中起着重要作用。这些起调节作用的介质有碱性成纤维细胞生长因子（bFGP）、角化细胞生长因子（KGF）、肝细胞生长因子/分散因子

（GHF/SF）、转化生长因子 - β（TGF - β）、胰岛素样生长因子（IGF）、转化生长因子 - α/上皮生长因子（TGF - α/EGF）等。

遗传性前列腺癌：前列腺癌有一定的家族遗传倾向，一级亲属中有 2 ~ 3 人患前列腺癌的男性发生前列腺癌的概率高出对照组 5 ~ 11 倍。发病年龄 < 55 岁的前列腺癌患者约 43% 有遗传倾向。在所有前列腺癌患者中仅约 9% 有家族遗传倾向。

（二）病理

前列腺癌较多发生于外周区，其次为移行区和中央区。最常见的病理类型是腺癌，占所有前列腺癌的 64.8% ~ 98.0%，其他类型包括黏液腺癌、前列腺导管腺癌、小细胞癌、鳞癌和腺鳞癌、癌肉瘤、移行细胞癌、腺样基底细胞肿瘤及恶性间质肿瘤罕见。腺癌的特征表现是前列腺管腔衬以微腺泡增生样结构，没有基底细胞，其中一部分细胞以核变大为主。免疫组织化学技术的应用对前列腺癌的病理诊断有辅助价值。其中以 PSA 和高分子量的基底细胞特异性角蛋白（Clone 34β - E$_{12}$）最有意义。

WHO 根据腺管分化程度将前列腺癌分三级：高分化癌、中分化癌和低分化癌（或未分化癌）。Gleason 分级分 5 级（1 代表分化最好，5 代表分化最差），Gleason 评分从 2（1 + 1）至 10（5 + 5）分。Gleason 评分对应分为三级：高分化（2 ~ 4 分），中分化（5 ~ 7 分），低分化（8 ~ 10 分）。

前列腺上皮内瘤（PIN）是前列腺癌的癌前病变。

前列腺癌细胞分激素依赖型、激素敏感型和激素非依赖型三种，前两种占多数，不同的细胞类型对内分泌治疗的反应不同。

前列腺癌的分期常用的有 TNM 和 Whit - more - Jewett 分期（表 8 - 1）。

表 8 - 1　前列腺癌的分期对照表

whitmore - Jewett 分期	TNM 分期（1992 年）
A 前列腺偶发癌	
A$_1$ 组织学检查肿瘤≤3 个高倍视野	T$_{1a}$ 肿瘤组织体积 < 所切除组织体积的 5%
A$_2$ 组织学检查肿瘤 > 3 个高倍视野	T$_{1b}$ 肿瘤组织体积 > 所切除组织体积的 5%
	T$_{1c}$ 经 PSA 或 FRUS 筛选发现，经活检证实
B 局限于前列腺内的肿瘤	
B$_1$ 小的孤立结节局限于前列腺一叶内（或肿瘤直径≤1.5cm）	T$_{2a}$ 肿瘤≤1/2 一侧叶
B$_2$ 多个结节，侵犯前列腺范围大于一叶内（或肿瘤直径 > 1.5cm）	T$_{2b}$ 肿瘤 > 1/2 一侧叶
	T$_{2c}$ 肿瘤累及两侧叶
C 前列腺包膜外侵	
C$_1$ 肿瘤侵犯包膜但未侵犯精囊	T$_{3a}$ 肿瘤伴同侧包膜外侵犯
	T$_{3b}$ 肿瘤伴双侧包膜外侵犯
C$_2$ 肿瘤侵犯精囊或盆壁	T$_{3c}$ 肿瘤侵犯精囊
	T$_{4a}$ 肿瘤侵犯膀胱颈、尿道外括约肌、直肠
	T$_{4b}$ 肿瘤侵犯肛提肌和/或与盆壁固定
D 肿瘤有区域、远处淋巴结或脏器的转移	
D$_1$ 肿瘤转移至主动脉分支以下的盆腔淋巴结	N$_1$ 单个淋巴结转移，且淋巴结直径≤2cm
	N$_2$ 单个淋巴结转移，且淋巴结直径 > 2cm，但≤5cm，或多个淋巴结转移，但淋巴结直径≤5cm
	N$_3$ 淋巴结转移，且淋巴结直径 > 5cm
	M$_{1a}$ 有区域淋巴结以外的淋巴结转移
D$_2$ 肿瘤转移至主动脉分支以上的淋巴结或远处脏器的转移	M$_{2b}$ 骨转移
	M$_{3c}$ 其他器官组织转移
D$_3$ 内分泌治疗抵抗的转移癌	

二、临床表现

前列腺癌的临床表现缺乏特异性，归纳起来主要有三方面的症状：

1. 膀胱出口梗阻症状 早期前列腺癌常无症状，只有当肿瘤体积大至压迫尿道时，才可出现膀胱出口梗阻症状。膀胱出口梗阻是前列腺癌最常见的临床表现，但与前列腺增生症（BPH）所引起的膀胱出口梗阻症状不易区别。前列腺癌所致膀胱出口梗阻症状发展较 BPH 所致膀胱出口梗阻症状快，有时缺乏进行性排尿困难的典型过程。由于多数前列腺癌患者同时伴有 BPH，因此，膀胱出口梗阻症状不具特异性。

膀胱出口梗阻症状通常分为梗阻性和刺激性两大类。梗阻性症状包括尿流缓慢、踌躇、尿不净，严重时可出现尿潴留（肿瘤压迫前列腺段尿道所致）。刺激性症状包括尿频、尿急，是梗阻引起继发性逼尿肌不稳定性所致。但是，当前列腺癌侵犯膀胱三角区或盆神经时也可出现刺激性症状。

国际前列腺症状评分（IPSS）用于评价前列腺癌所致膀胱出口梗阻的严重程度，并可作为前列腺癌非手术治疗效果的临床评价指标。

2. 局部浸润性症状 前列腺癌向尿道直接浸润可引起血尿，血尿是一个并不常见的症状，也不具特异性，在前列腺癌中发生率低于在 BPH 的发生率，不超过 16%。尿道外括约肌受侵犯时，可出现尿失禁。包膜外侵犯时，可致性神经血管束受损而出现阳痿。包膜受侵犯时可出现类似前列腺炎症状。精囊受侵犯时可出现血精，老年男性出现血精应怀疑前列腺癌可能。肿瘤侵犯直肠症状，表现为排便异常。在直肠镜检中发现的腺癌应怀疑可能系前列腺肿瘤侵犯所致，PSA 染色可资鉴别。

3. 转移性症状 骨转移的最常见症状是骨局部疼痛，骨扫描提示发生骨转移以脊柱特别是腰、胸椎最常见（74%），其次为肋骨（70%）、骨盆（60%）、股骨（44%）和肩部骨骼（41%）。椎体转移压迫脊髓引起的神经症状发生率为 1% ~12%。

前列腺癌致淋巴结转移发生率很高，但常难以发现。表浅淋巴结在常规查体中易于发现，深部淋巴结转移则难以发现，只有当转移淋巴结增大压迫相应器官或引起淋巴回流障碍时才表现出相应的症状，如肿大淋巴结引起输尿管梗阻、水肿、腰痛、下肢淋巴肿等，但此时多已属晚期。

前列腺癌转移至骨骼和淋巴系统以外器官和组织的发生率很低，但若出现，常表明肿瘤广泛转移已至晚期。

三、诊 断

1. 直肠指检（DRE） 直肠指检对前列腺癌的诊断和临床分期具有重要意义。检查时要注意前列腺大小、外形、有无不规则结节、中央沟情况、肿块大小、活动度、硬度及精囊情况。前列腺增大、表面平滑、中等硬度者多为增生，触到硬结者应疑为癌。

早期前列腺癌（T_{2a} 期）直肠指检时仅能触及结节而表面尚光滑（肿瘤未侵及包膜）。T_{2b} 期前列腺癌直肠指检在触及结节同时可触及病变一侧前列腺增大。T_3 期前列腺癌直肠指检不仅可触及坚硬的结节，而且常因包膜受累而结节表面粗糙，致前列腺外形不正常，同时可触及异常的精囊，但前列腺活动尚正常。T_4 期前列腺癌直肠指检前列腺不但体积增大、变硬、表面粗糙、精囊异常，并且前列腺固定且边界不清。

直肠指检触及的前列腺硬结应与肉芽肿性前列腺炎、前列腺凝结物、前列腺结核、非特异性前列腺炎和结节性 BPH 相鉴别。此外，射精管病变、精囊病变、直肠壁静脉石、直肠壁息肉或肿瘤也可在直肠指检时误诊为前列腺肿瘤。

50 岁以上男性每年至少做一次直肠指检，作为筛选前列腺癌的主要方法之一。

2. 前列腺特异性抗原（Prostate specific antigen，PSA） PSA 是由 237 个氨基酸组成的单链糖蛋白，分子量约为 34KDa，由前列腺上皮细胞分泌产生，功能上属于类激肽释放酶的一种丝氨酸蛋白酶。目前 PSA 检测已成为前列腺癌筛选、早期诊断、分期预后、评价疗效、随访观察的一项非常重要的生物学指标。与传统的前列腺癌瘤标 PAP 相比，敏感性和特异性都有明显提高。血清 PSA 水平 0.0 ~4.0ng/ml

为男性正常值范围。

前列腺按摩后血 PSA 水平会上升 1.5~2.0 倍，7d 后影响会明显减小。前列腺穿刺活检的患者血清 PSA 会明显升高，平均升高 5.91 倍，前列腺穿刺活检后 PSA 检测应在至少一个月后进行。

PSAD 即血清 PSA 浓度与超声检查测定的前列腺体积的比值（PSA 单位为 ng/ml，前列腺体积单位为 ml），PSAD 在鉴别前列腺癌和 BPH 中有重要意义。前列腺癌患者血液中 fPSA/tPSA 的比值明显低于 BPH 患者。血 PSA 在 4.0~10.0ng/ml 时，PSAD 和 fPSA/tPSA 可以提高前列腺癌诊断的敏感性和特异性，但目前尚未确定标准的临界值。

PSAV 是指在单位时间内血清 PSA 水平的变化值。前列腺癌引起的 PSA 水平升高的速度较 BPH 快，目前以 PSAV 0.75 ng/（ml·年）作为鉴别的标准。

不同年龄组的男性 PSA 值不同，前列腺癌的检测应选用年龄特异 PSA 参考值，对提高早期诊断率亦有重要意义（表 8-2）。

3. 前列腺特异膜抗原（PSM）检测　PSM 是前列腺细胞特有的一种固有跨膜糖蛋白，分子量为 100kDa，PSM 在血清中难以检测，较敏感的方法是检测患者外周血中 PSM mRNA。采用反转录 - 巢式 PCR 技术检测前列腺癌患者血清 PSM mRNA 的阳性率达到 62.3%。检测外周血 PSM mRNA 的表达有助于发现临床未知的早期前列腺癌血行转移（微转移），从分子水平确定分期，也有助于判断前列腺癌复发和进展的情况。反转录 - 巢式 PCR 技术同时检测前列腺癌患者血清 PSM mRNA 和 PSA mRNA 更可提高诊断的阳性率。

表 8-2　年龄与 PSA 的关系

年龄（岁）	血 PSA 正常范围 ng/ml	
	Oesterling 等（471 例）	Dalkin 等（5 226 例）
40~49	0~2.5	
50~59	0~3.5	0~3.5
60~69	0~4.5	0~5.4
70~79	0~6.5	0~6.3

4. 影像学检查　经直肠的超声检查（TRUS）是前列腺癌影像学检查的最重要方法。超声检查的诊断准确率在 60%~80%，明显高于 DRE 检查。超声检查中前列腺癌多呈低回声改变，外形不对称、回声不均匀、中央区和外周区界限不清和包膜不完整。精囊受侵犯也可在超声检查中发现。

静脉尿路造影对诊断前列腺癌本身并无特殊意义，早期前列腺癌除非有血尿症状，一般无需行 IVU 检查。前列腺癌骨转移者可以在 X 线平片中发现。

前列腺癌 CT 检查诊断率不如 TRUS，但对前列腺癌伴盆腔淋巴结转移者有重要意义，诊断准确率为 40%~50%。

MRI 诊断前列腺癌明显优于 CT 检查。T_2 加权像表现为高信号的前列腺周边带内出现低信号缺损区，但有时与前列腺炎不易区别。MRI 诊断率在 60%~80%。MRI 可以通过腺体不规则、不对称及前列腺外脂肪组织影改变等来判断前列腺癌的包膜外侵犯。与 CT 相比，MRI 在诊断盆腔淋巴结转移上并无优越性。

放射性核素骨扫描诊断前列腺癌骨转移敏感性较 X 线检查高，能比 X 线早 3~6 个月发现转移灶，但也有假阳性结果，如关节炎、陈旧性骨折、骨髓炎、骨手术后等常可出现假阳性结果。X 线检查可以帮助鉴别。血 PSA 可帮助诊断骨转移，敏感性较高。PSA <20ng/ml 者，骨扫描少有异常发现。

5. 腹腔镜盆腔淋巴结活检术（LPLND）　腹腔镜盆腔淋巴结活检术可以准确判断淋巴结转移情况，手术适合于前列腺病理活检 Gleason 评分 >6 或 PSA >20ng/ml，但尚无转移证据的前列腺癌患者。

6. 穿刺活检　病理检查是诊断前列腺癌的金标准。前列腺穿刺活检按部位分为经会阴穿刺活检和经直肠穿刺活检，以经直肠穿刺活检最为常用。按使用穿刺针不同分为针吸细胞学检查和系统穿刺活检。前列腺穿刺活检可在肛指引导和各种影像学检查引导下进行，超声检查和肛指引导下的前列腺穿刺活检最为常用。

前列腺穿刺活检的诊断准确率可达90%左右，经直肠超声引导下的前列腺穿刺活检准确率较肛指引导下穿刺为高。对前列腺无结节，但怀疑前列腺癌患者应行系统穿刺活检（六针穿刺法，即左右叶各三针）。

前列腺穿刺活检前患者的常规准备包括：①停止使用抗凝剂、抗血小板剂5～7d。②检查前2～4h清洁肠道。③适当应用抗生素。

前列腺穿刺活检的常见并发症有感染、出血、血管迷走神经反应和肿瘤种植等。并发症发生与穿刺针的类型、引导方法等无关。

四、治疗

（一）随访观察

T_{1a} 和 T_{1b} 期前列腺癌的转归截然不同。T_{1a} 期前列腺癌患者病情进展缓慢，随访4年只有4%患者发现病情进展，而 T_{1b} 期则高达33%。对 T_{1a} 期只需随访观察，只有年轻、预期寿命 >10 年的 T_{1a} 期患者需要积极治疗。T_{1b} 和 T_{1c} 期应行积极治疗，对预期寿命 <10 年、病理分级呈高分化的前列腺癌可随访观察。

（二）前列腺癌根治术

适合于预期寿命 >10 年的临床 T_1 和 T_2 期患者，也是 T_3 期前列腺癌的有效治疗方法，疗效明显优于其他治疗方法。手术的关键是尽可能彻底地切除病灶。手术的效果与分期关系密切，因此准确的术前分期十分重要。精囊侵犯并不是根治术的禁忌证，但提示单纯根治术效果不理想，往往需辅以其他治疗。

前列腺癌根治术的早期并发症有出血、直肠损伤和血栓形成。远期并发症有膀胱颈部挛缩、尿失禁和阳痿。

（三）内分泌治疗

前列腺癌是一种激素依赖性疾病，采用内分泌治疗可取得良好的近期疗效。内分泌治疗是局部晚期前列腺癌，伴有盆腔淋巴转移和伴有远处转移的前列腺癌的主要治疗方法（参照 Whitmore 分期分别为 C 期、D_1 期和 D_2 期）。

内分泌治疗前列腺癌主要是通过下列途径达到减少雄激素作用的目的：①抑制垂体促性腺激素的释放，抑制睾酮的产生。②双侧睾丸切除术，去除睾酮产生的源地。③直接抑制类固醇的合成，减少睾酮的产生。④抑制靶组织中雄激素的作用。

（1）睾丸切除术：双侧睾丸切除后，血睾酮水平迅速下降至术前水平的5%～10%，从而抑制前列腺癌细胞的生长，血 PSA 水平迅速下降，转移性骨痛可迅速缓解。手术简单安全，可在局部麻醉下完成。疗效可靠，并发症少。

（2）LHRH – A（促性腺释放激素促效剂）：LHRH – A 与垂体性腺质膜上的 LHRH 受体具有高度的亲和力，作用能力比 LHRH 更强和更长。给药初期可刺激垂体产生 LH 和 FSH，使睾酮水平上升，但很快垂体的 LHRH 受体就会丧失敏感性，使 LH 和 FSH 分泌停止，睾丸产生睾酮的能力也随之降至去势水平，LHRH – A 的作用可维持长达三年之久。另外，动物实验证明，LHRH – A 对前列腺癌细胞也有直接的抑制作用。

（3）雌激素治疗：雌激素是最早应用于前列腺癌内分泌治疗的药物。己烯雌酚（Diethylstilbestrol, DES）是最古老药物，其作用机制主要是通过反馈抑制垂体促性腺激素分泌，从而抑制睾丸产生睾酮。另外，雌激素对前列腺癌细胞也有直接的抑制作用。常用剂量为1～3mg/d。常见不良反应有恶心、呕吐、水肿、阳痿、男性乳房女性化。

（4）抗雄激素治疗：抗雄激素药物分为类固醇类和非类固醇类两大类。

类固醇类抗雄激素药物主要是孕激素类药物，具有阻断雄激素受体和抑制垂体释放 LH，从而抑制睾酮分泌达到去势后水平的双重作用。但如果单独长期使用，睾丸会逃逸垂体的抑制作用而使睾酮水平逐渐回升。因此，这类药物不如已烯雌酚或睾丸切除术疗效稳定。常用的有醋酸环氯地黄体酮（环丙甲地孕酮）（Cyproteron acetate，Androcur），是第一个用于治疗前列腺癌的抗雄激素药物。口服100mg，每日2次，有效率为70%。不良反应有胃肠道症状及男性乳房女性化。非类固醇类抗雄激素药物常用有3种：①氟他胺。②尼鲁米特。③康士得。

（四）放射治疗

20世纪50年代Bagshow在前列腺癌根治治疗方法中引入放射治疗，40年的临床实践证明，放疗可以有效地治疗前列腺癌，局部控制率可高达65%～88%。

（1）外照射放射治疗：外照射放射治疗最适合于局限于前列腺的肿瘤。PSA值较高，Gleason分级较高或肿瘤较大，以及激素非依赖性前列腺癌可考虑放疗。

外照射放疗的照射野的设计按如下规律：在肿瘤靶体积（GTV）的基础上增加一定边缘，构成临床靶体积（CTV），再增加一定边缘，构成计划靶体积（PTV）。

射线的能量：用高能光子射线（＞10MV的X线）治疗有较好的剂量分布，并可降低并发症。放射治疗的剂量和分期有关。

放疗的长期结果令人满意。T_1和T_2期患者5年的无病生存率为80%～90%，10年生存率为65%～80%，与根治性前列腺癌切除的结果相似。T_3期患者5年的生存率为56%～78%，10年生存率为32%～54%，局部复发率为12%～38%，远处转移为33%～42%。

放疗的不良反应表现为直肠和膀胱的症状，如腹泻、直肠不适、尿频和尿痛等。一般在放疗开始的第3周出现，治疗结束后数天至数周消失。晚期并发症在治疗后3个月以上才出现，较少发生。

（2）三维适形放射治疗（3-DCRT）：三维适形放射治疗采用计算机技术精确设计照射野的轮廓，按三维图形重建前列腺、精囊和扩展的边界，分析体积剂量关系，适当提高靶区的剂量，降低高能射线对周围正常组织的影响，提高局部控制率，减少并发症。

（3）组织间放射治疗：在经直肠超声（TRUS）引导下，经会阴皮肤插入^{125}I或^{103}Pa，可联合外放疗。用间隔5mm层面的CT或三维超声做出治疗计划系统（TPS），^{125}I的剂量可达160Gy，^{103}Pa达115Gy。在CT影像上计算出等剂量轮廓线，评估实际照射前列腺及周围正常组织的剂量。

文献报道T_1和T_2期前列腺癌患者组织间放疗的5年生存率在60%～79%。3年中有86%的患者保持性功能。有研究发现组织间放疗与外放疗的10年生存率和局部复发率相似。

组织间放疗的最常见并发症为直肠溃疡，其次为膀胱炎、尿失禁和尿道狭窄等。

（五）冷冻治疗

前列腺癌的冷冻治疗开始于20世纪六七十年代。冷冻治疗的作用机制主要是冷冻导致前列腺上皮细胞和基质细胞的出血性和凝固性坏死，但前列腺结构存在。对治疗不够彻底者可重复治疗，但目前不能作为前列腺癌治疗的一线疗法。

（六）化学药物治疗

磷酸雌二醇氮芥（EMP）对内分泌治疗后复发患者的总有效率为30%～35%，症状改善率可达60%左右。常用剂量为280mg，每日2次。连续使用3周后改为每周注射2次。使用3～4周后若无效，应停止使用。出现严重并发症时应停药。以雌莫司汀为主的联合化疗临床试验在进行中，如雌莫司汀+长春碱或拓扑异构酶Ⅱ抑制剂（依托泊苷）或紫杉酚。

其他方法如生长因子抑制剂苏拉明（suramin），可诱导凋亡，调节细胞信号传导，诱导分化和免疫治疗等，需要深入的研究。

五、预后和随访

PSA是监测和评价治疗效果的敏感而方便的指标。前列腺癌根治术后PSA＜0.1ng/ml的患者复发率低，PSA＞0.4ng/ml的患者，复发的可能性较大。放射治疗有效者，血PSA应逐渐下降，在1年左右时间内降至<1ng/ml。若PSA水平下降缓慢或下降后又有升高趋势，则预示有肿瘤残留或复发。接受内分泌治疗的患者，PSA应逐渐下降至<1ng/ml，若PSA不降或下降不明显，仍>10ng/ml或短期下降后又出现升高，提示肿瘤为激素非依赖性。

（刘卫华）

第五节　急性精囊炎

有关精囊炎的发生率有很多争论，目前尚没有一个"金指标"证实。然而大多数人认为精囊炎和前列腺炎关系密切，多相继或同时发生，而且多继发泌尿生殖系统其他器官的炎症。其理由是精囊在解剖位置上的特殊性；与前列腺、输精管、尿道、膀胱、输尿管及直肠相互邻近；同时由于在组织结构上有许多曲折和黏膜皱襞的特点，使之引流不畅、病菌不易被彻底消灭。因此，精囊炎和前列腺炎的感染途径、发病机制基本相同，临床症状、体征亦大致相似。

一、病因和发病机制

1. 致病菌　急性精囊炎的致病菌以大肠埃希菌（80%）、克雷伯产气杆菌、变形杆菌、铜绿假单胞菌等非特异性耐药革兰阴性杆菌为主，葡萄球菌、肠球菌、类链球菌次之，也可为球菌与杆菌混合感染，而非特异感染与特异性感染亦可同时存在。

2. 感染途径　分类如下。

（1）逆行感染：这是最主要而常见的感染途径。后尿道感染、上尿路感染及经尿道器械检查和治疗（如导尿、尿道扩张或膀胱镜检查等），均可使病原菌经后尿道蔓延到前列腺和精囊。

（2）血源性感染：感染往往是从体内某一病灶经血液进入精囊及前列腺。通常是葡萄球菌、链球菌等，原发灶多为皮肤感染、疖、痈、牙和扁桃体或呼吸道、消化系统感染。

（3）淋巴感染：下尿路、结肠、直肠的炎症时，病原菌可通过淋巴系统进入精囊和前列腺。

此外，一些可引起前列腺和精囊充血，以及能给入侵微生物提供良好的生长环境的因素均可诱发急性精囊炎，包括酗酒、纵欲过度、受寒、会阴部损伤、骑马或骑自行车等。

二、病理改变

急性精囊炎的病理改变类似于急性前列腺炎及其他炎症过程，表现为黏膜充血、水肿，圆细胞浸润，腺管上皮细胞有时增生及脱屑。炎症发展时充血、水肿加重，甚至形成许多小脓肿。严重时可蔓延至精囊全部，形成精囊脓肿。尽管膀胱直肠筋膜可限制炎症范围，但其可扩散进入膀胱周围组织，也可破溃入膀胱。

三、临床表现

1. 全身症状　发作时同其他全身感染类似，有发热、发冷、寒战、乏力、周身疼痛、食欲缺乏、恶心、呕吐等。若感染严重时，则有明显的毒血症、高热、虚脱等。

2. 尿路症状　主要表现为尿道烧灼感、尿痛、尿急、尿频、排尿困难、终末血尿及尿流淋漓等。

3. 生殖器疼痛　精囊炎引起的生殖器官疼痛可发生在阴囊、耻区、会阴部及股内侧。泌尿生殖交叉解剖学和/或功能性异常可造成附睾肿胀而导致阴囊疼痛现象，常被误诊为附睾睾丸炎进行诊治。精囊炎时也可出现阴囊痛，同时伴有腰痛或神经官能症症状。先天性精囊囊性疾病、肿瘤等均可因压迫作用而引起会阴部、耻区及股内侧疼痛。

4. 射精痛　射精痛是精囊疾病的特征性症状之一。射精痛有两种情况：一是许多精囊疾病，如先天性精道解剖学或功能性异常（包括精囊囊肿、射精管狭窄）、精囊炎症（非特异性、特异性）、精囊凝结物、肿瘤等引起生殖器官疼痛，在射精时加重伴有射精痛；另一种是痛性射精，即单纯射精时疼痛，并向肛门部、阴茎产生放射痛。

5. 性功能障碍 性功能障碍可表现为性欲减退、勃起功能障碍、早泄、遗精、不射精等。精囊炎时，许多疾病可引起男性性功能在某一方面的障碍。先天性泌尿生殖交叉异常可引起射精功能障碍，包括遗精、不射精等。并发多种泌尿生殖系畸形及反复感染时，许多患者以勃起功能障碍就诊。精囊炎常可刺激后尿道而出现频繁遗精、早泄、性欲减退，甚至勃起功能障碍，且常伴有神经精神症状。

6. 不育 精囊疾病常导致患者原发或继发不育，甚至有些患者以不育作为首发症状而就诊。精囊炎可引起精液量减少、无精子症或少精子症。各种原因的血精也可引起精液成分改变。

7. 局部症状 局部有会阴部不适、坠胀痛或剧痛及直肠剧痛，排便时疼痛加剧，疼痛可向腰骶部、生殖器及股内侧放散，也可向腹部放射而引起类似典型急性阑尾炎的症状。

综上所述，精囊炎临床表现十分复杂，临床医生在诊断时要根据男性生殖系统疾病的特点做出鉴别诊断。

四、体格检查及辅助检查

1. 体格检查 具体如下。

（1）全身检查和泌尿生殖系统检查：虽然精囊疾病很少涉及全身改变，但仍要仔细检查，如先天性精囊囊肿常伴有同侧肾发育不良等，因此不可忽视。

泌尿系统和生殖系统检查对于精囊疾病的鉴别诊断十分重要，要按顺序逐个器官检查。

（2）直肠指检精囊检查：直肠指检是一种不可忽视的首选的诊断手段。

检查前嘱患者排空尿液，取站立位、腹部靠近检查台，弯腰接受检查。也可取膝胸位，年老体弱或危重患者宜仰卧位或侧卧位检查。检查者戴指套或手套，涂润滑剂，嘱患者张口放松，用示指在肛门处轻轻按摩后缓慢插入直肠深部进行检查。检查顺序为前列腺、精囊，然后手指旋转360°。最后为直肠、肛门。

在正常男性，精囊及其邻近管道一般不易被触及。在直肠指检时，位于前列腺基底部精囊区域呈柔软而光滑。精囊位于周围相对厚而有弹性的两层Denonvillier筋膜前方，腺体呈不对称性，通常也不能通过触诊来正确评价精囊与输精管壶腹等任何解剖细节。如有急性炎症时，则两侧精囊肿大、有压痛。存在精囊囊肿或精囊积液时，直肠指检时则前列腺上方区域可能增大，并相对可压痛。如果有精囊肿瘤时则可能为实质性坚硬的肿块。精囊结核常与前列腺结核同时发生，精囊可有结核浸润结节。然而，这病变也可能向前压迫膀胱基底部，因而并不是都能触及。精囊继发于前列腺和膀胱的损害，则可在前列腺上方触及坚硬区。前列腺癌累及精囊时，可触及精囊不规则硬结。

2. 实验室检查 虽然射精时最后部分来自精囊，但分段射精细菌培养更可能受下尿路多个部位的污染，因此对感染部位进行定位无作用。然而，经直肠超声引导下会阴穿刺培养及脓肿引流已获成功，其成为获取精囊液标本的可行方法。

1）精液分析：精液分析是确定男性生育能力的重要方法，对男性生殖系统疾病，尤其精囊疾病的诊断同样重要，不但可直接检查精囊的分泌功能，如果糖测定，也可通过测定精液体积及观察精液标本的液化情况间接评价精囊功能。精液体积少、无果糖及液化障碍提示精囊缺如或辅精管梗阻。因此，精囊液的实验室检查首先需要获得一份完整的精液标本。

（1）精液常规分析

A. 精液体积：一次正常射精量为2~6ml，平均3ml，1.5~2.0ml为可疑异常，少于1ml或多于8ml应视为异常。精液量减少大都是由于附属性腺病变，如前列腺炎、精囊炎等使其分泌功能减退所致。

B. 颜色与气味：人类精液一般为灰白色，自行液化后为半透明乳白色。血性精液则最可能与精囊病变或前列腺炎有关。对精液的气味无特殊描述，健康男性精液有独特的生石灰样腥味。

C. 精液的液化：正常精液刚射出时呈黏稠的胶冻状，5~30min后液化成为稀薄的液体。长时间不液化（60min以上）为异常。精液凝固现象与精囊分泌的凝固酶有关。先天性双侧输精管缺如常伴有精囊发育不良，因此，这类患者的精液常不凝固。精液的液化则主要与前列腺分泌精液蛋白酶有关，因而精液不液化常见于前列腺和精囊疾病。

D. pH：精液的 pH 略呈碱性，通常为 7.2～7.8。当附睾、附属性腺炎症严重时，pH 高达 8.0。附属性腺慢性疾病可导致 pH<7.2。精囊先天性发育不全、功能障碍或射精管梗阻时，pH 降低。

E. 精子密度：当精囊炎症时，可见精液量和精子计数减少。

F. 精子活力：精囊病变时，常影响精子活力，尤其炎症时会出现精子凝集现象。

（2）精液生化分析：精液生化分析的目的主要在于评价前列腺、精囊和附睾的功能。评价精囊功能常用的参数是果糖浓度。人类正常精浆中的果糖浓度为 6.7～25.0mmol/L（120～250mg/dl），低于 6.7mmol/L（120mg/dl）常见于精囊炎、雄激素缺乏、射精管部分梗阻或不全性射精。精浆中果糖消失则见于精囊缺如或射精管完全性梗阻。

2）精囊液检查：尽管慢性前列腺炎与慢性精囊炎不仅在感染途径和病因方面相同，而且往往同时发病，但为了鉴别诊断，可采用分段射精、分别收集前列腺液和精囊液的方法进行检查。

收集精囊液的方法，常规消毒阴茎头后，先做前列腺按摩，手指避免触及精囊，收集前列腺液后，嘱患者排尿，用注射器将 1：5 000 氯己定溶液 10ml 注入尿道及膀胱。

然后按摩右侧精囊，避免触及前列腺，收集分泌物或尿液，再按摩左侧精囊，收集分泌物或尿液。将 3 个标本分别化验检查，以便鉴别。然而，这一方法烦琐、费时，同时一般临床医生难以准确做以上按摩，因而现已很少应用。

另一收集精囊液的方法是分段射精。虽然射精时最后部分来自精囊，但分段射精细菌培养更可能受下尿路多个部位的污染，因此，对感染部位进行定位无作用。

近来，随着超声技术的提高，经直肠超声引导下会阴穿刺培养及脓肿引流已获成功，因而对检查精囊液是一个很好的选择。

3. 影像学检查 具体如下。

1）超声检查：超声检查（ultrasonography），不管是经腹壁途径还是经直肠途径，已经成为评估精囊最准确的方法之一。短焦距、高分辨探头的出现能够在门诊快速、准确、廉价、无创伤地进行精囊检查。

经直肠超声检查时，正常精囊为位于前列腺上方、直肠与膀胱之间、长而扁平的成对结构。精囊主要为对称、光滑的囊性器官。精囊的中央为低回声区，其内可见纤细、扭曲的条状稍高回声，这是精囊腔内皱褶本身的表现，在矢状切面接近前列腺部位可见弯曲的管状输精管壶腹。在前列腺实质内也可观察到射精管，但是通常看不到管腔，在射精管末端中线部可以看到更致密回声结构的精阜。通常，矢状切面在检查精囊长度及邻近解剖最好，而轴向切面对检查精囊的对称性和体积更好。经直肠超声检查精囊时不需要任何特殊的准备，膀胱半充盈时更容易鉴别精囊及邻近结构。

经直肠超声的异常发现，包括精囊发育不全、精囊萎缩或囊肿形成。精囊发育不全和萎缩常与不育有关，占不育男性的 25%。囊肿尽管少见，但可能是先天性的，并常伴有同侧输尿管异位或肾发育不良，或在经尿道前列腺切除后并发梗阻。有研究发现，在进行前列腺癌筛查时 5% 的男性出现精囊不对称囊性扩张。大多数精囊囊肿患者没有症状，但是这些患者可以表现尿路症状，包括尿痛、痛性射精、血精或复发性附睾炎。超声显示这些囊性病变为精囊实质内无回声肿块或是较大的无回声囊性病变，其可能来自盆腔并使膀胱及其他盆腔结构移位。超声显像能应用于引导穿刺进行引流或注射造影剂更充分地了解病变。超声波也可用于鉴别精囊的炎性病变。然而，除了慢性血吸虫病的钙化外，在慢性前列腺尿道炎、前列腺痛及其他疾病的 TRUS 发现都是相对非特异性的。

精囊内肿瘤的超声表现取决于肿瘤是原发还是继发。原发性肿瘤通常为单侧，而继发性肿瘤更可能涉及双侧精囊，并且可能难以区分其来源，如来源于直肠、膀胱或前列腺的肿瘤。实质性肿瘤的 TRUS 影像为等回声，与前列腺一样，但与正常精囊相比，则相对高回声。除了原发性肿瘤通常为单侧，并不与前列腺邻近外，没有提示良性或恶性、原发性或继发性肿瘤的影像学特征，而侵犯精囊的前列腺癌则可能位于两侧精囊基底部，并与前列腺肿瘤接近。超声引导下经直肠或会阴穿刺抽吸细胞学或活检对于病理学诊断精囊新生物非常有用。

2）CT 检查：盆腔器官之间有丰富的脂肪分隔，受呼吸和肠蠕动的影响较小，因而 CT 检查能较清楚地显示盆腔诸器官的解剖结构。通过 CT 横断面的图像等不但能准确地显示精囊的存在、大小及解剖异常，并能显示精囊囊肿或肿瘤的侵犯，因此，CT 对盆腔器官的评估较传统的放射线影像有了相当的进步，已成为精囊及其邻近盆腔器官疾病诊断的重要手段。但是，应用 CT 评价精囊疾病一直没有系统的研究，而且其不能显示精囊内形态，对早期肿瘤缺乏敏感。此外，CT 对精囊的成像可能会由于盆骨或充有造影剂使评估组织器官密度过高，造成精囊显影人为减弱现象。所以，CT 也有一定的局限性。

精囊肿瘤在 CT 上很容易看到，其为增大的囊，肿瘤区域的 CT 值较正常精囊高，而膀胱和前列腺正常。但是，这种病变也可能是肿瘤坏死的结果。CT 不能区分良、恶性肿瘤。虽然组织平面常被来自前列腺或直肠浸润的继发肿瘤阻塞，但常规 CT 不能区分原发性和继发性肿瘤。精囊的炎性肿块，如结核或陈旧性细菌性脓肿可有钙化，加上常出现的感染及其相关症状的病史，可与肿瘤区分。此外，在慢性肾功能衰竭、糖尿病及老年患者也可出现精囊的钙化。

3）磁共振（MRI）：一般来说，MRI 并不比 CT 或超声检查对诊断更敏感，但是能更清楚地观察到解剖学关系，可做多种平面成像，以及受盆腔内少量脂肪影响和磁共振本身成像特征（T_2 加权和 T_1 加权影像）决定，其能对盆腔内囊性病变进行更确定的诊断，并对实质性肿瘤进行更准确的分期。正常情况下，精囊的解剖学关系与在 CT 显示的一样，只是在 T_1 加权像时精囊为低信号强度，其在 T_2 加权像明显增强，这一现象被认为是由于精囊管腔内存在分泌物所致。周围的 Denonvillier 筋膜在 T_1 和 T_2 加权像都为低信号强度。通常青春期前儿童的精囊在 T_1 加权像信号强度较脂肪低，成年男性则与脂肪相同或较高，而 70 岁以上老年男性患者与脂肪相同或较低。内分泌和放疗影响精囊的大小和信号强度。精囊囊肿与其他部位的囊肿一样，其在 T_1 加权像为低信号强度，但在 T_2 加权像为具有均匀高强度单腔光滑壁及清楚界限的器官。出血性囊肿则在 T_1 和 T_2 加权像均为高信号强度。精囊炎在 T_1 加权像显示信号强度减低，而 T_2 加权像信号强度较脂肪和正常精囊都高。

精囊肿瘤的 MRI 在于，加权像显示为造影剂（介质）强度的异质性肿块，在 T_2 加权像则为不均匀性强度。到目前尚无精囊肿瘤的 MRI 系统性研究，MRI 尚不能区分精囊内的良、恶性实质性肿瘤。在直肠指检怀疑精囊异常的患者，应当首先进行 TRUS。如果肿块为实质性而非囊性，则经会阴或 TRUS 引导下穿刺活检是进一步合理的检查。如果证实是肿瘤，下一步应进行 CT 扫描，目的是进行肿瘤分期。

4）输精管精囊造影：输精管精囊造影对各种精囊疾病的诊断仍具有重要意义。其仍然是精囊影像学检查的重要方法之一，包括经尿道注射造影剂或阴囊切开经输精管注射造影剂。由于经尿道途径费时、需要特殊的设备及丰富的经验，因而常不易成功。通过手术暴露输精管逆行注射造影剂成功率高，特别是在无精症或以前有创伤病史的患者评估是否有输精管梗阻时。然而，输精管造影对精囊炎、囊肿或肿瘤患者不能提供精囊疾病准确的病理学结果。

5）内镜检查

（1）膀胱尿道镜检查：是最早用于观察体内器官的内镜检查（endoscopy）手段，也是早期做得最多、效果最满意的内镜技术。虽然以上各种影像技术的发展均广泛应用于精囊疾病的诊断，但内镜检查对某些疾病仍有重要价值。

Colpi 等首先应用膀胱尿道镜研究射精管开口、卵圆囊的形态及评估或排除发育异常的精囊与前列腺尿道之间的关系，并认为借助手术内镜可进行射精管远端切开或精阜切除，或可在发育异常的精囊与尿道之间切开一个通路。

在血精的鉴别诊断中，当初始检查无异常时，膀胱尿道镜检查十分必要，可帮助确诊血精是炎症性还是肿瘤性等。常见的异常，包括前列腺尿道黏膜充血、水肿，黏膜息肉样或肉芽肿改变，还可发现精阜改变。

（2）精囊镜微创技术：是治疗血精、无精、不育症等男性疑难疾病的国际最新医学成果。是专门针对少弱精症、血精、射精痛、精囊炎、精囊凝结物等，有突破性的效果，也是目前国内男科界前沿的技术之一。经尿道精囊镜技术是最新出现内镜技术之一。在诊断及治疗精囊疾病中是一种安全的、有效的、创伤小、恢复快的治疗方法。较膀胱镜而言，因精囊镜的细小的直径，能够在导丝的引导下轻松进入到精囊内看到精囊内部的具体形态，精囊镜可以像利用胃镜观察胃部疾病一样，直观地观察精囊以及远端精道，同时针对不同病因进行相应的治疗，有利于血精患者的诊治。通过精囊镜，我们可以直视下观察血精患者的射精管狭窄和梗阻、出血点、凝结物、肿瘤等，也可以通过活检除外恶性病变。但经尿道精囊镜技术存在一些缺陷：首先需要操作者有丰富的经尿道手术经验，手法轻柔、输精管开口管腔很细，操作不当易致出血影响术野或造成射精管口撕裂；术后由于尿液反流容易出现附睾炎等。

五、治疗

1. 一般支持疗法　解热、解痉、镇痛、服用缓泻药保持排便通畅、碱化尿液、输液治疗。禁止重体力劳动和性生活。精囊炎急性发作期适当休息，热水坐浴。

2. 抗雄激素药物　己烯雌酚1mg，1次/d，2周为1个疗程，可减轻精囊腺充血水肿。5α还原酶抑制药，非那雄胺5mg，1次/d，对顽固性血精有较好疗效，疗程为1~3个月。

3. 抗感染治疗　宜选用脂溶性药物，如阿奇霉素、喹诺酮类及氨基糖苷类药物等，疗程一般至少2周。如72h仍无明显好转，应根据临床及实验室检查指导用药。

4. 切开引流　如有脓肿形成则需要穿刺或切开引流。

5. 其他　慢性期可做前列腺精囊按摩，促进引流，每周一次。

（刘卫华）

第九章

肾肿瘤

肾肿瘤的发病率和死亡率在全身肿瘤中占 2% 左右。在我国泌尿外科恶性肿瘤中膀胱肿瘤最常见，肾癌占第 2 位。在北京市城区统计肾肿瘤占全部恶性肿瘤 2%，居第十位。其他城市统计均在十位以后。

我国肾肿瘤发病率北京 1985—1987 年发病率：男 3.66/10 万，女 1.56/10 万；死亡率：男 1.83/10 万，女 0.75/10 万。1995 年发病率：男 4.02/10 万，女 2.94/10 万；死亡率：男 1.36/10 万，女 0.50/10 万。北京市王启俊根据城区 240 万人口调查结果，十年来肾癌发病率有明显增加。可能因为保健工作的改善，B 型超声检查广泛应用于临床，没有任何症状的偶发肾癌日益增加，可以达到 1/3 ~ 1/2，许多患者能够早期发现。死亡率也随之下降。上海市 1995 年肾肿瘤发病率：男 3.2/10 万，女 2.0/10 万，略低于北京地区。

肾肿瘤的发病率世界各国有很大的差异，北美和中西欧最高，亚洲最低，可以相差 6 倍之多。在同一国家不同性别、种族间也有很大差异，一般男比女多可相差 1 倍以上。美国白人和黑人也有差异，1975—1995 年白人男 9.6/10 万，女 4.4/10 万，黑人男 11.1/10 万，女 4.9/10 万，60 岁以前黑人比白人发病率高。肾癌一般发病在 40 岁以后，直到 70 岁以前发病随年龄增加。早年认为城市发病率高于乡村，近年认为城乡发病率差别不明显。在美国，肾癌发病率和死亡率都在增长，1975—1995 年每年发病男增加 2.3%，女增加 3.1%，这可能和诊断技术的提高有关。

第一节 肾细胞癌

肾癌亦称肾细胞癌、肾腺癌、肾上腺样瘤（hypernephroma）、Grawitz 肿瘤等，占原发性 '肾脏恶性肿瘤的 85%。由于平均寿命的延长和医学影像学的进步，肾癌的发病率比以前增加，临床上无明显病症而在体检时偶尔发现的肾癌日渐增多。

一、病因

肾癌的病因迄今尚不清楚，一些可以使动物发生肾癌的致癌物并未在人类证实。近 30 年来对吸烟与肾癌的关系进行了研究，Tavam 等报道，1989—1991 年国际协作组调查结果，共有肾癌病 1 732 例，对照 2 309 例，吸烟者发生肾癌相对危险因素（RR）= 2。Muscat 等报道 1977—1993 年多个中心医院为基础配对调查，肾癌 788 例，对照 779 例，现在吸烟与从不吸烟相比，男性肾癌差异（OR）为 1.4，吸烟 30 年时差异比上升。多数报告认为烟草对肾癌有危险性，吸烟者肾癌的相对危险性为 1.1 ~ 2.3，与吸烟的量和开始吸烟的年龄密切相关；有调查者认为男性吸烟是肾癌的病因，女性吸烟者与之无关。肾癌与工业致癌物质的关系尚未肯定，但男性吸烟并暴露于镉工业环境发生肾癌者高于常人。亦有报告咖啡可能增加女性发生肾癌的危险性，与咖啡用量无关。

肾癌有家族发病倾向，Cohen 1979 年报道一个 3 代家系中 10 例患有肾癌，其中双侧 6 例。家族性肾癌多为双侧、多病灶，发病年龄比较早，常伴有染色体畸变，Cohen 报告的 10 例患者中 8 例染色体 3 短臂易位于 8 染色体长臂，在散发性肾癌中 95% 有第 3 染色体短臂重组、缺失或易位。Von Hippel - Lindau（VHL）病为罕见的遗传病，发病率为新生儿的 1/36 000，常伴有多发良性和恶性肿瘤（肾囊肿、肾细胞癌、胰腺囊肿和癌、嗜铬细胞瘤、视网膜血管瘤、小脑和脊髓血管瘤）；VHL 病 28% ~ 45% 发生肾癌者为透明细胞癌，18% 有嗜铬细胞瘤，也常为双侧性。视网膜血管瘤、小脑和脊髓血管母细胞瘤常见，占 60%。家族性肾癌可分为三种类型：①染色体显性型：为第 3 染色体短臂易位的遗传性非乳头状肾细胞癌；②Von Hippel - Lindau 患者 45% 患肾癌；③常染色体显性型乳头状肾癌。

肾癌多数有原癌基因 C - myc 和 EG - FRmRNA 过度表达，HER - 2（erbB - 2）mRNA 低表达，也有 C - Ha - ras、C - fos、C - fms、f - raf - 1 表达增高。抗癌基因的 RB、p53 PTEN 突变和失活是肾癌发生的另一种原因，有报告在 114 例 VHL 家系，VHL 基因突变占 75%，散发性肾癌半数以上有 VHL 基因突变，VHL 基因突变可以发生在透明细胞癌、颗粒细胞癌和肉瘤样癌，但没有乳头状肾癌。

生长因子 TGF - α，TGF - β 产生肿瘤生长调节因子，对肾癌发生有影响。EGF 是较强的有丝分裂原，参与组织内血管形成，对肾癌细胞系有影响。近年报告有丝分裂原激活蛋白（MAP）激素常在分化不良的肾癌中激活，参与肾癌的发生。

二、病理

肾癌绝大多数发生于一侧肾脏，双侧先后或同时发病者仅占 2% 左右。常为单个肿瘤，边界清楚，多病灶发病者占 5% 左右。von Hippel - Lindau 病常为双侧多发肾癌。肾癌一般大小为 3 ~ 15cm，但亦有小于 1cm 或大至充满整个腹腔者。肾癌没有真正的组织学包膜，但常有被压迫的肾实质和纤维组织组成假包膜。肾癌切面为橘黄色或棕色，有出血灶，间有坏死组织呈灰白色，有时伴有囊性变，可见多个囊肿，可能因局部坏死、溶解所致。有的肾癌本身为囊腺癌。肾癌可有钙化，影像学检查可见到肿瘤钙化点彩状或斑块排列、壳状。青少年肾癌钙化灶多于老年患者。肿瘤可以破坏整个肾，也可侵及相邻脂肪、肌肉、血管、淋巴管，但肾周筋膜是防止局部扩散的一个屏障。肾癌容易向静脉内扩散，形成癌栓，癌栓可以在肾静脉、下腔静脉内，甚至进入右心房内。肾癌可以局部扩散至相邻组织、脏器、肾上腺、淋巴结，其预后不如静脉内有癌栓者。肾癌远处转移最多见为肺，其次为肝、骨、脑、皮肤、甲状腺等，也可转移至对侧肾。

三、分类

1. 肾透明细胞癌　大体标本为圆形，较大时可表现为结节型或分叶状，外形不规则。切面为多种颜色，黄色为主，也可有灰色或白色病灶。黄色一般为细胞分化良好，灰色可能为分化不良或未分化肿瘤。肿瘤常为实性，少数也可以为囊性，有时有多个囊肿，2 ~ 3cm 大小，内容物为透明液体。肿瘤退化有白色硬化间隔，局灶性钙化，液化坏死，不规则的出血病灶。显微镜下透明细胞癌圆形或多角形，胞浆丰富，内含大量糖原、磷脂和中性脂肪。这些物质在切片制作过程中被溶质溶解，呈透明状。单纯透明细胞癌不多见，多数有或多或少的颗粒细胞（暗细胞）。肾透明细胞癌随着肿瘤细胞恶性倾向加重，其胆固醇含量减少，分化好的肿瘤核位于中央，核固缩染色质增多，浓染。分化不良的核多样性，有明显的核仁。

2. 嗜色细胞癌　乳头型，占肾癌的 10% ~ 15%。在肿瘤小于 3cm 时常为腺瘤，米黄色或白色，圆形有包膜。超过 3cm 一般为癌，富有油脂，中心坏死，由于血液供应不足或连续出血。有时有黄色闪光点，由于泡沫细胞重叠引起，常在外周与假包膜相邻。显微镜下碱性或嗜色细胞型，存在轻度嗜碱染色胞浆重叠的小细胞核位于中心。逆行分化细胞核增大，核仁明显，嗜酸或颗粒胞浆由线粒体聚集所致。嗜色细胞癌表现为乳头状或小管乳头状生长，在未分化肿瘤变为实性，其乳头的蒂常为充满了脂类的巨噬细胞和局灶性沙样瘤小体，乳头状腺癌预后比非乳头状好。细胞遗传学检查，乳头状腺癌无论大小都表现为特有的 Y 染色体丢失，同时有第 7 和 17 染色体三体性（trisomy）。

3. 嫌色细胞癌　嫌色细胞癌是近年发现的，约占肾癌的 4%，常见一个或多个实性结节，外表轻度分叶状，切面常为橘黄色。显微镜下嫌色细胞的特点是细胞多角型，胞浆透明但有细的网状结构，有明显的细胞膜，很像植物细胞。其另一特点是常规染色细胞浆不染，可以用 Hale 铁染胞浆。其恶性趋势表现为胞浆嗜酸性或颗粒状，因线粒体增多，和嗜酸细胞类似，分化良好的细胞核固缩染色质增多，有的有双核，核仁变为非典型增生，恶性度增高。电镜下可见胞浆内有丰富的网状结构（小泡状），肝糖少，细胞形态和免疫组化表现是皮质集合管上皮。嫌色细胞癌的预后比透明细胞癌好。

4. 肾集合管癌　肾集合管癌位于肾髓质，中部，扩展至肾周围脂肪和肾盂，肿瘤切面为白色，实性，间有散在深色出血灶。肿瘤边缘不规则，在皮质围绕肿瘤有结节，局部扩散至肾上腺和淋巴结。显微镜下中等大小细胞，嗜碱性，胞浆淡，β糖原颗粒沉积，以 PAS 染色强阳性，常见细胞核退行性发育。

有时可见嗜酸（颗粒）细胞变异，梭型，多型性，肉瘤样型。肉瘤样肾癌主要是梭形细胞癌，侵袭性、预后不良。梭形细胞像多形的间质细胞，难与纤维肉瘤鉴别。

5. 神经内分泌型肾癌　常为大的侵袭性肿瘤，破坏肾实质、肾盂和肾周围脂肪，有明显的血管和淋巴管浸润，实性无明显边界，众多呈灰色，内有深色和软化的坏死灶。显微镜下有分化不良的小细胞癌（燕麦细胞癌），极罕见，高度恶性。文献报道 4 例，3 例在诊断后一年内死亡，1 例表现为神经内分泌分化（neuroendocrine differentiation），可能因肾小细胞癌起源于多能细胞，有多种分化的能力。也有分化良好的嗜酸柱状细胞类癌型。银染可以发现激素前体。

6. 小儿透明细胞癌（肾癌）　小儿肾原发肿瘤除肾母细胞瘤以外，肾癌最为多见。肾癌虽主要在成人发病，但有近 7% 肾肿瘤发生在 21 岁以下，绝大多数小儿肾癌在 5 岁或 5 岁以上时就诊，但亦有 1 岁病例的报道。其临床表现与成人肾癌一样，有血尿、腹痛或腰痛、腹部肿物等，也可有消瘦、食欲不振和发热。排泄性泌尿系造影可发现肾盏肾盂变形，钙化比较常见。学者等观察病例 20 岁以下肾癌占 5.6%（8/143），年龄 4～18 岁，男 3 例，女 5 例。有的泌尿系平片即可见肿瘤有壳状钙化灶，病理特点肿瘤 75%（6/8）有钙化灶。小儿肾癌和成人相似，多数为散发，但亦见有家族发病倾向，有一家庭 10 人通过常染色体显性特点遗传，表现为染色体易位。von HippeL - Lindau 病和多囊肾家族发病也增加。小儿肾癌容易发生转移的部位是局部淋巴结、骨、肺、肝。小儿肾癌的预后较同龄肾母细胞瘤差，放射、化疗、内分泌治疗效果不好，最有效的是根治性肾切除术。

7. 获得性肾囊性疾病　肾癌、尿毒症长期血透析可发生 ARCD，约占长期血液透析患者 1/3。ARCD 主要发生肾腺瘤，但其发生肾癌的机会比常人高出 20 倍，也有报道高出常人 3～6 倍。因此有人规定血液透析 3 年以后应常规定期检查肾。尿毒症患者发生肾癌有以下特点：①平均年龄比一般肾癌患者小 5 岁。②男女比例为 7∶1，高于一般肾癌 2∶1。

四、分期

肾细胞癌的分期较不统一，主要以 Rob - son 分期和美国肿瘤协会提出的（1987 年）TNM 分期两种应用最广。

1. Robson 分期

Ⅰ期：肿瘤局限于肾包膜内。

Ⅱ期：肿瘤穿破肾包膜侵犯肾周围脂肪，但局限在肾周围筋膜以内，肾静脉和局部淋巴结无浸润。

Ⅲ期：肿瘤侵犯肾静脉或局部淋巴结，有或无下腔静脉、肾周围脂肪受累。

Ⅳ期：远处转移或侵犯邻近脏器。

以上是最简化的 Robson 分期，便于应用，其缺点是其Ⅱ、Ⅲ期的预后一样，因此近年亦主张 TNM 分期，将静脉和淋巴结转移分开。

2. TNM 分期

1987 年国际抗癌协会提出的 TNM 分期如下：

T_0：无原发肿瘤。

T_1：肿瘤最大径小于 2.5cm 局限在肾内。

T_2：肿瘤最大径大于 2.5cm 局限在肾内。

T_3：肿瘤侵犯大血管，肾上腺和肾周围组织，局限在肾周围筋膜内。

T_{3a}：侵犯肾周围脂肪组织或肾上腺。

T_{3b}：肉眼可见侵犯肾静脉或下腔静脉。

T_4：侵犯肾周围筋膜以外。

N_0：无淋巴结转移。

N_1：单个，单侧淋巴结转移，最大径小于 2cm。

N_2：多个局部淋巴结转移，或单外淋巴结最大径 2~5cm。

N_2：局部淋巴结最大径大于 5cm。

M_1：远处转移。

五、临床表现

肾在体内位置比较隐蔽，受到周围组织和器官的保护，既不易受伤，有病也不易发现，加上肾癌临床病状多变，肾与外界唯一的联系是尿，肾癌出现尿改变都在肾癌侵犯肾盂以后，所以血尿已经不是肾癌的早期病状。肾癌有许多肾外症状，有时可以因转移癌症状就诊。简而言之，肾癌临床表现的特点是"多变"，25%~30%肾癌求诊时已经有转移。

1. 血尿　血尿是临床上比较常见的症状，肾癌引起的血尿常为间歇性、无痛、全程肉眼可见血尿。间歇中可以没有肉眼可见血尿，但仍有镜下血尿。血尿间歇时间随病程而缩短，即病程越长血尿间歇越短，甚至出现持续血尿。严重血尿可伴肾绞痛，因血块通过输尿管引起。血尿严重程度与肿瘤大小和分期并不一致。邻近肾盂肾盏的肿瘤容易穿破肾盂肾盏出现血尿，而肿瘤向外增长可以达到很大体积，并无血尿发生。临床上也可见到以镜下血尿就诊的肾癌。1980—1988 年学者等观察 134 例肾癌，有血尿者 82 例（61%）即 2/3 左右。随着影像学的发展，近年学者等观察 525 例肾癌、有血尿者仅占 34.1%。

2. 胁腹痛　胁腹痛是肾癌常见症状，多数为钝痛，可能因肿瘤长大牵扯肾包膜引起，肿瘤内部出血或尿中血块通过输尿管可以引起剧烈腰痛或腹痛。肿瘤侵犯邻近脏器，疼痛较重且为持续性。1980~1988 年学者等观察 134 例肾癌有腰痛者 69 例（51.5%），近年 525 例肾癌有腹痛或腰痛 31.8%。

3. 肿物　腰、腹部肿物也是肾癌常见的症状，肾位置深在，肿物必须在相当大体积时方可被发现，表面光滑，硬，无明显压痛，肿物随呼吸活动，如肿物比较固定，可能已侵犯邻近器官和腰肌。1980~1988 年学者等观察 134 例肾癌，可触及肾肿物者 45 例（33.626），近年 525 例肾癌有腹部肿物者占 15.2%。

多年来把血尿、腰痛和肿物称为肾癌三联征（triad），三联征齐全时已属晚期病例，存活率很低。1980~1988 年学者等观察 134 例肾癌有三联征者共 19 例（14.2%），近年 525 例肾癌中仅 4.6%。一般报道肾癌具三联征者占 10% 左右，现在常见的症状为腰痛和血尿，腹部肿物比较少见。随着超声检查等医学影像学的普及，接近半数患者没有任何症状而被体检偶然发现。所谓肾癌三联征实际价值需要重新评估。

肾癌还有几类临床表现：一类是肾外症状，如发热、消瘦、红细胞沉降率增快、贫血、红细胞增多症、高血压、非肝转移引起的肝功能损害、高血钙等。另一类是肾癌的转移症状：肺转移引起的咯血、骨转移继发的病理骨折、脊椎转移引起的神经病变、肾静脉癌栓引起精索静脉曲张等。

4. 发热　肾癌发热很常见，以往认为属肾癌四联征（血尿、腰痛、肿物和发热），临床上原因不明的发热必须检查肾有无肿物。发热的原因，有人认为是肾癌组织坏死吸收引起，现已明确是肾癌的致热原所致。致热原不仅可引起发热，同时可以导致消瘦、夜间盗汗、红细胞沉降率增快。学者等观察 134 例肾癌，体温超过 37℃者 61 例（45.5%），超过 38℃者 10 例，1 例超过 39℃，多数为低热，持续或间歇性，1 例因高热就医发现肾癌，手术切除肾癌后体温降至正常。临床上原因不明的发热，必须注意存在肾癌的可能性。

5. 红细胞沉降率增快 在肾癌比较常见，现认为是致热原所致，学者等观察 134 例肾癌，有红细胞沉降率记录 104 例，其中 61 例（58.7%）红细胞沉降率增快。红细胞沉降率增快和肿瘤细胞类型，血清蛋白的关系尚不明确，但发热伴红细胞沉降率增快是预后不良的征兆，学者记录的肾癌红细胞沉降率增快的 61 例中，有 9 例术后半年内死亡。

肾也是内分泌器官，可以产生肾素、前列腺素、激肽释放酶（kallikrein）、双羟骨化醇、红细胞生成素、甲状旁腺激素、胰高血糖素、人绒促性素、细胞因子白细胞介素 IL – 6 等。肾癌尚可能产生促肾上腺皮质激素引起柯兴综合征、胰高血糖素引起蛋白肠病变，泌乳素引起溢乳，胰岛素引起低血糖，促性腺激素引起男子女性乳房、女性化、性欲降低、多毛症、闭经、秃发等，一般肾癌切除术后即消退，如未消退则预后不良。

6. 红细胞增多 肾癌时肾皮质缺氧，释放促红素，调节红细胞生成和分化，在肾癌患者血中促红素升高 3% ~ 10%，这种物质可以是肿瘤产生，也可能由正常肾组织受肿瘤挤压缺氧引起，红细胞增多，但血小板不增加。一组 1 212 例肾癌红细胞增多症 43 例（3.5%），学者等观察 63 例肾癌中有红细胞增多症 5 例（7.9%）。在临床肾癌患者中以贫血更为多见，其主要原因不是失血或溶血，而是正常红细胞、正色红细胞，或是小红细胞、低色红细胞。其血清铁和全铁结合蛋白能力下降，和慢性病的贫血相似，铁剂治疗并无效果，切除肾癌可以使红细胞恢复正常。现认为贫血可能是因为有骨髓毒素存在。

7. 高血压 有报道肾癌引起高血压可以高达 40%，肾素水平升高可能由于高期肾癌中动静脉瘘引起，也可能从正常肾组织产生，常见于 40 岁以上病例。由于该年龄段原发性高血压病例较多，必须是肾癌切除后血压恢复正常者才能认为是肾癌导致的高血压。

8. 肝功能改变 肾癌未出现肝转移时即可有肝功能改变，包括碱性磷酸酶升高、胆红素升高、低白蛋白血症、凝血因子时间延长、高 α_2 球蛋白血症可以同时有发热、虚弱、消瘦，在肾癌切除术后消失。肾癌无肝转移引起的肝功能改变称为 Stauffer 综合征。肾癌切除后肝功能恢复正常者是预后较好的表现，88% 可望至少生存 1 年，但罕有生存 5 年以上者。如肝功能改变在肾癌切除后仍持续或反复说明肿瘤复发。

肾癌伴肾外症状可能性大致如下：是肾癌患者的 10% ~ 40%。贫血 20% ~ 40%；消瘦、虚弱、恶液质 33%；发热 30%；高血压 24%；高血钙 10% ~ 15%；肝功能改变 3% ~ 6%；淀粉样变 3% ~ 5%；红细胞增多症 3% ~ 4%；肠病变 3%；神经肌肉病变 3%。亦有报道肿瘤蛋白导致肾小球肾炎。

六、诊断

肾癌临床表现多变，造成诊断困难。近 20 余年医学影像学飞速发展，尤其是超声检查应用极广，已常规用于健康检查。无症状肾癌已经占所有住院肾癌患者的 1/2 左右，有报道 2/3 局限在肾以内的肾癌是偶然发现的，称为偶发肾癌（incidental carcinoma of kidney）。

早期可无任何症状，偶尔因健康体检或其他原因行 B 型超声检查时发现，称为偶发癌，诊断较早。晚期表现为血尿、腰痛、肿块，称为"肾癌三联征"。此外，肾癌还可以引起发热、血沉增快、贫血、体重下降、肝功能异常以及免疫系统的改变。

1. 影像学诊断 肾癌影像学检查能够提供最直接的诊断依据，且大多数情况下可做出正确的肿瘤分期，尤其是后者对治疗方法的选择及判断至关重要。

（1）腹部平片：为肾癌初步和最基本的诊断手段。主要通过肾影增大或变形、腰大肌改变等间接征象来推断。但这些改变亦见于肾脏其他占位病变，因而无特异性。虽然肾癌有 5% ~ 10% 的钙化率，但钙化并非肾癌所特有，仅凭钙化这一征象不能做出准确的诊断和鉴别诊断。故平片检查在 RCC 检测中有一定限度。

（2）静脉尿路造影：尿路造影所见取决于肾脏肿瘤的大小、部位及对集合系统侵犯的程度。肿瘤发生的不同程度，在胶片上肾盂、肾盏有其特有的表现，但其敏感度与特异度较差单独应用此项检查有可能致 RCC 误诊甚至漏诊。尚需 B 型超声、CT 或 MRI 检查协助。但由于其能直观了解泌尿系统形态及双肾功能，迄今仍为一不可缺少的检查方法。

（3）逆行上尿路造影：该项检查对肾癌的诊断帮助不大，但对静脉尿路造影不显影的肾脏，可以用来与其他上尿路病变进行鉴别。

（4）肾动脉造影：肾动脉造影显示肿瘤轮廓，确定肾动脉形态、数目、位置、肾内和肾肿块内血管的形态、结构及分布以及肿块是否接受肾外滋养血管供应等。Widrich 等根据血管形成的多少分为无血管型、少血管型和多血管型三种。肾癌常显示为网状和不规则形杂乱血管伴池状充盈，动静脉漏使静脉早期显影，有些血管可中断或闭塞。肾动脉造影虽可经显示肾癌特征性病理血管影，具有重要的定性诊断价值，但由于其有创性，因而近年已被 B 型超声、CT 与 MRI 等无创性检查所取代。

（5）超声检查：超声检查可发现肾内直径为 1.0cm 大小的肿块，需与肾囊肿、肾错构瘤鉴别。RCC 为实质肿块，内部回声可不均匀，尤其在肿块有出血、坏死、囊性变时更明显。应注意肾肿瘤与周围组织的关系，有无肿大淋巴结，肾静脉和下腔静脉内有无癌栓，肝有无转移等。由于 B 型超声等手段的应用，使得肾癌的早期检测，特别是小肾癌及偶发癌的检出成为可能。彩色多普勒超声还可了解静脉受侵犯程度。

（6）CT 检查：CT 具有高的分辨率，不仅对肾癌部位、大小、形态能够显示，而且对邻近脏器的侵及、肾静脉及下腔静脉癌栓的区域性淋巴结转移乃至周围器官的远隔转移亦能显示。CT 扫描表现为形态不规则的软组织密度肿块，有包膜的肾癌边缘较为清楚，浸润性生长的肾癌边缘不清。螺旋 CT（SCT）可增加囊性 RCC 的分隔、结节及强化等恶性特征的显示能力，但也存在一些限度，即不能显示只有病理检查才能见到的细小分隔、结节，仍难免有极少数肾癌病例误诊可能。

（7）MRI 检查：肾癌在 MRI 上有肾脏轮廓异常局部皮髓质分界消失，邻近肾盂、肾盏受压推移及肿瘤假包膜形成等特征性表现。MRI 对肾癌有较高的检出率，在观察肾癌伴出血、坏死或囊变、肾静脉及下腔静脉瘤栓比 CT 优越，但显示钙化不如 CT 敏感。近年来开展的新技术如磁共振血管造影术（MRA），静脉注射钆前后 T_1 扫描可发生血管增强，尤其适用于肾功能不全或对碘造影剂严重过敏而有指征的患者。磁共振光谱学（Spectroscopy）可明确不同组织代谢特征，可用于鉴别良、恶性变。

（8）放射性核素显像：该法对肾癌的诊断正确率高。放射性动、静脉显像均可显示肾内放射性缺损区或减低区。放射性核素血管造影可以显示肾动脉主干或供血动脉代偿性增粗，肿瘤血管增多及特征性较强的形态不规则的湖状肿瘤血管分布，失去正常动脉由粗变细的特点，同时可显示肿瘤内存在的静脉瘤。根据其边缘是否光滑及血流情况可以判断其为实质性或囊性。但非绝对可靠指标，需结合其他影像学检查。

（9）分子生物学检查：家族性或遗传性肾癌占 4%，其特征为发生年龄早，倾向于复发性、多发性和双侧性。常见的类型为 Von Hippel Lindau 病（VHL 病）、遗传性乳头状 RCC 和嗜酸细胞性嫌色细胞癌、遗传性乳头状肾细胞癌亦是常染色体显性遗传，但外显率比 VHL 病低。但仍需对乳头状肾细胞癌的遗传性评价做进一步研究，因为在分子和细胞形成数据关于评价 I 型和 II 型乳头状癌还存在矛盾和差异。

2. 鉴别诊断

（1）肾癌亚型：肾癌各种亚型不仅其起源不同，且其生物学特性也有很大差异。有人将肾癌分为典型、肉瘤样、集合管、乳头状、嫌色细胞和嗜酸细胞瘤，预后有极大的差异。

从影像学所见，肾乳头状腺癌与嗜酸细胞瘤和典型肾癌不同。乳头状腺癌占肾癌 5%～15%，没有典型无乳头状肾癌表现的多血管，极少有肿瘤侵入毛细血管和静脉内，绝大部分为 I 期、II 期肿瘤，生长缓慢，预后较好。

嗜酸细胞瘤可以看作良性肿瘤，应进行保留肾组织的手术治疗。其血管像"车轮辐条"，因该肿瘤有中央瘢痕所致。在血管造影时肾嗜酸细胞瘤实质内为片状影，没有肾癌血管造影所见的造影剂不均匀、泥浆状、动静脉短路、肾静脉受侵犯。但必须注意嗜酸细胞瘤有时也可有肾癌的影像学所见，而影像学上肾癌也有可能和嗜酸细胞瘤相似。CT 所见嗜酸细胞瘤均匀，边缘光滑、清晰。有报告 CT 对 53

例嗜酸细胞瘤和 63 例肾癌的影像进行比较，结论是 CT 不能明确区分。

（2）肾囊性肿物：鉴别肾囊性肿物主要依靠超声扫描。单纯囊肿容易区分，高密度囊肿可以随访 6 个月，观察其变化。脂肪肿瘤表现为强回声，可不做处理。复合囊肿应考虑穿刺对其内容进行细胞学检查，注入造影剂观察囊壁有无肿物，必要时须手术治疗。

（3）肾血管平滑肌脂肪瘤：肾血管平滑肌脂肪瘤即错构瘤，因内部含脂肪，超声表现为中强回声，CT 为极低负值。小的肾癌和错构瘤临床上较难鉴别。错构瘤血管丰富，容易发生自发性肿瘤内出血，胁腹痛，严重的可发生肿瘤自发性破裂、腹膜后大出血、休克、急腹症症状。错构瘤一般为良性病变，没有侵袭和转移，偶尔有见到脂肪侵入下腔静脉。在 CT 问世以前，肾癌和错构瘤在血管造影时不易鉴别，因可能存在恶性肿瘤，一般都行手术切除。CT 问世以后，错构瘤从影像学检查即可确认，一般可等待观察，除非肿瘤大有出血、破裂或疼痛症状重，才考虑手术切除。手术应争取尽可能保留肾组织。肾癌有脂肪，可能因肿瘤侵入肾周脂肪，常在肿瘤外侧，不规则。肾癌内有小量脂肪可能是其非上皮基质部分骨性化生，有骨小梁和骨髓成分。肾癌基质内常可能见到钙化而在错构瘤极罕见。以上可以鉴别含脂肪的肾癌和错构瘤。错构瘤已如前述可同时有结节性硬化、女性多见、有双侧倾向。文献中有报告错构瘤和肾癌发生在同一肾内，也有错构瘤和嗜酸细胞瘤发生在同一肾内。

（4）肾盂移行细胞癌：肾盂癌和肾癌有时很难鉴别，肾盏癌可以侵入肾实质内，肾癌也可穿破肾盂。有几点可以有助于鉴别：①CT 上肾癌典型的多血管，在无坏死或囊性变时，增强比肾盂癌更为显著。②肾盂癌一般位于肾中部，可向肾实质内侵袭，而肾癌往往位于肾外周向内侵袭肾窦。③肾盂癌尿细胞学检查可能阳性，并可能有输尿管、膀胱病变，而肾癌一般尿细胞学检查阴性，病变局限于肾。④肾盂癌早期即有肉眼可见血尿，而肾癌必须肿瘤侵犯肾盂、肾盏以后才见血尿。⑤肾癌诊断主要依靠 CT，而肾盂癌诊断依靠排泄性或逆行泌尿系造影。

（5）淋巴瘤：原发肾淋巴瘤比较罕见，肾淋巴瘤多见于死于恶性淋巴瘤尸检。有报告恶性淋巴瘤致死者 34% 有肾淋巴瘤，3/4 为双肾病变。因为肾淋巴瘤往往无症状，14% 可能生前诊断，尿毒症仅0.5%。一般非霍奇金淋巴瘤发生肾淋巴瘤者多于霍奇金淋巴瘤。

肾淋巴瘤特点是多病灶、双肾、有淋巴结病变，可为结节状或弥散性分布。有报道肾淋巴瘤的表现：①双肾病变占 59%。②腹膜后淋巴结肿大 40%。③有侵犯肾外组织而无肾实质病变占 10%。④仅3% 肾内单个病变。肾淋巴瘤不宜手术治疗。必要时为明确诊断可在 CT 或超声指引下活检。

（6）肾转移癌：一般为多病灶，也有单个体积大的转移癌，不易与原发癌鉴别。肾癌转移癌可以发生在肺癌、乳腺癌、黑色素瘤、食管癌和结肠癌。肺癌和黑色素瘤的肾转移也可至肾周组织。一般肾转移癌不侵犯肾静脉和下腔静脉。

诊断肾癌时必须注意，Von Hippel – Lindeau（VHL）病发生肾癌可高达 28% ~66%，双侧者占63% ~95%。有 18% ~33% 死于肾癌转移。VHL 肾病变有两类：双侧肾多发囊肿占 75%，可混有小肾癌。另一类为实性肿物。凡 VHL 患者都应密切注意肾内病变，病变常为多病灶。

七、治疗

肾癌的基本治疗是根治性肾切除术，肾癌对放射治疗和化学治疗都不敏感，这些方法一般不能作为常规的辅助治疗。生物治疗主要用于晚期有扩散的肾癌，疗效很有限，有待提高。

1. 肾癌根治性肾切除术

（1）适应证：肾癌根治性肾切除术的适应证为局限于肾周筋膜以内的肿瘤。手术前必须系统检查肺相、腹部 CT，如有骨骼系统疼痛或血碱性磷酸酶升高则应进行全身核素骨扫描，以除外骨转移灶。如已发现有转移，一般不考虑根治性肾切除术。

肾癌有肾静脉或/和下腔静脉癌栓不是根治性肾切除术的禁忌证，但必须术前了解静脉内癌栓的情况，以便手术切除。肾癌有静脉内癌栓占 3% ~7%，手术时切除癌栓可望半数以上生存 5 年或超过 5 年，即不影响肾癌手术的预后。肾癌如侵犯下腔静脉，可有下肢水肿、同侧精索静脉曲张、蛋白尿、右心房内占位病变、肺栓子，病肾可能无功能。静脉内癌栓的诊断可用 MRI、经腹多普勒超声，诊断不明确时可选用下腔静脉造影。肾动脉造影可以发现35%～40%癌栓内有动脉进入，可以术前行动脉栓塞术，不仅可以使癌栓缩小，也可以减少术中出血。近年下腔静脉高位癌栓可在深低温体外循环下进行手术，如手术前疑有冠状动脉供血不全，应行冠状动脉造影，证实梗阻性病变时，肾切除手术可同时行冠状动脉手术。

（2）手术范围：肾癌根治性肾切除术范围包括肾周筋膜、同侧肾上腺、上1/2输尿管、同侧淋巴结（上起肠系膜上动脉起源处，下至肠系膜下动脉起源以上、下腔静脉及主动脉旁淋巴）。肾癌切除术应先结扎肾动、静脉。手术最关键的是必须从肾周筋膜外开始，有统计肾癌手术时约25%已穿透肾包膜进入肾周脂肪。肾上腺切除术适用于大的肾上部癌与肾上腺邻近时，如肿瘤位于肾下半部可以保留同侧肾上腺。

（3）手术径路：肾癌手术切口我国和欧美国家不完全相同，我国更多采用经腰切口，切除第11或12肋，或第11肋间切口。基于我国泌尿外科医师在肾结核、结石手术积累了丰富经验，容易接受腹膜外腰切口径路。但是腹膜外腰切口不容易显露肾动、静脉，且如果患者腹壁厚、脂肪多，手术比较困难。现在国际上一般建议经腹腔手术或胸腹联合切口，优点是容易显露肾蒂，便于先结扎肾动、静脉。在右侧肾癌手术时，右肾静脉很短，手术时必须注意避免损伤下腔静脉，如果分离肾动脉可以从下腔静脉外侧（左侧）开始，可以在下腔静脉和主动脉间分离结扎肾动脉。左肾癌，左肾静脉长，可以先结扎其睾丸或卵巢、肾上腺、腰部分支，肾静脉比较游离，容易显露肾动脉，先结扎肾动脉而后结扎肾静脉。胸腹联合切口适用于巨大肾癌，或便于切除下腔静脉癌栓。

（4）淋巴结清除范围：从隔下肠系膜上动脉起源处到肠系膜下动脉起始部以上，以及下腔静脉和主动脉旁淋巴结清除手术是完全性淋巴结清除术。也有主张局部性淋巴结清除术即切除肾蒂附近淋巴结，目的不是根治而在于分期。也有人不主张淋巴结清除术。

欧洲癌症研究治疗组（EORTC）1992年报告前瞻性、随机、多中心研究。637例临床局限无转移肾癌根治性肾切除术患者，行完全性淋巴结清除术313例、未行淋巴结清除术324例。病例选择完全随机，两组年龄、性别、健康情况、临床分期、并发疾病均是可比的。结果淋巴结清除组发现有转移淋巴结5%，病情恶化21例（6.7%）。而未清除淋巴组病情恶化17例（5.2%），两组差异不显著。但根治性淋巴结清除组手术出血超过1 000ml者占10.6%，而未清除淋巴组出血超过1 000ml者占5.8%。

另一组报告356例，肾癌根治性肾切除术的远期生存情况在Ⅰ、Ⅱ期肾癌淋巴结清除术不影响生存率，而在Ⅲ、Ⅳ期淋巴结清除术可能改善生存情况。

关于完全性淋巴结清除术和部分性淋巴清除术的比较，有报告肾癌根治性肾切除术511例，分为两组，完全性淋巴结清除组320例、部分性淋巴结清除组191例，结果肿瘤Robson分期均属Ⅰ期或Ⅱ期。完全性淋巴结清除组5年生存率和10年生存率分别为66.05%和56.15%，部分性淋巴结清除组为58.0%和40.9%。完全性淋巴结清除术者生存率优于部分性淋巴结清除组。

肾癌根治术是否行淋巴结清除，完全性还是部分性？还是不进行淋巴结清除术？至今尚无大家能统一接受的结论。主张淋巴结清除术者认为可以清除肉眼和影像学检查未出现改变的转移淋巴结，提高生存率。不主张淋巴结清除术者认为早期肾癌极少有淋巴结转移，清除淋巴结往往不能发现转移病灶，而清除淋巴结手术增加了手术的创伤和复杂性，并不能提高生存率。至于已经有淋巴结转移的，多数已有血行转移病灶，即使切除了有转移的淋巴结，也不能提高生存率。因此，有待更多的临床实践方可找到更准确的结论。

（5）静脉内癌栓：肾癌容易发生肾静脉、下腔静脉癌栓，癌栓甚至可延伸至右心房。经验表明肾静脉和下腔静脉癌栓如果没有发现局部或远处扩散，肾癌根治性肾切除术时可同时切除癌栓，预后良好。1991年Hatcher报告653例肾癌，手术切除558例，有静脉内癌栓113例（17.0%）、肾静脉癌栓65例（10.0%）、下腔静脉内癌栓48例（7.4%）。27例肾癌局限在肾周筋膜以内，无淋巴结或远处转移（$T_3N_0M_0$），癌栓在下腔静脉内无粘连，取出后5年生存率达69%，中位生存9.9年。癌栓直接侵犯下腔静脉壁者5年生存率26%，中位生存仅1.2年。如果手术中将受侵犯的下腔静脉壁和癌栓一起切除，则5年生存率提高至57%，中位生存5.3年。另有17例肾癌患者有下腔静脉癌栓，肿瘤侵犯肾周筋膜或淋巴结，或有远处转移，在下腔静脉癌栓切除术后 5 年生存率低于 18%，中位生存 0.9 年以下。

取癌栓时为了控制出血，可以阻断下腔静脉、门静脉和肠系膜上动脉，血管阻断时间不能超过 20 分钟，所以难以取出复杂的癌栓。Novick 等 1990 年报告 43 例在深低温体外循环下取出包括右心房内癌栓的成功经验，可达到良好的无肿瘤远期生存。这种手术切口在双侧肋缘下，如检查手术可能切除，则向上胸骨正中切开。从肾周筋膜分离，切断肾动脉及输尿管，仅有肾静脉相连，深低温体外循环心脏停跳下取出癌栓，包括已延伸至心房内癌栓。手术可以安全地进行至少 40min，如果冠状动脉需搭桥手术，可以在复温时进行，复温一般从深低温 -18~20~37℃需经过 20~45min。

手术并发症可达 20%，死亡率 2%。并发症有心肌梗死、脑血管意外、充血性心力衰竭、肺栓塞、肺不张、肺炎、栓塞性静脉炎等。手术中必须注意避免损伤腹腔脏器，如有损伤即予以修复。术后可能出现胰瘘、肠麻痹、二次出血、气胸等，也可能出现急性肾功能不全。

（6）肾癌根治性肾切除术是否切除肾上腺：1997 年 Sandock 报告总结性回顾 57 例肾癌同时行同侧肾上腺切除术，其中 3 例肾上腺有转移病灶，仅占 5.3%（3/57），该 3 例均为肾上极大肿瘤，肿瘤已穿透肾包膜，所以又将该期肿瘤确定为 T_{3d} 期，即已侵犯同侧肾上腺。目前肾癌根治性肾切除术切除肾上腺适用于肾上极大的肿瘤和术前已明确肿瘤侵犯肾上腺。

2. 保留肾组织的肾癌切除术　随着医学影像学的进步，可以发现早期、无症状的肾癌。小于 4cm（亦有主张 <3cm）的肾癌如果位于表浅或一极，可以考虑保留肾组织的肾癌切除术，如部分肾切除术（一极或中部楔形），甚至肿瘤剜出术。但多数主张肾保留组织的手术主要适用于小于 4cm 小肾癌、双肾癌、孤立肾癌或对侧肾功能低下时。手术前必须明确肿瘤是局限的，无转移灶。

肾癌保留肾组织手术理想的是先找到其供应的肾动脉分支，予以结扎，找到其切除的界限，可以最大限度的保留肾组织，肾动脉是终动脉，一般不互相联系，肾静脉可以不阻断。如需阻断肾血流，在其表面敷以生理盐水的冰屑 10~15min，使之冷却可达到中心温度 20℃，3h 以内手术不会引起肾功能损害。一般不主张向肾动脉内灌注冰冻液体，因有可能使肿瘤扩散。在阻断肾动脉以前 5~10min 静脉滴注甘露醇，不必应用全身或局部抗凝药物。保留肾组织的肾癌手术，可以选择腰部手术切口进行，在分离时先在肾周筋膜外，以防止有肿瘤可能已侵犯肾周脂肪。

部分肾切除术治疗肾癌可以达到良好效果，有报告和根治性肾切除术疗效相仿。几组病例数较大的报告其 5 年肿瘤特异性生存率可以达到 87%~90%。保留肾组织的肾癌切除术主要存在的问题是局部复发，一般统计有 4%~6%。这种复发最可能是肿瘤本身为多病灶。

部分肾切除术的并发症为出血、尿瘘、输尿管梗阻、肾功能不全和感染。术后出血在腹膜外，可令患者卧床休息，紧密观察出血是否发展，必要时可选择性动脉造影将其出血的分支栓塞。严重的出血需再次手术。

部分肾切除手术后切口必须引流，如有尿瘘，在输尿管无梗阻时往往可以自行愈合。

输尿管梗阻往往是血块堵塞，可以并发尿瘘，等待观察可望自行消退。如尿瘘严重，可在输尿管内置入支架管引流。

肾功能不全常发生在孤立肾或术前肾功能不全者，多数肾功能减退比较轻，可对症治疗，严重时需透析治疗。

凡保留肾组织的肾癌手术必须紧密随访，术后 4~6 周，复查肾功能及排泄性泌尿系造影，如果肾功能不好，可以改行超声检查。术后每半年复查一次肝、肾功能、肺相、腹部 CT 或超声检查肾有无肿瘤复发，4 年以后每年检查一次。如发现局部复发，可再行部分肾切除或肾切除术。在孤立肾手术后可以有蛋白尿和肾功能不全。体外肾手术自体肾移植容易发生肾功能不全，现在已极少采用。

关于对侧为正常肾是否亦可做保留肾组织的肾癌手术，至今尚无定论。随着超声检查的普及，许多表浅的偶然发现的小肾癌是可以考虑保留肾组织的手术，但应选择位于肾外缘、界限清晰、细胞分化好的肿瘤，肿瘤应小于 4cm。肾癌对侧肾发病机会为 1%~2%，多中心的肾癌极少，部分肾切除术后复发 4%~6%。这些都是肾癌是否应进行保留肾组织手术争议的要点，难以达成共识。

3. 局部已有扩散肾癌的治疗　肾癌体积大，可以侵犯相邻组织，如后腹壁、神经根、腰肌，一般直接侵犯肝的不多见，常见肾癌的肝病变为转移灶。有时肿瘤可以将肝推开并插入，直接侵入肝组织仍不多见。肾癌侵犯十二指肠、胰腺，预后极坏，即使手术亦难达到长期生存。肿瘤侵入血管，可以扩散至肠系膜和结肠。

肿瘤局部扩散唯一可选择的治疗是手术切除，扩大并将扩散病灶一起切除。巨大肿瘤部分切除或去块手术（debulking），术后生存 12 个月的仅占 12%。多数报告肾癌侵犯相邻组织和脏器手术后生存 5 年者不足 5%。

早年报告术前放疗可以改善生存情况，术前 30cGy 和未照射者，5 年生存情况相似。但照射组肾窝内复发延迟，常规术后照射也不影响其预后。如果手术时明确未切尽、遗留有肿瘤，放疗偶可延迟其生长。

4. 有转移灶肾癌的手术治疗　已有转移灶的肾癌切除术是姑息性治疗，适用于难以控制的肿瘤出血、疼痛、甲状旁腺激素（PTH）相关的高血钙、没有肝转移的肝功能改变、继发贫血或红细胞增多症。这类患者多数生存不超过 6 个月，也可考虑介入性肾动脉栓塞治疗。

肾癌单个肿瘤转移病灶可以手术切除，有报告肾癌根治手术加上肺单个转移灶切除术，5 年生存率可以达到 44%。肾癌的骨转移病灶彻底手术 5 年生存率可以达到 55%。肾癌单个肝转移灶手术切除必须严格选择病例，手术死亡率较高。

肾癌转移病灶的手术问题，一组收集 3 232 例肾实质恶性肿瘤经组织学证实者，其中就诊时已有转移 784 例，占 24%。明显局限在肾内的肿瘤手术后 5 年仍可能发现转移，肾癌的转移可以发生在肾癌切除手术后 10 年甚至有报道 30 年后出现转移病灶。肾癌的单个转移病灶可以手术切除，尤其是肺转移比较容易切除。一组 40 例肾癌转移病灶 46 次手术切除，肺 17 例、肺及其他部位转移 4 例、对侧肾 6 例、后腹膜 6 例、骨 6 例、脑 1 例。手术后 2 年内死亡 21 例，5 年生存 13 例（33%）。

已发现有转移的肾癌，单纯根治性手术切除很难延长生存期，但为了配合免疫治疗，切除原发病灶有助于改善免疫治疗的效果。

因为肾癌有多药耐药性，所以化疗对肾癌疗效很差。多年来有关肾癌的化疗问题进行过许多探索。1967 年 30 种药物 247 名肾癌，1977 年 42 种药物 1 703 例肾癌，1983 年 53 种药物 2 416 例肾癌，1983—1989 年 39 种新药治疗肾癌 2 120 例，有客观疗效者均在 9% 以下。1995 年 Yagoda 复习 83 组实验观察，4 093 例肾癌，总有效率 6%，且都是短期缓解，这明确证明肾细胞癌是化疗药物耐药的肿瘤。

肾癌的多药耐药可能由于存在高浓度的多药耐药基因 MDR-1 产物 p 糖蛋以（p170），可以主动将化疗药物泵出癌细胞。使 MDR-1 基因逆转可以应用环孢素 A 和 PSC833，在体外作用有效，但临床上这些药物和长春新碱一起应用，未有明显的改善。用来和氟尿嘧啶一起 24h 静脉滴注，有报道可提高疗效，但尚未能重复证明。

为此对化疗配合免疫治疗进行了有益的探讨，结果是令人鼓舞的。有人用氟尿嘧啶与白细胞介素 2 和 α 干扰素结合，可以达到良好的效果，有效率达到 46%，而 CR 达到 15%，仅有中等毒性。这无疑为肾癌的药物治疗开辟了一个新的途径。

5. 内分泌治疗　早年曾报道可以应用激素治疗转移肾癌，达到一定疗效。但 1978 年 De Kernion 回顾该院 110 例应用孕酮制剂，没有一个有效者。所以现在认为不能证明激素可以治疗肾癌，如雄激素、孕激素、抗雄激素等。其他激素如 tamoxifen 也无效。

6. 生物治疗　生物治疗主要是免疫治疗。在过去 20 年中，转移性肾癌的治疗一直以 IL-2 和 IFN-α 为主，并被欧洲泌尿外科协会和美国国家综合癌症组织（National Comprehensive Cancer Network，NCCN）推荐为晚期肾癌治疗的一线用药。

1）IL-2：Fisher 等州总结了 1992 年美国食品药品管理局（Federal Drug and Food Administration，FDA）批准静脉高剂量的 IL-2 治疗晚期肾癌临床试验的长期疗效，255 例患者应用 IL-2（60 万~72 万 IU/kg，1 次/8h），15min 内静脉注射，第 1~5d，第 15、19d。间隔 9d 后重复 1 次，总有效率为 15%（36/255），其中完全反应（complete response，CR）7%（17/255），部分反应（partial response，PR）8%（20/255），随访 10 年，中位生存期 16.3 个月，CR 的患者中 60% 仍无瘤生存，4 例 PR 的患者手术切除转

移灶后，已无瘤生存65个月，该项研究提示静脉高剂量1L－2可能治愈某些晚期肾癌，随后的许多临床试验也验证了这一结果，IL－2对晚期肾癌的治疗也以该试验为基础，而静脉高剂量给药也成为IL－2治疗晚期肾癌的标准方法。然而高剂量IL－2静脉给药的有效剂量接近药物的致死剂量，接受治疗的患者需要住监护病房，部分患者需辅助呼吸或用升压药维持血压，死亡率为4%左右，限制了其使用。Yang等开展的前瞻性随机实验比较了IL－2静脉高剂量给药、静脉低剂量给药和皮下注射的疗效，虽然3组患者生存率差异无统计学意义，但反应率差别明显，分别为21%，13%，10%（P＝0.048）。

2）IFN：IFN静脉给药不良反应大，临床上多以肌内或皮下注射给药。按照受体的不同，IFN主要分为IFN－α，IFN－β和IFN－γ。IFN－α和IFN－β功能相似，IFN－β尚无商业化药物，临床实验表明IFN－γ对转移性肾癌则无明显疗效。目前主要是IFNα－2a和IFNα－2b用于临床，对晚期肾癌的Ⅱ期临床试验结果显示其疗效无显著提高，不良反应也未见减少。研究显示IFN治疗主要对肾透明细胞癌有效，对肾细胞癌的其他亚型疗效不佳。

IFN－α用法通常为每周3次，5～10MU/ITI，其剂量－反应关系尚不明确，治疗的有效率在10%～30%，平均15%，其中CR率为2%左右，治疗反应持续时间为6～7个月。近来发表的一项汇总分析表明，对晚期肾癌患者IFN－α明显优于安慰剂（1年死亡OR＝0.56，95%可信区间为0.40～0.77），可提高患者的生存期3.8个月，若在使用IFN－α前行姑息性肾切除，则较单独使用IFN－α延长患者的生存期4.8个月，其中对行为状态好和转移局限于肺部的患者疗效更佳。Pyrhonen等开展的前瞻性临床随机对照研究显示，IFN－α联合长春碱较单独使用长春碱可提高患者的生存期6个月（P＝0.004 9），两组患者的3年生存率分别为11.7%和5.1%，5年生存率分别为4.1%和0。

Motzer等分析了453例患者IFN－α治疗与预后的关系，其危险因素为低Karnofsky评分、高乳酸脱氢酶、低血红蛋白、高血钙、肾癌诊断到IFN－α开始治疗的时间小于1年。无危险因素组、中危组（1或2个危险因素）及高危组（3个以上危险因素）的中位生存期分别为30、14、5个月。IFN常见副反应为流感样症状，其他包括肝功能异常、贫血、白细胞减少等。

3）靶向治疗：分子靶向治疗是指在肿瘤分子生物学的基础上，以肿瘤相关的特异分子作为靶点，利用靶分子特异制剂或药物进行治疗的手段。靶向治疗是近年来研究的热点，已有多个商业化的药物进入临床试验或上市，包括对肾癌的治疗。

（1）血管生成抑制剂：多数肾透明细胞癌都有Von Hippel－Lindau（VHL）肿瘤抑制基因的突变，引起缺氧诱导因子的增加，从而启动血管内皮生长因子、血小板源性生长因子－β、转化生长因子α（transforming growth factor－α，TGF－α）和促红细胞生成素（erythropoietin，EPO）转录增加，促进新生血管形成和肿瘤的发展。

（2）索拉非尼（sorafenib，多吉美）：为Raf激酶抑制剂，能抑制Raf－MEK－ERK传导通路，从而抑制了VEGF和PDGF。202例晚期肾癌患者口服BAY43－9 006（400mg，2次/d）12周，目标病变缩小大于25%的37例（35%），患者继续开放性治疗，其中位PFS时间为48周，目标病变变化不超过25%的65例患者则随机分为sorafenib治疗组和安慰剂组，治疗12周后，两组中位生存期分别为23周和6周（P＝0.000 1）。一项324例晚期肾癌患者参加的Ⅲ期临床试验中，82%的患者接受过细胞因子治疗，sorafenib治疗12周后，BAY43－9 006组和安慰剂组无进展存活率分别为50%和79%（P＜0.000 01）。sorafenib的毒不良反应主要为手足综合征，其他包括乏力、厌食、口腔炎等。

（3）贝伐单抗（Bevacizumab，avastin，阿瓦斯汀）：是重组人单克隆抗体，可选择性地与VEGF结合，减少了细胞质中的VEGF。在一项临床Ⅱ期试验中，116例转移性肾癌患者被随机分组，Bevacizumab（3～10mg/kg）治疗组的进展时间（time to progression，ITP）（4.8个月）显著高于安慰剂组（2.5个月）（P＜0.001），但两组患者生存率无差别，Bevacizumab的毒副反应主要是低血压和无症状的蛋白尿。

八、预后

1. 转移　肾癌可以经淋巴管转移到主动脉旁淋巴结，向上蔓延，可达颈部淋巴结。肾癌可经血道转移到全身各处。最常转移到肺，其次是骨骼。据报告，肾癌除指甲和牙齿没有转移外，身体各个部位和器官均可发生转移。肾癌转移很难预测，变化甚大。有的是肿瘤体积很大，但无转移。有的肾癌体积很小且无症状，但已有远处转移。后者常在远处转移部位出现症状后，追溯检查，发现原发灶是肾癌。

2. 转归　肾癌的自然转归，一般认为极差。一组 443 例未经治疗的肾癌，3 年生存 4.4%，5 年生存 1.7%；另一组 141 例多发性远处转移者，无论是否行肾切除术，无生存超过 2 年。

（何信佳）

第二节　肾盂癌

肾盂癌是发生于肾盂、肾盏肿瘤，发病率在肾脏肿瘤中居第 2 位，仅次于肾癌，并且发病率正逐年上升，其原因可能与发病者增多或检出率提高有关。我国肾盂癌发病率较西方国家为高，原因尚不清楚，多发生于 40 岁以上中老年，男性多于女性。

一、病因

增加肾盂移行细胞癌的发生率的危险因素众多，主要与应用化工、染料及炼制等相关职业有关。根据中国联苯胺作业工人调查，发生尿路上皮性肿瘤为 189.6/10 万，且发病率与发病年龄、从事该职业时间长短有明显关系，发病高峰在工龄 20～24 年，发病年龄平均在 58 岁。这些人中有 68% 的受检者尿脱落细胞检查为阳性。

除染料工业外，其他行业如橡胶、纺织品印染、电缆、油漆、焦油、农药、制革、电料等行业的工人中发生率亦较高。

近来研究证实，尿路上皮肿瘤患者中的色氨酸代谢产物中正经氨基较正常人为高。

吸用高焦油量的烟卷和深度吸烟可大大增加上尿路上皮肿瘤的发病危险性，最高可达 8 倍，且与每日烟卷的消耗量相关，停止吸烟可减少发病的危险性。

咖啡的饮用与肾盂移行细胞癌发病率的关系尚不明确。饮料及甜味剂尚未见资料证实其对人有致癌作用，但认为，此类物质是一种有效促进癌变并与致癌物质有协同作用的物质。

有些物质与尿路上皮肿瘤的发病有关，如解热镇痛剂 - 非那西汀（Phenacetin）用量过大时，可导致肾盂细胞癌。其致癌部分可能是 4 - 乙烯氨苯，该物的化学结构近似已知的尿路上皮性肿瘤的致癌物质。1998 年 Steffens 报道有 22% 患肾盂肿瘤的患者有滥用非那西汀药物史。其潜伏期为 24～26 年。

慢性炎症、结石、尿路梗阻均与肾盂移行细胞瘤的发病相关联。

肾盂移行细胞癌和其他尿路上皮肿瘤一样与遗传有关，有些患者有明确的家族史，这类患者因遗传上的缺陷，使其易于受环境中的致癌物质的影响而致癌。

二、病理

1. 肾盂移行细胞癌　移行细胞癌是肾盂恶性上皮性肿瘤最常见的组织学类型。有报告长期服用镇痛药，应用二氧化钍、环磷酰胺治疗以及先天性马蹄肾患者肾盂移行细胞癌发病率高。肿瘤主要有三种生长方式：①乳头状型：肿瘤质脆，粉白色，有宽窄不同的蒂，多数标本可融合成直径大于 1cm，表面细颗粒状或绒毛状，多个小肿瘤可融合成直径大于 2cm 的较大肿瘤，呈菜花状，充塞肾盂，使之扩张。此型向肾盂壁浸润性生长不明显，常推压肾盂肌层形成弧形较清楚的边界。该型肿瘤常多灶性发生，有的病例几乎每一肾盏均见乳头状肿物；②平坦型：肾盂局部黏膜增厚、粗糙、灰白色，病变处由于纤维组织增生、炎性细胞浸润，致使肾盂壁局部增厚、僵硬；③结节肿块型：肿瘤呈球形突入肾盂，基底部向肾盂壁甚至肾实质浸润性生长，形成较大肿物，切面灰白色，颗粒状，质脆，有出血、坏死灶。部分病例癌瘤破坏，占据肾脏一半，甚至全肾。肉眼观察有时与低分化肾细胞癌和黄色肉芽肿性肾盂肾炎鉴别较困难。临床上也难以判断是肾盂癌抑或肾细胞癌，镜下诊断标准同膀胱尿路上皮癌。

2. 肾盂鳞状细胞癌　肾盂鳞状细胞癌少见。常伴有肾盂肾炎、肾结石及肾盂黏膜白斑。也有报告应用二氧化钍肾盂造影后数年发生肾盂鳞状细胞癌。诊断标准应严格，需排除移行细胞癌伴有鳞状细胞化生的亚型。

3. 肾盂腺癌 肾盂腺癌少见。肾盂腺癌常伴有肾盂炎和结石，长期炎性刺激导致移行上皮腺性化生，发生腺性或囊性肾盂炎，这是腺癌发生的原因和基础。

4. 肾髓质癌 肾髓质癌是罕见肿瘤。国外一些著作中将其放在肾细胞癌中，而1998年版WHO肾肿瘤组织学分类中将该肿瘤放入肾盂肿瘤中。该肿瘤几乎唯一发生于镰状细胞病（sickle cell disease）患者中。多见于较年轻的患者（11~40岁），男性多见，男：女为2：1。肿瘤灶位于肾髓质，切面质地不均匀，灰白色，间有出血、坏死灶。在肾盂周围及肾皮质内常有卫星灶。

5. 肾盂未分化癌 在国内外以往著作中没有描述肾盂未分化癌，而1998年版WHO肾肿瘤组织学分类中明确列出肾盂未分化癌。Mostofi给该肿瘤下的定义是："低分化恶性上皮性肿瘤，不能将其放入肾盂癌分类的其他任何组中"。"未分化"是组织上的意义，不是作为高级别肿瘤的同义语来使用的。当不分化的肾盂肿瘤侵及肾实质时，与肾实质原发性肿瘤及来自其他部位的转移癌鉴别是困难的。确定肾盂原位癌的存在，在鉴别诊断中具有重要的意义。有学者认为需要病理学家们今后积累更多的确切病例进一步阐明该肿瘤的形态学特征。目前，在能除外肾盂低分化移行细胞癌、鳞癌、腺癌和肾髓质癌，以及能排除肾实质发生的低分化癌和转移癌的情况下，可以诊断或考虑为肾盂未分化癌。

6. 肾盂癌肉瘤 该肿瘤罕见，在一个瘤体中确实存在癌的成分和肉瘤成分。根据组织学特征和免疫组织化学染色特点确定癌的成分是容易的。确定肉瘤成分可能容易，也可能困难。如确定骨肉瘤、软骨肉瘤和横纹肌肉瘤成分可能相对比较容易，而确定梭形细胞肿瘤、纤维肉瘤和平滑肌肉瘤成分可能是困难的。首先应除外癌组织中出现的纤维肉瘤样反应性间质增生，否则，癌肉瘤的诊断不能确定。

三、分期

T_x　原发肿瘤隐性，不能评估，例如输尿管引流尿细胞学检查阳性，尚未找到肿瘤。

T_0　未发现肿瘤。

T_{is}　原位癌。

T_a　非浸润性肿瘤乳头状癌。

T_1　肿瘤侵犯上皮下结缔组织。

T_2　肿瘤侵犯肌层。

T_3　肿瘤穿过肌层至肾盂外或输尿管外脂肪。

T_4　肿瘤侵犯邻近器官，或穿透肾组织进入肾周脂肪。

N_x　局部淋巴结不能评估。

N_0　无淋巴结转移。

N_1　单个转移淋巴结不超过2cm。

N_2　单个淋巴结大于2cm，但不超过5cm，或多个淋巴结转移，无大于5cm者。

N_3　转移淋巴结大于5cm。

M_x　不能评估存在远处转移。

M_0　无远处转移。

M_1　远处转移。

四、临床表现

肾盂、输尿管癌最常见的临床病状是血尿，肉眼可见或镜下血尿。镜下血尿常见于早期或分化良好的肿瘤。血块通过输尿管部发生肾绞痛，但多数为腰部钝痛或无疼痛。一般临床上不能发现肿大的肾脏，肾盂输尿管癌有肿物的仅5%~15%，偶可见到输尿管癌梗阻引起大的肾积水。有报道10%~15%可以无任何病状而偶然发现，肾盂输尿管癌有膀胱刺激症状的往往是伴发膀胱肿瘤。肿瘤局部扩散可能出现同侧精索静脉曲张、后腹膜刺激症状。肾内有结石多年或并发感染，血尿严重要考虑到可能有鳞癌。输尿管癌大多数在下 1/3，约占 75%，肾盂输尿管癌有 7% 可以表现为恶液质（消瘦、贫血、虚弱）。

五、诊断

1. B 型超声检查　超声是简单、有效、无创的检查手段，自 1979 年采用该技术，初期诊断阳性率 50%，以后随着对本病声像图特点掌握及检查方法上的改进，以及超声仪性能的提高，诊断率明显提高。超声检查的直接征象是肾盂内探及实性肿块回声，以肿块边缘极不规和肿块回声低于肾实质为本病的特点；间接征象是瘤体较小时肾盂集合系统呈局限性扩张，回声不规则。当瘤体较大时集合系统回声中断，扩张明显，肾盂肾盏出现积水，它以肾盂轻度积水和部分肾盏积水扩张为特点。上尿路肿瘤常致不同程度的尿路梗阻，B 型超声对诊断尿路积水极为敏感，对病灶定位准确。但在有些情况下超声诊断仍会出现困难，例如，①对于肿瘤较大侵犯肾实质及被膜，难以分辨肿瘤与肾实质的界限者与肾癌难以鉴别；②肿瘤较小，回声低于肾实质，易误诊为肾囊肿；③对于小于 1cm 的肾盂癌可出现漏诊；④肾窦分离时，肾盂腔内发现小突起物，并非肾盂癌，声像图亦难鉴别；⑤靠近肾盂的肾盂癌瘤体向肾盂内突出时不易与肾盂癌相鉴别，此时可结合 CT 帮助诊断。高分辨率的彩色超声检查可观察到肿瘤内有血流分布，这在肿瘤与血块鉴别诊断中有意义。

2. CT 检查　CT 在本病的诊断及术前分期中具有其他影像学检查无法媲美的优点。CT 检查具有高密度分辨率，在平扫加增强扫描后，能清楚显示病变密度，浸润范围以及与周围脏器的关系，对肾盂癌诊断正确率达 94.3%。肾盂癌的血供较肾癌少，注射造影剂后，仅轻、中度增强，CT 值提高幅度较少，肾盂肿瘤侵及肾实质时，增强扫描肿瘤密度明显低于肾实质。肾盂癌起源于中央尿道上皮，被致密的肾实质包绕，向心性增大和/或浸润肾实质，即使很大的肾盂癌，肾脏轮廓仍可保持，晚期肾盂癌常造成集合系统阻塞、肾盂积水、肾功能部分或完全丧失，延时扫描时部分散在未受累的肾实质明显强化，往往提示肿瘤为中心性起源和向心性扩张或浸润。CT 扫描不仅可直接清楚显示肿瘤本身，还可鉴别肾盂癌和肾癌侵犯肾盂，清晰观察肾周浸润及区域淋巴结转移，决定手术切口、范围及术前分期具有重要意义。

3. 静脉肾盂造影　静脉肾盂造影是诊断上尿路疾病的重要措施。在本病中，乳头状肿瘤主要表现为偏心性充盈缺损或杯口状梗阻，但当肿瘤导致完全性梗阻或肾功能严重损害而患肾不显影时，严重影响本病的定位及定性诊断。静脉肾盂造影检查在早期肿瘤小易漏诊外，肿瘤造成严重梗阻致尿路显影差，便降低诊断率或病灶定位率，但静脉肾盂造影检查除有助于患肾的诊断外，也能了解对侧肾是否有病变及肾功能情况，对决定治疗方案具有重要意义。因此应作为必要的初步检查方法。静脉肾盂造影有以下缺点和限度，即小病灶往往遗漏；当造影不满意或有气粪影重叠时，难于与伪影区分；不能发现肾盂以外的病灶不能准确分期。一般文献认为，肾盂癌做静脉肾盂造影时，20% 可无异常发现，30% 显示充盈缺损，25% 显示肾盏扩张和狭窄，单凭静脉肾盂造影做出诊断只有 50% 左右。静脉肾盂造影对肾盏内的肾盂癌的诊断非常有意义，而位于肾盂输尿管开口病灶易引起肾积水，导致静脉肾盂造影不显影而诊断困难。

4. 逆行性肾盂造影　常用于静脉肾盂造影显影不理想者的进一步检查，对静脉盂造影检查示一侧上尿路不显影者应常规行上尿路逆行造影。逆行肾盂造影可以达到定位诊断和通过细胞学检查的定性诊断。输尿管插管时导管可盘曲在肿瘤下方扩张的输尿管内，或在输尿管内卷绕以后到达肿瘤上方称为 Bergman 氏征。插管时发现患侧管口喷血，当导管通过肿瘤上方时则导管引出清亮尿液，或患侧管口无喷血。当导管通过肿瘤时损伤肿瘤，膀胱镜见到输尿管口从导管旁流出血性尿，而输尿管导管引出清亮尿液，对诊断有重要意义。

5. 核磁共振　由于 MRI 具有多平面成像，对软组织分辨率高等优点，当在尿路造影和 CT 图像难以做出肯定诊断时，可做 MRI 检查。近年来应用的新技术磁共振尿路造影（MRU）具有取得泌尿系统全貌影像的优点，一次检查能获得清晰的尿路造影图像，其影像与 IVP 相同，不需要注射造影剂，是诊断肾盂癌，尤其是多器官发病的尿路上皮肿瘤最理想的检查方法。所以核磁共振对已发生梗阻、排泄性尿路造影不显影者尤为适用。

6. 肾盂输尿管镜检查　随着腔道泌尿外科技术的进展，输尿管镜在肾盂癌的诊断中占有极重要的地位。近年来输尿管镜光学和柔韧性技术不断改进，对有经验的泌尿外科医生来说，上尿路和集合系统几乎无盲点可言，同时还可以抓取病变组织进行病检，为诊断提供最直接的依据。

7. 尿细胞学检查　尿路上皮癌尿细胞学检查一直被认为是诊断本病的常用方法，但检出率不高，可能与缺乏反复多次检查有关。肿瘤细胞分化不良者尿细胞学检查阳性率高，尿细胞学阳性者预后低于阴性者。无论何种影像学检查只能显示病灶形态学改变，确诊仍要靠组织病理检查。

8. 肾穿刺造影　对排泄性尿路造影不显影、逆行肾盂造影插管不成功者，可采用此方法，但这种造影对肿瘤而言不是完善的诊断方法，它可引起肿瘤种植和扩散，目前应用的较少。

9. PET检查　PET是将极微量的正电子核素示踪剂注射到人体，然后采用特殊的体外测量装置探测正电子核素在体内的分布情况，通过计算机断层显像方法显示主要器官的结构和代谢功能。^{18}FDG是临床上应用最广的肿瘤代谢显像方法。^{18}FDG肿瘤显像的生物学基础在于^{18}FDG能被肿瘤细胞摄取，肿瘤组织中的^{18}FDG分布水平明显高于肿瘤周围正常组织，PET图像上肿瘤组表现为放射性浓聚。^{18}FDG经尿液排泄，尿路中有较低程度的放射性分布，对尿路上皮肿瘤的诊断价值会受影响，采用延迟显像或采用导尿管、尿路冲洗及利尿剂等措施有一定帮助。PET可做全身显像是其突出的优点，显示原发灶变化的同时可探测全身其他部位是否存在转移灶，有利于肿瘤分期。PET断层图像可与CT和MRI做图像融合。CT和MRI侧重观察肿瘤的形态学变化，PET在分子水平上显示组织的功能代谢变化。PET检查价格昂贵，因此限制了其在临床上的广泛使用。另外从肾盂到尿道近端1/3的尿路均被附移行上皮细胞，均有机会接触致癌物质而发生癌变，甚至先后或同时发生不同部位的癌变。

由于本病临床表现个体差异性大，常被并发的膀胱癌所掩盖，故漏诊率高。漏诊的原因一般认为：①对肉眼血尿这一重要信号没有引起足够的重视，实施简单止血，对症治疗血尿经治疗停止后，未进行进一步诊治；②满足于尿路感染，前列腺增生伴出血，泌尿系统结石等诊断，随后的治疗仅限于以上疾病；③对实施了静脉肾盂造影、逆行造影等检查，而未明确诊断的患者，未进一步实施膀胱镜等特殊检查，甚至未进行必要的随访；④各项辅助检查自身存在的局限性及病灶的大小、位置等均易引起漏诊。

六、治疗

对肾盂癌采取不同的治疗方法会取得不同的治疗效果，应考虑肿瘤细胞分化度和肿瘤侵犯程度，这是选择治疗方法的重要依据和原则。一个低级、低期的肿瘤患者，采取保守性手术和根治性手术的效果都是较好的；一个中等分级分期的肿瘤患者，则应采取根治性手术为好；高级、高期肿瘤患者采取保守性手术与根治性手术相比较，有明显的差异。目前认为，保守性手术只能对特殊的孤立肾、肾功能有损害、双侧肿瘤或小的息肉样、低级的输尿管肿瘤才适用。对较少见的双侧高级、高期肿瘤或孤立肾、高级高期肿瘤，行双肾切除加血液透析，或以后再行肾移植也是较好的治疗方案。

1. 手术治疗　手术方法应根据患者的全身情况、肾功能及肿瘤情况而选择。肾盂癌行肾及部分输尿管切除术后残留输尿管发生率为40%~84%，残端输尿管肿瘤发生率与输尿管残留长度呈正相关。经典的肾盂癌的手术治疗术式是根治性肾输尿管和包括壁间段输尿管在内的部分膀胱切除术，肾脏需先结扎动、静脉，整块切除Gerota筋膜、肾周脂肪、肾、肾蒂及淋巴结。但此手术一般采用腰部（切肾）和下腹部（切输尿管）切口两个切口，对患者创伤较大。近年来，内镜被应用于本病的治疗并取得满意成就。早在1952年，McDonald等先使用电切镜经尿道切除输尿管的膀胱壁段，再经腰部切口切除肾及剩余输尿管，减少一个手术切口。Gill等行膀胱穿刺置入电切镜切除输尿管下段及周围膀胱壁，再用腹腔镜作肾输尿管全切，整块取出标本，多数学者报道腹腔镜行肾盂输尿管全切术可达到根治目的，且并发症少，康复快。Jarrett等及Lee等行经皮肾镜治疗肾盂及输尿管上段肿瘤，效果满意。输尿管镜早就被应用于本病的治疗，随着操作技术普遍提高，可弯曲软镜及激光的应用，输尿管镜不仅能治疗浅表性输尿管肿瘤，也能治疗浅表性肾盂肿瘤。经皮肾镜或输尿管镜尤其适用于浅表肿瘤、独肾或对侧肾功能不全患者的治疗。术后常规行膀胱内药物灌注以预防继发膀胱移行细胞癌是必要的。另外一个未引起重视的问题是肾盂癌由于某些原因手术未能将输尿管全切，那么术中应向输尿管残端内灌注化疗药物，否则这也是致输尿管残端及膀胱肿瘤发生的原因之一。

2. 放射治疗 多用于术后防止高级、高期恶性病变的复发，对姑息性治疗骨转移和疼痛也是常用的手段。系统抗癌药物治疗上尿路上皮肿瘤目前尚无大量报道，长期随访应用 M – VAC（丝裂 – 长春花碱、阿霉素、卡帕）曾使之失望，仅 5% 有永久性疗效。有文献报道肾盂输尿管肿瘤术后 15.0% ~ 45.6% 再发膀胱癌，复发时间常在术后 3 年，因此术后 3 年内每 3 个月复查一次膀胱镜，早期发现再发膀胱癌、早期治疗。3 年后可适当延长复查间隔，术后亦应膀胱内灌注化疗药物，以延缓和减少再发膀胱癌。

3. 滴注疗法 治疗上尿路上皮肿瘤，1987 年 Smith 报道经膀胱内应用丝裂霉素 C 治疗伴有膀胱输尿管反流的末端输尿管肿瘤。灌注途径是逆行输尿管导管或经 PCN 管给药，有报道用于孤立肾取得了较好的效果。

4. 腹腔镜肾盂手术治疗 自从 Glayman 于 20 世纪 90 年代初首次利用腹腔镜技术进行肾切除手术以来，泌尿外科腹腔镜手术发展十分迅速。Rassweiler 等于 1994 年报道了肾输尿管切除手术，丘少鹏等总结了手辅助式腹腔镜技术治疗肾盂癌的临床经验。肾盂癌的腹腔镜手术目前还处于发展的初期，不同的手术方法各有优缺点，手术的操作环节还需要进一步改良。

（1）手术体位：以患侧垫高卧位和侧卧位为主，由于这样的体位能使肠管自然移向健侧，有利于充分暴露腹膜后的肾输尿管。

（2）手术方式：包括腹腔镜手术和手辅助式腹腔镜手术。前者在手术入路的建立到肾输尿管切除的过程中均使用一般常规的腹腔镜器械和技术，因此操作复杂，技术难度高，后者由于有手的参与，克服了常规腹腔镜手术的许多局限性，揉和了开放手术和腹腔镜技术的优势，在手术安全性、根治性、操作的灵巧性等方面都得到了明显的提高。

腹腔镜手术治疗肾盂癌具有创伤小、患者恢复快的特点，是一种安全可靠的方法。

七、预后

肿瘤分期、分级，淋巴转移和血管浸润等因素均能影响肾盂癌的预后。肾盂癌同时并发输尿管膀胱癌，这种自上而下的同时发生多器官肿瘤可能与肿瘤的种植有关。在某种程度上反映了肿瘤的恶性程度。肾盂壁薄，周围淋巴引流丰富，即使低度恶性的肿瘤也可早期浸润，发生转移而出现不良预后。在肾盂癌预后的诸多因素中，肿瘤细胞的分化程度和浸润深度是主要的预后因素。松下靖等报道 G_3 生存率明显低于 G_2 各病理分期之间生存率相比较有明显的差异，随分期升高生存率逐渐下降。肿瘤细胞分级病理分期反映了肿瘤细胞的生物学行为，且常与静脉淋巴浸润相关，肾盂癌肿瘤细胞分级、病理分期是决定预后的主要因素。

肾盂壁薄、周围淋巴引流丰富，即使低度恶性的肿瘤也可早期浸润，发生转移而出现不良预后，因此以分期为标志的肿瘤浸润能力在判断肾盂癌预后上更有意义，但结果并非完全一致。

（胡　威）

第三节　肾母细胞瘤

肾母细胞瘤（nephroblastoma）是来源于后肾胚基的肿瘤，在小儿泌尿系统恶性肿瘤中最为常见。1814 年，Rance 首先叙述了这一疾病，1899 年，Max Wilms 对肿瘤的病理学特征进行了系统性的描述，故又被命名为 Wilm's 瘤。其他沿用的名称尚有肾脏混合瘤（mixed tumorof the kidney）、肾脏胚胎瘤（embryoma of the kidney）等。在 20 世纪 30 年代以前，由于临床诊断时肿瘤的体积较大，难以切除，患儿死亡率高。20 世纪 30 年代后，随着小儿外科技术和麻醉水平的提高，病死率逐渐下降，至 20 世纪 40 年代患儿存活率已达到 25% 以上，由于放线菌素 D、阿霉素、长春新碱等化疗药物以及放疗的临床应用，近年来患儿生存率已获得大幅度提高。

肾母细胞瘤的发病率占小儿实体肿瘤的 8%，在 15 岁以下的小儿泌尿及生殖系统恶性肿瘤中占 80% 以上。有报道在美国该肿瘤的发病率为 7/100 万儿童，其中 75% 在 1 ~ 5 岁时获得临床诊断，而 3 ~ 4 岁是发病的高峰期，男性发病率略低于女性（男女之比为 0.97 : 1.0），家族性发病的占 1%。国内报道 6 所儿科医院 2 133 例恶性实体肿瘤中，肾母细胞瘤占 503 例，诊断时年龄在 1 ~ 5 岁者亦占 75%，90% 见于 7 岁以前，罕见于成人和新生儿，双侧者占 1.4% ~ 10.3%，诊断时平均年龄为 15 个月。

一、发生学及胚胎学

肾母细胞瘤是由于后肾胚胎基细胞未能正常分化为肾小球和肾小管，同时出现异常增生形成的恶性肿瘤，肾母细胞复合体（nephroblastomatosis complex）可能是肿瘤的携带状态（carrier state），被认为是一种癌前病变，并继发演变为肾母细胞瘤，根据生殖细胞中是否出现有肿瘤的突变表现，可将肿瘤分为遗传性和非遗传性两大类。若为遗传形式，则肿瘤发生更早，易表现为家族性、双侧性或多中心性发生，常伴有虹膜缺如和泌尿生殖系统的畸形。所有双侧性肾母细胞瘤及 15% ~ 20% 的单侧病变与遗传有关，遗传型肾母细胞瘤的后代患肿瘤的机会可达 30%，单侧病变者则仅有 5%。

在 30% ~ 40% 的肾母细胞瘤切除组织标本中可见有持续存在的异常肾胚质细胞残存灶，这些胚胎细胞具有分化成为肾母细胞瘤的潜能，当受到第 2 次刺激时，上述细胞即可演变为肿瘤细胞，因而在肾母细胞瘤的发病中起着重要的作用，这也部分解释了肿瘤的发病高峰期为 3 ~ 4 岁的原因，提示肾母细胞瘤并非是一种先天性的肿瘤。

二、病理

肾母细胞瘤可发生于肾实质的任何部位，是一个边界清晰、有纤维性假包膜的单个实体肿瘤，多为圆形。肿瘤剖面呈现鱼肉样膨出，灰白色，常有出血及坏死，此时可呈现橘黄色、红色或棕色，间有囊腔形成。肿瘤破坏并压迫正常肾组织，使肾盂肾盏变形，少见的情况是肿瘤侵入肾盂，并向输尿管发展，可引起血尿及梗阻，甚至可经尿道脱出。约 5% 的病例并发钙化，多位于既往坏死区，呈现线状或蛋壳样位于肿物边缘，与神经母细胞瘤的分散钙化点有明显不同。

肿瘤突破肾被膜后，可广泛地浸润周围器官及组织。肿瘤可经淋巴转移至肾蒂及主动脉旁淋巴结，亦可沿肾静脉伸入下腔静脉，甚至达到右心房。小儿有腔静脉或心房栓塞时，仅有少于 10% 的患者有临床表现，且临床表现也因梗阻部位而异，如下腔静脉梗阻在肝静脉以上可有肝脏肿大及腹水，如侵入右心房可致充血性心力衰竭或心脏杂音。血行转移可播散至全身的各部位，其中以肺转移最为常见，其次为肝，也可转移至脑。如无其他部位转移，则双侧肾肿瘤可被认为是双侧原发病变，虽然双侧可呈现不对称表现，但在绝大多数病例两侧肿瘤是同时发生的。

肾外肾母细胞瘤较为罕见，可位于腹膜后或腹股沟区，也可成为复合畸胎瘤的一部分，其他部位包括后纵隔、盆腔及骶尾区。

肿瘤的组织来源为间叶组织的胚基细胞，有多向分化的特点，因而组织形态表现为多样性。镜检主要由胚芽、间质及上皮三种成分构成，根据肿瘤组织中上皮、间质或胚芽所占成分的比例而分为不同的组织类型，如其中某一成分占组织成分的比例达到 65% 以上，则相应地分别命名为上皮型、间叶型或胚芽型，如没有任何一种成分单独达到 65% 以上，则命名为混合型。

上皮型肾母细胞瘤的肿瘤细胞有上皮分化，有些上皮细胞可形成实质性索条，或可分化成不同发育阶段的肾小管、肾乳头、肾小球等肾脏上皮成分，分化越成熟则越倾向于良性。间叶型肾母细胞瘤的间质成分多为幼稚性间叶组织，占肿瘤组织的绝大部分，包括原始间质细胞及不同量的横纹肌、平滑肌、成熟结缔组织、黏液组织、软骨、纤维母细胞等成分，甚至有脂肪、骨质、神经节和神经胶质等，故有人亦称之为畸胎瘤。胚芽型则如同胚胎发育致密的间叶组织，细胞小而圆，排列紧密且生长活跃，含深染的细胞层，成分为成巢状分布的中等大小的幼稚细胞，其核呈现圆形或卵圆形，核仁不明显，核染色质深染并可见核分裂相，胞浆量中等。根据其排列方式分为弥漫胚基型、蛇曲状胚基型、结节胚基型和基底胚基型 4 个亚型。

三、分期

分期是评估疾病早期、晚期、制定治疗方案、判断预后的基本依据，应用最广泛的为美国 Wilm's 瘤研究组（NWTS）制定的分期标准。

Ⅰ期：肿瘤局限于肾内，手术可完全切除。

Ⅱ期：肿瘤已扩展至肾外，但手术可完全切除。

Ⅲ期：肿瘤已扩散，但局限于腹腔内，无血行转移，不能完全切除。

Ⅳ期：出现血行转移，如肺、肝、脑、肾等转移。

Ⅴ期：双侧 Wilm's 瘤。

四、临床表现

最常见的表现为无症状性腹部包块，约75%以无意或查体时发现腹部包块而就诊，包块位于上腹季肋部一侧，表面光滑呈实质性，多无明显压痛，其大小依据发现早晚可大不相同。早期多无不适主诉，肿瘤迅速增大时，可有腹部不适、烦躁不安、气促等表现，甚至出现类似急腹症表现，肉眼血尿少见，约25%患者有镜下血尿，约60%患儿因肾动脉受压而出现不同程度高血压。食欲不振、体质量下降、恶心、呕吐为疾病晚期征兆。WT 相对于神经母细胞瘤而言，除发病年龄稍大，症状轻外，尿中儿茶酚胺代谢产物测定和骨髓检查有利于鉴别神经母细胞瘤。

五、诊断

临床上常根据患儿的发病年龄、腹部肿物及伴发畸形等症状和体征做出诊断，同时影像学检查特别是 X 线检查和腹部 B 型超声在肾母细胞瘤的诊断中亦具有重要的价值。

影像学诊断首选经济、方便、快捷的超声波检查（US），多数情况下，可以基本定位肿瘤起源于肾内或肾外，分辨肿块是实质性或囊性，并探测腔静脉是否受累（受压、梗阻、瘤栓等），根据肿块位置、性质可初步甄别肾积水、肾囊肿、神经母细胞瘤。

静脉尿路造影方法（IVP）因其较繁琐，且约10%的病例因肿瘤侵犯肾组织及肾静脉而不显影，有应用越来越少的趋势，但 IVP 较 CT、MRI 经济，对于没有 CT 设备或经济困难患者仍不失为一种有效的诊断手段。

CT 评估肾母细胞瘤有其显著优势。CT 扫描可明确肿瘤起源于肾内，明确肿瘤范围，与周围组织器官的关系，是否为双肾病变，以及有无转移瘤等。肾母细胞瘤的典型 CT 表现为起源于肾内的伴有低密度区或出血区的非均质性包块，可有细小散在灶性钙化，具有假被膜的瘤体与正常肾组织常有明确界限，并将正常肾组织挤压至周边呈薄片状、线状或新月状。神经母细胞起源于肾上腺及腺体交感神经节，肾脏压迫移位为主，瘤内坏死囊变少见，钙化发生率高，且多为斑块状粗大钙化，结合年龄、尿检，易于鉴别。一旦除外神经母细胞瘤，则需进一步排除中胚叶肾肿瘤、肾癌、淋巴瘤。另外，10% ~ 15%肾母细胞瘤患儿诊断时已出现肺转移，因此应常规行胸部 X 线检查，当患者有持续性骨痛或怀疑透明细胞瘤、恶性杆状细胞瘤时，应行骨和骨髓检查。

总之，IVP、US、CT 诊断各有优缺点，临床上可采用两种方法综合评估，无论哪种方法其诊断准确率均不可能达到100%，也不能取代肾母细胞瘤切除术前的病理诊断。

六、治疗

肾母细胞瘤对化疗、放疗敏感，近年来，利用手术、化疗、放疗综合治疗使疗效大为提高。

1. 手术治疗　对于单侧肾母细胞瘤，一旦确诊尽早手术切除，即使已出现肺转移。实施肿瘤切除前常规取组织病理检查，以免误诊，分清肿瘤组织分化程度（FH，UH），为术后放、化疗提供病理依据；同时应仔细探查肿瘤波及范围、有无转移灶、腹膜后淋巴结、肾血管及对侧肾脏有无瘤体。对Ⅰ~Ⅱ期肿瘤应完全切除，Ⅲ期肿瘤尽可能完全切除。对于晚期肿瘤，如试图彻底切除肿瘤可能冒很大风险，故不宜过分强调完全切除，术后化疗和放疗可清除残余瘤组织。

2. 放疗 肾母细胞瘤对放射线敏感，术后尽早（术后 10d 内）放疗对提高疗效、降低复发率、提高生存率有重要意义，随化疗进展，很多情况下可不用放疗，照射剂量和范围已经进一步改进，降低照射剂量和范围以达到降低脊柱侧凸等并发症的发生。分化良好的工期肾母细胞瘤术后可不作放疗，Ⅱ期以上者，实施术床、残余瘤及转移灶照射治疗，有腹内扩散者，需在保护对侧肾脏的前提下行全腹照射，1 岁以内婴儿慎用放疗或降低照射剂量，以免影响生长发育。

3. 化疗 肾母细胞瘤治疗最重要的进展是联合化疗，合理应用必要的术前化疗和坚持术后规律化疗，已显著提高肾母细胞瘤存活率。尽管 NWTS 推荐肾母细胞瘤化疗方案，但在实践中，各家的化疗方案、疗程不尽相同。较为敏感化疗药物为长春新碱（VCR）、放线菌素（ACTD）、多柔比星（ADR），实践证明二、三联化疗方案明显优于单药化疗，对中晚期（尤其分化不良型）肾母细胞瘤病例，采用手术、放疗、三联化疗是提高疗效的关键。

4. 肾母细胞瘤术前治疗 肾母细胞瘤术前治疗（包括化疗/放疗）成为近年研究和争论的热点问题。NWTS 强调先手术切除肿瘤，明确诊断，确定组织学类型和临床分期，以免误诊误治，并治疗个体化，术前化疗可能影响肿瘤分期和病理分型，与未经术前化疗组比较，无瘤生存率无显著差异。SIOP（international society of pediatric oncology）则认为术前化疗可使肿瘤缩小，减少术中肿瘤破溃机会，并减少因术后局部残留而行腹部放疗机会。越来越多研究报告表明术前放化疗的优越性，尤其对巨大肿瘤、长段腔静脉瘤栓、浸润主要脏器致手术切除瘤困难者，主张有计划地进行术前放疗或化疗 4 ~ 12 周，待肿瘤缩小后手术，可降低手术风险，增加完整切除机会。同时对肿瘤侵及血管时能更好地提供有效治疗途径，化疗后肿瘤缩小局限，避免手术切除更多肾组织，有利于肾实质保存，这一点对双侧和孤立肾肾母细胞瘤更有价值。

术前化疗方案多采用 SIOP 推荐方案。

方案一：VCR $1.5mg/m^2$，1 次/周，ACTD $15\mu g/$（kg·d），连用 5d，或在此基础上加用 ADR $50mg/m^2$，1 次/6 周。

方案二：VCR $2mg/m^2$，1 次/周，ACTD 400，ug/m^2，ADR $20mg/m^2$，连续 3d。疗程尚未统一，一般为 4 ~ 12 周，可以各自临床经验决定术前化疗时间。

术前介入性动脉栓塞疗法（TACE）也已用于中、晚期 WT 的术前治疗。因栓塞剂、化疗药直接通过肿瘤动脉注入，可使肿瘤迅速坏死、缩小，而缩短术前治疗时间（可缩短至 2 周以内），减轻化疗、放疗全身不良反应，并能明显诱导 WT 细胞凋亡，为提高临床疗效创造条件。

5. 复发转移及双侧肾母细胞瘤治疗 对于复发和转移瘤仍采用手术、放疗、化疗综合措施治疗，但联合化疗方案更强，可加用顺铂、环磷酰胺、鬼臼类药物，对较明显的转移灶依病情先行手术切除或放疗。对双侧肾母细胞瘤及孤立肾肾母细胞瘤，治疗目的是最大限度的保留肾组织和肾功能，手术以姑息性部分切除为主，术前以 TACE 化疗或 VCR + ACTD（ADR）化疗 4 ~ 6 周，如不显效，可加放疗，使肿瘤坏死、缩小、局限，为手术探查、肿瘤切除创造条件。术后继续正规化疗，必须全肾切除及肾移植时，尽可能化疗 2 年后实施，以减少复发。

七、疗效与预后

影响肾母细胞瘤预后的主要因素为组织分化程度、分期、复发、血行或淋巴转移以及是否合理综合治疗。FH Ⅰ、FH Ⅱ、FH Ⅲ、FH Ⅳ期 6 年生存率分别可达 96%、93%、83%、65%，UH Ⅰ 期为 89%，UH Ⅱ ~ UH Ⅳ期为 50%，由于合理采用手术、放疗、化疗等综合治疗手段，双侧 WT 的远期生存率已明显提高。

（陈潇雨）

第四节 肾肉瘤

一、病因

肉瘤是一类来源于软组织的肿瘤，胚胎发育过程中除少数软组织源于神经外胚层外，大多数软组织源于中胚层的间叶组织，如纤维组织、脂肪组织、平滑肌组织、横纹肌组织、间皮组织、滑膜组织、血管和淋巴组织等，广义的软组织肿瘤还应包括淋巴网状系统和各种脏器的间叶组织肿瘤，其中恶性的部分即称为肉瘤。

原发性肾肉瘤来源于肾脏实质、被膜以及肾盂内的间叶组织和神经组织，是一类非常少见的肾脏恶性肿瘤，占全部肾肿瘤的 2% ~3%。肾肉瘤可根据其来源而分为不同组织学类型的恶性肿瘤，包括平滑肌肉瘤、脂肪肉瘤、纤维肉瘤、横纹肌肉瘤、软骨肉瘤、恶性纤维组织细胞瘤、血管外皮细胞瘤及恶性神经鞘瘤等。其中以平滑肌肉瘤、脂肪肉瘤较为常见，其他类型的肿瘤均为少见或罕见。

二、病理

肾脏原发性平滑肌肉瘤的大体特点为肿瘤大多数体积大，可呈分叶状，界限清楚，鱼肉样，灰白色，显微镜下形态由梭形细胞成束状编织排列，细胞质嗜伊红，核梭形，两端钝，有异型，可见核分裂和/或坏死。免疫组织化学染色显示间叶性及平滑肌源性标记阳性，vimentin、desmin 及 SMA 阳性。超微结构显示瘤细胞呈梭形，核呈锯齿状，胞质内有直径 6~7nm 的细丝，其间有密体，胞膜内侧面有密斑，胞膜外侧有基膜，常有较多饮液泡。肾平滑肌肿瘤的良、恶性诊断没有一个统一的标准，大多数学者认为瘤细胞核分裂及核的异型性有诊断价值。脂肪肉瘤由于外观似脂肪瘤样，质地细腻，无明显包膜，细胞分化成熟，病理诊断中易误诊为脂肪瘤。根据细胞大小，核大、深染、不规则、胞质内有空泡的形态特点，考虑为脂肪肉瘤。免疫表型 actin（广谱）阴性，排除肌源性；S-100 蛋白、vimentin 阳性，支持脂肪肉瘤的诊断。联合免疫组化方法可以弥补病理形态学的不足，是鉴别肾肉瘤的最佳方法。恶性纤维组织细胞瘤大体标本多较坚硬，有时呈橡皮样，肿瘤浸润性生长，无明显包膜，大多浸出肾周筋膜和周围组织粘连，实性或囊实性。多数伴有出血、坏死，切面平滑、致密、灰白色、鱼肉样，中间有灶性黄色区域。镜下基本细胞成分是纤维母细胞，组织细胞，各种巨细胞，黄色瘤细胞和炎细胞，在形态学上梭形纤维母细胞可产生胶原纤维，形成"束状"或"席纹状"结构，还可将组织细胞分隔呈束状排列，组织细胞可有吞噬现象，肿瘤内有不同程度的出血坏死，核分裂可见，炎细胞浸润明显。恶性纤维组织细胞瘤通过常规染色方法，病理诊断常与纤维肉瘤、多形性横纹肌肉瘤、滑膜肉瘤等软组织肉瘤混淆。波形蛋白 Vimentin 是间质肉瘤的特异蛋白，其阳性结果结合上皮细胞标记物阴性表达，可以区分间质肉瘤和上皮性肿瘤；溶菌酶 Lysozyme 和抗胰蛋白酶是组织细胞特异标记物，阳性反应有助于恶性纤维组织细胞瘤与纤维肉瘤的鉴别。诊断常需组织角蛋白免疫组化染色确定，以排除肉瘤样癌。

三、临床表现

肾肉瘤可发生于任何年龄，与成人其他肾肿瘤相似，多见于 50~60 岁，平均发病年龄稍低于肾细胞癌，左右肾的发病率相同，双侧肾脏同时受累者罕见。临床表现与肾癌相似，以疼痛、肿块为主，但较之肾细胞癌出现频率明显增高。肉眼血尿发生率明显低于肾癌组，肾肉瘤直径较大，往往大于10cm，病程较短，发展迅速，短期内复查影像学可发现肿瘤明显增大，但各组织类型无特异性改变，与肾癌很难区别。消瘦、发热等被认为是预后不良的表现。在临床上，由于肿块逐渐增大，压迫输尿管使其管壁充血、水肿，导致输尿管狭窄，肾脏呈继发性改变，从而使肾脏无法显影，也是造成临床误诊的重要原因。最常见的临床症状为患侧腰部、腹部或背部疼痛，有时呈绞痛；体格检查时可患侧肾区压痛、叩击痛，也可触及包块，位置多较固定、可有压痛，可有消瘦但不常见，血尿不常见。肿块一般较大、质硬，因广泛压迫可使肾移位。肾脂肪肉瘤多见于45岁以上中老年人，男女发病大致相当。患者就诊时肿瘤一般均较大，体检时患侧上腹部可触及包块。恶性纤维组织细胞瘤发病时症状和体征主要表现为肾区疼痛、上腹部包块、无痛性全程肉眼血尿、体重下降、乏力、低热等。

四、诊断

CT、MRI 检查肿瘤内有液化、坏死，呈囊性改变，增强后肿瘤有不规则强化，边缘不清。CT 和 MRI 检查肾肿瘤有囊性改变者应高度怀疑肉瘤，特别是平滑肌肉瘤最为明显，但其没有特异性，很难通过影像学检查与其他肾脏肿瘤相区别。CT 主要表现为：①肿块巨大，本组 8 例中 4 例最大径均大于 10cm。②肿块坏死、囊变明显。有文献报道，平滑肌肉瘤瘤体内常出现显著的大片坏死区，这是区别于其他肉瘤的特点。③肿块内出血常见，表现为病灶内大小不等的片状高密度灶。但这些影像学表现均无特征性。肾实质平滑肌肉瘤增强扫描有延迟强化的特点，其形成原因是肿瘤含丰富的纤维组织，并认为这种表现具有特征性。肾平滑肌肉瘤的临床及 CT 表现均缺乏特征性，与肾癌及其他肾恶性肿瘤难以鉴别。如果疑为脂肪肉瘤或含有脂肪组织的肿瘤，可行 CT 扫描，特别是行薄层 CT 扫描或 MRI 检查，以便对瘤内少量脂肪组织的检出及肿瘤的诊断有帮助。CT 片常显示出肾周丰富脂肪囊，肿块密度不均，周边相对高密度，中心多表现脂肪组织的低密度影，增强后无明显反应。其中心血供较差，常有液化坏死。

Friedman 将脂肪肉瘤 CT 表现分 3 型：①实体型：肿瘤分化不好，瘤内成分以纤维为主，脂肪成分少，CT 值大于 20HU。该型与其他实体性肿瘤鉴别困难，病理上也不易与纤维肉瘤区别。②假囊肿型：CT 值近似水样密度，比脂肪密度高，但密度均匀，CT 表现似囊性病变，在病理上此型主要为黏液脂肪肉瘤。③混合型：肿瘤内成分以纤维组织为主，伴散在脂肪组织，CT 表现密度不均匀，脂肪灶处 CT 值小于 -20HU，据此 CT 可确定诊断。肾脂肪肉瘤罕见，在 CT 上不易与肾血管平滑肌脂肪瘤及含脂肪成分的肾癌鉴别，故术前诊断困难，确诊仍需靠手术及病理检查。恶性纤维组织细胞瘤 CT 表现主要为软组织肿块为低密度占位，增强后强化不明显，CT 扫描肾 MFH 呈实性不规则占位征象，增强扫描瘤往往呈中～高度强化，常见坏死及钙化。同时，本病应与肾血管平滑肌脂肪瘤、肾纤维瘤等肾脏的良性肿瘤鉴别。肾血管平滑肌脂肪瘤肿块内多可见到脂肪密度影，CT 多可做出明确诊断。肾纤维瘤和平滑肌瘤平扫多密度均匀，增强后均匀中等强化，且肾纤维瘤有延迟强化的特点。而肾平滑肌肉瘤出血及坏死囊变多见，且强化程度明显高于前两种病变。

CT 扫描及 MRI 检查，有助于显示肿瘤的部位、范围、密度及肿瘤的组织特点，有益于术前鉴别诊断及治疗方案的制定。

五、治疗及预后

由于肾肉瘤生长迅速、早期和局部症状不典型，一般发现时已属晚期，故预后甚差，根治性肾切除术是肾肉瘤唯一可行的方法。但由于原发性肾肉瘤恶性程度高，容易发生局部侵犯，肿瘤切除率低。术后辅以放疗或化疗的治疗效果文献报道不一致。亦有人报道术后联合应用天然 α-干扰素和肿瘤坏死因子能提高抗肿瘤的效果。原发性肾肉瘤一般瘤体积较大，血运丰富，往往与周围器官粘连紧密，术前肾动脉栓塞能提高根治性切除的成功率，减少出血。但对于提高手术切除率、延长生存时间无明显影响。肾肉瘤预后差异显著，本组患者最长生存期达 20 个月以上，而最短仅为 11 个月。据报道肾肉瘤 2 年存活率 62%，5 年存活率 15%～35%。大多数报道的病例中，病情进展快，几乎没有长期生存者。在 MD Anderson 癌症中心，3 年生存率 20%，中位生存时间为 18 个月。也有报道肾脏肉瘤 2 年生存率 Robson Ⅰ～Ⅱ期为 63%，Ⅲ～Ⅳ期为 0，明显低于肾癌。不同病理类型的肾肉瘤预后有明显差别，平滑肌肉瘤和脂肪肉瘤分别为 3.5 年和 10.2 年。肾脏恶性纤维组织细胞瘤平均生存期 6 个月。国内随访资料完整的肾脏恶性纤维组织细胞瘤 11 例，平均生存期 7.64 个月，存活超过 1 年的仅 1 例，而国内尚无根治术后存活超过 2 年的报道。

（杜　芳）

第五节　肾血管平滑肌脂肪瘤

肾血管平滑肌脂肪瘤亦称肾错构瘤，过去认为比较罕见，近年来时有发现，可能与诊断技术提高有关。肾血管平滑肌脂肪瘤由血管、平滑肌和脂肪组织混合组成，常发生于肾皮质，单发或多发（约1/3），15%为双侧。部分病例伴随结节硬化病，多见于青年人，多灶性或双侧性病变多见，肿瘤体积大、生长快，症状较明显。我国血管平滑肌脂肪瘤绝大多数并不伴有结节性硬化，80%为女性，出现病状在20～50岁，40岁以后占多数。

一、病理

肿瘤呈灰白色至灰红色，杂以不同程度的黄色区，有时有出血坏死灶形成。镜下可见肿块主要由血管、平滑肌和脂肪组织构成，瘤组织与肾组织间无明确界限，血管大小不一、异常扭曲，管壁不规则增厚，大血管常缺乏弹性纤维板。平滑肌组织分化程度差别较大，由分化成熟的平滑肌纤维至大而圆的平滑肌母细胞均可见到。脂肪成分均为分化成熟的脂肪组织。

二、临床表现

临床症状的种类或程度取决于肿瘤的大小、是否出血等因素，可分为三类：①无任何症状，多由于不相关的腹部情况行 CT 或超声检查时偶然发现，或对结节性硬化患者的特意筛查时发现；②大的肿瘤压迫胃或十二指肠引起局部不适或胃肠道症状；③由于肿瘤大出血而导致突然疼痛或低血压。

三、诊断

因绝大多数无明显症状，多为检查发现，主要依靠影像学检查。泌尿系造影时，肾血管平滑肌脂肪瘤与肾癌无明显区别，最好的鉴别诊断为超声和 CT 检查，超声表现为分界清晰的高回声区，CT 检查为边界清楚的含脂肪肿块，增强后 CT 值可增高。需与脂肪含量异常的肾母细胞瘤、脂肪肉瘤、嗜酸细胞瘤、含脂肪的肾癌、大的肾癌浸润周围脂肪等相鉴别。肾血管造影有不规则的肿瘤血管，多数为小动脉瘤，无肾癌常见的动、静脉瘘。

四、治疗

对无症状的直径小于 4cm 的肿瘤不需要治疗，但要每年复查 CT 或超声；对症状持续存在的小于 4cm 的肿瘤，可做动脉造影，给予栓塞治疗；对无症状或症状中度的直径大于 4cm 的肿瘤需每半年复查 1 次，若肿瘤长大，即使无症状亦应采用保留肾组织手术或选择性动脉栓塞；对大于 4cm 的症状性肿瘤也应尽可能采用保留肾组织手术或选择性动脉栓塞。因肾血管平滑肌脂肪瘤可能是双侧病变，且生长常不同步，肾切除必须慎重。

五、预后

预后良好。

（杜　芳）

第六节　肾囊性病变

肾囊性病变是先天性、遗传性、获得性肾皮质或髓质囊性疾病的总称，分为七大类，包括单纯性囊肿；多囊肾（常染色体显性遗传性多囊肿，常染色体隐性遗传性多囊肾）；肾髓质囊性病变（海绵肾，髓质囊性复合性病变），肾发育异常（多房性肾囊性变，肾囊性发育异常伴下尿路梗阻）；遗传综合征中的肾囊肿（Meckel 综合征，Zellweger 脑干肾综合征，Lindau 病）；肾实质外肾囊肿；获得性肾囊肿。

其中以单纯性囊肿及多囊肾最为常见。随着慢性透析疗法的广泛开展，获得性多囊肾的发生率日益增多。肾发育异常、肾髓质囊性病变时有发现。

肾囊性疾病无特有的临床症状，其表现因囊肿大小、数目、位置、侧别、处于发展还是静止状态以及伴有的出血、钙化、感染、恶变、高血压、肾功能损害而不同。可能出现的共同特征是非特异性腰或背部疼痛及腹部肿块。

B 型超声显像具有无创伤、能较正确的区分肿块性质等特点，是目前首选的诊断方法。能发现直径1.5cm 的肿块。囊型肿块的典型表现为无回声区，无显而易见的囊壁，但该处呈强回声。肾囊肿呈球形或椭圆形。诊断正确率达 98%，另有 2% 常由于血肿、局限性积液或分隔囊肿而不能确定。当囊肿直径过小，患者过于肥胖，囊壁钙化，囊内出血、感染，技术性因素如不熟练、操作不正确等时易漏诊或误诊。囊肿内出血、感染或多房性囊肿表现为复合性肿块特征。病肾区有细回声，随体位改变而不变，这是由于肿块内有传导声波物质，与液性肿块不同。后壁回声小于单纯性液性肿块而强于实质性肿块和肾实质。B 型超声显像对病肾的解剖位置及囊肿对肾盂肾盏的影响，常不能完全显示。

静脉尿路造影可显示肾盂肾盏压迫征象，表现为肾盂或一个及多个肾盏移位、拉长、变形等，对海绵肾的诊断最有意义，能显示积液等并发症。鉴别囊性和实质性占位病变的正确率为 70% 左右。肾功能严重损害时不显影或显影不清晰。

CT 对囊性和实质性占位病变的诊断正确率达 90% 以上。囊性肿块呈低密度影像，均匀一致，CT值如水，静脉注射造影剂后无增强现象，囊壁薄不宜测得，但与肾实质分界明确。CT 和 B 型超声显像是发现肾囊性疾病的好方法。但它们不能确定囊肿的性质，不能分辨感染和出血。磁共振成像对确定囊液成分很敏感，对囊肿性质的判断有极大帮助。可以通过对囊液成分的不同反应确定其性质。当囊内出血时，血红蛋白被代谢，二价铁被还原为顺磁性状态，在纵向弛豫时间加权扫描时呈白色，即信号强度较弱。当铁离子浓度在增加后，横向弛豫时间缩短。急性出血时，血红蛋白多而正铁血红蛋白少，因此信号强度较弱。4d 后随正铁血红蛋白增多，信号强度增强。于 8 月后才开始下降。为此，磁共振成像不尽能确定囊肿性质，也能判断囊内出血时间。对不能使用造影剂的终末期病变患者更有帮助。

腹部平片显示钙化部位及形状，对囊性和实质性肿块的鉴别有参考价值。若钙化位于肾外周，呈线形弯曲状，提示为囊肿。若钙化呈中央性和斑块状，提示为实质性肿块。

由于上述方法的广泛使用，已很少用动脉造影来区别囊性和实质性肿块。若疑有囊内恶变时，囊肿穿刺造影和囊液检查能进一步确定诊断。

一、多囊肾

多囊肾是遗传性疾病。长期透析患者中约 10% 为多囊肾。根据遗传学特点，分为常染色体隐性遗传性多囊肾（RPK）和常染色体显性遗传性多囊肾（DPK）两类。其遗传性质、表现、病程及预后截然不同。常染色体显性遗传性多囊肾常见。早期发现有发病危险的患者，及早决定是否生育，以减少多囊肾发生率。

（一）常染色体隐性遗传多囊肾

常染色体隐性遗传多囊肾（RPK）过去常称为婴儿型，以年龄划分并不确切，因为此类型可在成年后出现。约 4 000 个新生儿中出现 1 例，50% 的患儿出生后数小时或数天便死亡，部分可成活到儿童时代活成年。

Blyth 和 Ockenden 将 RPK 分为胎儿型、新生儿型、婴儿型、少年型四型，所有患者均伴有不同程度的肝纤维化。肾脏巨大，切面呈蜂窝状，远端集合管和肾小管呈梭性囊性扩张，呈放射状排列。

RPK 发病类型不同其临床表现亦不同。胎儿型胎儿期死亡；新生儿型 1 岁以内死亡；婴儿由于肺发育不良而表现呼吸抑制。出生时确诊为 RPK 的患儿 2 个月内常因为肾功能衰竭或呼吸功能衰竭而死亡。新生儿期少尿，生后数日贫血、失盐等；幼儿和少年可出现高血压和充血性心力衰竭；儿童期由于肝纤维化致门脉高压、食管静脉曲张、脾肿大。出生时血肌酐、尿素氮正常，随后升高。

RPK 诊断除临床依据表现、家族史外，还有超声和静脉尿路造影检查。超声显示肾脏增大，肾实质回声增强或与肝脏回声相同。诊断有疑问时可借助 CT 检查。静脉造影显示造影剂在皮髓质囊肿内滞留，为不规则斑纹或条纹状影像，在集合管内滞留成放射状影。注意与双肾积水、多囊性肾发育不良相鉴别，有报道新生儿一过性巨肾被误诊为 RPK。当怀疑为 RPK 时，必须询问家族病史，并做遗传学检查。

目前没有治疗 RPK 的有效方法。能生存下来的小儿需治疗高血压、肾功能衰竭、肝脏损害等。门脉高压可通过左肾静脉与脾静脉端侧吻合治疗，但往往受肾功能衰竭等限制。有些患者最终得接受血透和肾移植。

（二）常染色体显性遗传多囊肾

同 RPK 一样，过去以年龄划分为成人型并不确切，此型尽管多发病于 30～50 岁，但新生儿也有发病的，是肾功能衰竭之一，占欧美血透患者的 9%～19%，发病率欧美为 1/500～1/1 000，有家族史，为常染色体显性遗传疾病，致病的基因有两个，分别位于 16 号和 4 号染色体，患者常伴肝、脾、胰腺囊肿等，多为双侧，男女发病率相同，早期诊断治疗和防止并发症使预后明显改善。

囊肿先天形成的理论认为小管上皮细胞增生是囊肿发展的主要因素，小囊随液体增多而增大。肾脏布满大小不等的囊肿，直径从数毫米到数厘米不等。乳头和锥体不易辨认，肾盂与肾盏变形，可见继发性肾小球硬化。肾小管萎缩或间质纤维化。由于囊肿增大到一定程度压迫肾实质，进一步发展可致肾功能衰竭。

DPK 由于发病年龄、程度和过程不一致所以临床表现有所不同。新生儿多表现为巨肾，疾病严重时可发生呼吸抑制，1 岁以后发病的小孩其症状、体征与高血压和巨肾有关，现在通过超声检测 DPK 家庭，可确认无症状的肾囊肿小儿。典型的症状或体征多在 30～50 岁出现，如腰背部或上腹部疼痛、显微或肉眼血尿、胃肠道症状、尿路感染，并发结石者出现相应症状。较血尿而言，高血压更易成为首发症状，60% 的患者肾功能衰竭之前出现高血压，10%～40% 患者有 berry 瘤，9% 蛛网膜下隙出血。当 DPK 出现临床症状时，常见双侧囊肿，单侧只占 10%。有不少患者伴其他器官囊肿，如肝脾和胰腺囊肿。

此型多囊肾发展到一定程度，其诊断较易，腹部平片示肾影增大，外形不规则；静脉尿路造影示肾盏变形延长，双肾肿大；检查双肾为较多的暗区；CT 除显示双肾增大外，可见多发性充满液体的薄壁囊肿。1970 年之前，25 岁前的诊断 DPK 不易，采用超声后诊断率达 85%，如今基因用于诊断，准确率为 100%。注意与肾积水、肾肿瘤等疾病相鉴别，由于 50% 的成人患者其小孩可遗传获得此病，所以下一代应做 B 超筛查。

男性患者的肾脏较女性更易受损害，亦更早发生高血压和肾功能不全，高血压引起肾脏受损并致心脏病，亦有可能脑出血，所以及早控制高血压可减少并发症的发生。目前，治疗方法不理想，一般患者可正常生活，如果出现尿毒症即做相应治疗。囊肿去顶术后的效果有争议，有报道去顶术可改善功能，延长生存期，延迟肾功能衰竭发生；囊肿穿刺加或不加硬化剂或腹腔镜去顶术起一定效果；另有报道囊肿去顶术致肾功能恶化。毫无疑问，晚期囊肿去顶术减压无治疗意义。终末期肾功能衰竭采用血液透视，条件许可者可做同种肾移植术。常见 DPK 上尿路感染，分实质和囊性感染，实质感染较囊性感染的治疗容易，并发上尿路结石和血尿者即采取相应处理措施。

DPK 预后不好，出现症状后生存 4～13 年，如果 50 岁后出现症状，生存期更短，多死于尿毒症、心衰或颅内出血。

二、单纯性肾囊肿

单纯性肾囊肿是最常见的肾脏病理异常，在肾囊性疾病中居首位。Kissane 报道了 50 岁以上患者尸体解剖结果，一个或多个肾囊肿的发生率超过 50%。单纯性肾囊肿一般为单侧或单发，但也有多发或多极性者，双侧发生很少见。单侧和单个肾囊肿相对无害，临床上常被忽视，其发病机理尚未完全阐明，任何年龄均可发生。但 2/3 以上见于 60 岁以上者，被认为是老年病。

单纯性肾囊肿多见于肾下极。囊壁薄，为单层扁平上皮，外观呈蓝色。囊内为清亮琥珀色液体，

5%为血性液体，其中约半数囊壁有乳头状癌。囊肿表浅，但也可位于皮质深层或髓质，于肾盂肾盏不相通。囊肿较大时使肾外形改变。可压迫邻近正常组织，下极囊肿可压迫输尿管引起梗阻、积液和感染。囊肿起源于肾小管。病变起始为肾上皮细胞增殖而形成的肾小管壁囊状扩大或微小突出，其内积聚了肾小球滤过液或上皮分泌液，与肾小管相通。最终囊壁内及其邻近的细胞外基质重组，形成有液体积聚的独立囊，不再与肾小管相通。

单纯性肾囊肿常偶然被发现，大多数为无症状性。一般直径达10cm时才引起症状，主要临床表现为侧腹或背部疼痛，当出现并发症时症状明显，若囊内大量出血使囊壁突然伸张，包膜受压，可发生腰部剧痛；继发感染时，除疼痛加重外，伴体温升高及全身不适。一般不引起血尿，偶尔囊肿压迫邻近肾实质可产生镜下血尿。有时会引起高血压。

单纯性肾囊肿往往是因其他原因做检查而被发现。B型超声显像对诊断有极大帮助，应作为首选检查方法。典型的B型超声表现为无病变区无回声，囊壁光滑，边界清楚，该处回声增强；病变区内有细回声；伴血性液体时，回声增强。B型超声显像鉴别囊性和实质性占位病变的正确率达98%。CT对B型超声显像检查不能确定者有价值。囊肿伴出血或感染时，呈现不均质性，CT值增加；当CT显示为囊肿特征时，可不必再做穿刺。磁共振成像能确定囊液性质。静脉尿路造影能显示囊肿压迫肾实质或输尿管程度。

当B型超声显像、CT等不能做出诊断，或疑有恶变时，可在B型超声或CT引导下穿刺。除观察囊液物理性状外，应送检行细胞学、胆固醇、脂质、蛋白、淀粉酶和LDH测定。囊壁继发肿瘤时，囊液为血性或暗褐色，脂肪及其他成分明显增高；细胞学阳性；瘤标CA-50水平增高。炎性囊肿抽出液亦呈暗色、混浊，脂肪及蛋白含量中度增加，淀粉酶和LDH显著增高；细胞学检查有炎性细胞；囊液培养可确定引起感染的病原菌。抽出囊液后，注入造影剂和/或气体，能显示囊壁情况，若囊壁光滑表示无肿瘤存在。

单纯性肾囊肿有时需与肾肿瘤、肾积水或肾外肿瘤等鉴别。肾肿瘤血尿常见，静脉尿路造影时肾盂肾盏受压、变形明显；B型超声显像显示肾外形不规则，病变区呈实质性发射，液化区伴大小不等的无回声暗区，后壁因超声衰减不易形成完整光带；CT表现为CT值略低于或接近于正常肾实质，增强扫描后，肿瘤CT值增加，但仍低于正常肾实质，病灶与正常肾实质分界清楚，边界不规则，肿瘤坏死液化时，显示大小不等的低密度区，与此同时，能显示局部淋巴转移、邻近器官浸润、肾静脉和下腔静脉瘤栓等。肾错构瘤有特征性CT表现，显示软组织密度与脂肪密度混杂的肿块，增强后CT值不变。肾积水的临床症状可与单纯性肾囊肿相似，但往往同时有引起梗阻病因所具有的症状。肾积水易继发感染，急性梗阻时症状更为突出。B型超声检查和尿路造影表现，二者完全不同。一般鉴别不困难。肾外肿瘤可推移肾脏，但很少侵犯肾脏和压迫肾盂肾盏。

由于单纯性肾囊肿发展慢，不一定损害肾脏，且发现时多数患者年龄已较大，近年来在治疗发面趋于保守。无肾实质或肾盂肾盏明显受压，无感染、恶变、高血压，或上述症状不明显时，即使囊肿较大，亦不主张手术，而采取B型超声检查，定期密切随访。当继发感染时，鉴于抗生素能穿透囊壁，进入囊腔，可首先采用抗生素治疗和超声引导下穿刺引流。失败无效时再考虑开放手术。若证实囊壁有癌或同时伴发肾癌，应尽早手术治疗。经皮穿刺治疗单纯性肾囊肿已有40年历史。经证实仅有暂时性效果，复发率为30%~78%，有时囊肿反而增大。除诊断需要外，目前不主张以此作为治疗手段。

据84个单位5 674例肾囊肿穿刺统计，穿刺抽吸的重要并发症发生率平均为1.4%，如肾周出血、血胸、血气胸、动静脉瘘、感染、损伤性尿液囊肿和广泛肾撕伤等。不造成后果的次要并发症如镜下血尿、造影剂或气体外溢、体温升高、腰痛等约10%。肾周出血是最常见的并发症，与穿刺技术、应用器械有关，应用软性器械危险性明显减少。气胸与血气胸是另一多见的并发症，主要发生于上极肾囊肿穿刺时。用针穿刺和由B型超声引导，更易发生。应用软性器械，在透视下斜形方向穿刺，能使之减少到最低程度。并发症发生率与穿刺针粗细、囊肿大小及穿刺次数无关。

囊肿大于4cm时可行穿刺和硬化剂治疗，此法曾一度广泛应用。囊肿穿刺后注入50%葡萄糖、碘苯酯、酚、95%酒精、磷酸铋或四环素。碘苯酯注射后囊肿基本或完全消失率为23%~82%，由于其他并发症如体温升高、一过性血尿等，现已较少应用。95%乙醇是效果较好的硬化剂，但有可能别吸收而影响肾实质，若发生外溢亦可引起不良反应。采用插管、留置 10～20min 后抽出，并发症发生率与单纯穿刺相仿。四环素具有硬化和预防感染双重作用，疗效达 96%，不良反应小。磷酸铋疗效亦佳，44%囊肿完全消失，52%缩小，无严重并发症。

单纯性肾囊肿的治疗，必须综合考虑囊肿对肾脏和全身的影响，并视囊肿的发展而定。若上述情况并不明显，宜密切随访观察，不急于治疗。

三、海绵肾

海绵肾是先天性、可能有遗传倾向的良性肾髓质囊性病变。临床上不常见，常于 40 岁以后被发现。常误诊为肾结石和尿路感染。该病虽为散发，但有家族发病倾向的报道，同一家族有 2 人以上或几代人发病。

髓质海绵肾是先天性常染色体隐性缺陷。特征是远端集合管扩张，形成小囊和囊样空腔。扩张的集合管与近端正常的集合管相通，与肾盏相连处，直径正常或相对缩小。结石、感染和肾内梗阻等并发症常见，肾其余部分结构和发育正常。一般为双侧性，80%患者部分或所有乳头受累；有单侧性或仅累及一个乳头者。肾小管液在该处积聚，导致感染和结石。肾脏大小正常或轻度增大，伴钙盐沉着者占 50%。

海绵肾临床病变局限、轻微者可不产生临床症状。常见病症为反复发作的肉眼或镜下血尿、尿路感染症状、腰痛、肾绞痛及排石史，个别表现为无痛性肉眼血尿。临床症状系因扩张小囊中尿液滞留继发感染、出血或结石所致。虽然肾小球滤过率下降，肾浓缩功能降低，尿酸化不足或有肾小管酸中毒。就总体而言，肾功能尚属正常，很少发展到终末期肾功能衰竭。预后一般良好。临床上常误诊为肾结石及尿路感染，在进一步检查时被发现。

吸收性高尿钙症是海绵肾最常见的异常，发生率为 59%。肾排泄钙增多所致之高尿钙症仅占 18%，提示海绵肾与肾结石患者有相同的代谢异常。尿路结石患者中海绵肾发生率为 3.6%～13.0%。

海绵肾腹部平片显示钙化或结石位于肾小盏的锥体部，呈簇状、放射状或多数性粟粒状。逆行肾盂造影常不能显示其特征，静脉尿路造影显示肾盂肾盏正常或肾盏增宽，杯口扩大突出，于其外侧见到造影剂在扩大的肾小管内呈扇形、花束形、葡萄串状和镶嵌状阴影。囊腔间部相通。由于结石密度均匀，边缘不整齐，环绕于肾盂肾盏周围的多数囊腔似菜花状。大剂量静脉尿路造影更能清晰显示上述特点。

海绵肾患者常因出现尿路结石或尿路感染症状，施行放射学检查时被发现。静脉尿路造影和腹部平片可显示本病特征而被确诊。

本病需与肾钙盐沉着、已愈合的肾乳头坏死及肾结核等鉴别。肾结核一般为单侧性，早期静脉尿路造影显示肾盏呈虫噬样改变，细菌学检查可发现结核杆菌。肾乳头坏死愈合期可并发钙化，通过其典型肾盏变形、感染及肾功能损害，加以鉴别。肾钙盐沉着表现为肾集合管内及其周围弥散性钙盐沉着，较海绵肾更为广泛，晚期可影响全肾不伴有肾功能减退，而无肾小管扩张和囊腔形成等特征性改变。此外，同时有原发性甲状旁腺功能亢进或肾小管酸中毒的症状、体征、依此可资鉴别。

髓质海绵肾主要针对并发症进行治疗，双侧髓质海绵肾无特殊临床症状，无并发症时无需特殊治疗，可定期随访，若出现并发症时按不同情况予以处理。伴发肾结石者应多饮水，保持每天尿量超过 2 000ml，以减轻钙盐沉着。高尿钙症患者应长期服用噻嗪类利尿剂；尿钙正常的尿结石患者，可口服磷酸盐类药物。单侧或节段性病变，可考虑做肾切除或部分肾切除术，以消除结石和尿路感染原因。由于海绵肾一般为双侧性，只有在全面仔细地检查证实病变确系单侧性，而对侧肾功能正常时，手术方能施行。此外要预防和治疗感染、治疗肾小管酸中毒等。

四、获得性肾囊肿

获得性肾囊肿 Simon（1847 年）首次报道。至 1977 年 Dunnill 报道 30 例长期血液透析患者尸体解剖结果，发现 14 例（46%）有获得性肾囊性改变后，才引起广泛注意。对尚未透析的尿毒症患者观察结果发现，肾功能衰竭本身亦可导致获得性肾囊肿。据近年来统计有40%的慢性血液透析或腹膜透析患者发生多数肾囊肿，而其中15%有恶性变倾向。获得性肾囊肿的重要性在于它的并发症，如疼痛、血尿、高血钙症、红细胞增多症及良性或恶性肿瘤。

获得性肾囊肿囊肿大小、数目不等，为单房性或多房性，主要集中于肾盂附近或皮质、髓质交界处。囊液清，囊内可伴出血或肿瘤，出血后向肾盂或腹膜后间隙穿破，成为最突出的表现。肾外观呈晚期肾萎缩表现。显微镜检查可见肾小球硬化、肾小管萎缩和间质纤维化等典型的终末期肾病变。多数囊肿显示单纯性滞留囊肿，囊壁为扁平或立方上皮。囊肿上皮可增生，呈多层和乳头状突出。在囊壁或囊腔内常有草酸钙结晶。可同时伴有肾细胞腺瘤或腺癌。获得性肾囊肿在尿毒症人群中的患病率和严重性的增加，提示肾囊肿形成是由于肾功能衰竭所致。轻度致中度肾功能衰竭患者有获得性囊性病，囊肿在肾移植后消退以及囊肿形成与肾功能不全发生的时间有关等，均进一步说明了这一点。获得性肾囊肿病因尚不完全明确，可能与来自透析设备内的物质、草酸钙结晶堵塞肾小管，慢性肾功能衰竭时毒性物质积聚以及肾缺血等因素有关。本病好发于男性。患者年龄及肾功能衰竭与本病发生有关。透析时间及方式与本病的关系报道不一。常伴发肿瘤，但往往于尸体解剖时意外发现。恶性肿瘤不常见，未见发生转移者。一旦肾功能重建或停止透析，能自行消退。

获得性肾囊肿发病隐匿，血尿往往是首发症状。急性疼痛提示腹膜后出血。大多数患者无持续性症状。CT与B型超声显像能确定诊断。尤其是CT，能区分获得性多数肾囊肿与多个单侧性肾囊肿。

获得性肾囊肿可应用肾动脉栓塞以控制出血；大囊肿伴明显腰痛可穿刺抽液，并做细胞学检查；一般情况下尽可能不做肾切除术。

（陈潇雨）

第七节　其他良性肾肿瘤

一、肾嗜酸细胞瘤

肾嗜酸细胞瘤是近年来才被广泛认识和接受的肾脏肿瘤，临床上一般表现为良性经过。目前的资料显示，以前被当作肾癌的实性肾实质肿瘤，其中3%～7%实际上是肾嗜酸细胞瘤。肾嗜酸细胞瘤不常见，但并不罕见，是多数泌尿外科医师在临床工作中会遇到的肾实质肿瘤。

肾嗜酸细胞瘤组织来源尚不清楚，有人根据免疫组化和电镜观察认为其来源可能为集合管插入细胞。肉眼上，肿块界限分明，红褐色，实性，中央常由瘢痕，周围由包膜或由周围组织被压迫形成的假包膜。肿瘤一般较大，有报道最大直径达26cm，有的为中心性，有的双侧发生。镜下见，有胞浆含有丰富的嗜酸性颗粒的瘤细胞组成，呈腺泡状或管状，核为小圆形，部分核可呈多形性，典型病例无明显的乳头形成，不呈现透明细胞或坏死变化。

肾嗜酸细胞瘤常无临床症状，多偶然发现。由于一般不侵犯集合系统，肉眼血尿或镜下血尿少见；腹部包块、腰部疼痛也很少见。由于超声、CT、MRI在临床的广泛应用，不仅无症状肾癌的发现增加，肾嗜酸细胞瘤的发现率也大大增加。

肾嗜酸细胞瘤与肾癌术前往往难于做出准确的鉴别诊断。影像学检查显示为肾内边界清晰的实性肿块，动脉造影无动静脉瘘、血管池聚现象，但与血供少的肾癌不易区分。CT或MRI检查无典型和特殊表现。

由于影像学检查的不确定性和非特异性，以及同一肿瘤中可能存在的恶性成分，根治性肾切除仍是最为安全的治疗方法，除非存在孤立肾的肿瘤、肿瘤体积很小或患者肾功能差情况。若术前能确定诊断，肾部分切除术或肾肿瘤剜除术是可行的；对同时存在较严重的内科疾病的老年患者或手术风险较大的患者，也可采用观察等待的方法。

二、肾腺瘤

肾腺瘤是肾脏最常见的良性肿瘤，成人的发病率高达约20%，常见于50岁以上尸检。肾腺瘤体积一般微小，直径 1~3mm，很少超过 1cm。目前对肾腺瘤的诊断标准仍存在争议，有人以肿块大小作为诊断的必要条件，认为直径小于 3cm 肾皮质腺瘤转移稀少，可据此划为肾腺瘤；有人则认为肾腺瘤即是肾腺癌，主要理由是两者均来自近曲小管上皮细胞，两者的组织结构、超微结构和组织化学反应以及两者的发生年龄范围相同。目前趋于一致的观点认为肾腺瘤属良性肿瘤，不同于肾细胞癌，可以肿瘤大小、有无转移、肿瘤有无包膜、癌细胞是否分化成熟综合起来加以鉴别。影像学检查难以与血供少的肾癌相鉴别，血管造影检查无动静脉瘘、血管池，亦无钙化。临床医师在术前往往不能确定肾腺瘤与肾腺癌，术中冰冻病理学检查也难以做出准确判断，因此，许多肾腺瘤在临床上被当做肾癌治疗。

三、肾纤维瘤

可发生于肾实质，包膜和肾周围组织，肾髓质纤维瘤多见于妇女。肾纤维瘤通常体积小、质硬、色苍白、有包膜，与肾组织之间有明显的分界。镜下由相互交织的纤维组织构成。少数肾纤维瘤体积较大，直径可达 10cm 以上。多数无临床症状，髓质纤维瘤可出现血尿。影像学上与恶性肿瘤难以鉴别，故临床上常采用根治性肾切除治疗，若能术前明确诊断，可部分肾切除。

四、肾血管瘤

一般体积小，可都位于肾实质内，呈暗红色小结节，单发和多发，双侧者占 12%。临床上常有明显血尿，可伴疼痛和血块。凡 40 岁以下血尿患者，如能除去肾肿瘤和尿石症，应想到血管瘤的可能，选择性肾动脉造影有助于确诊，治疗决定于血尿的严重程度。

五、肾脂肪瘤

肾脂肪瘤常见于中年妇女，多发生于肾包膜下区，单发和多发，一般体积较小，质软，黄色球形结节。临床上一般无症状出现，如瘤块位于髓质和肾盂附近，则往往产生症状。术前 CT 扫描可发现肿瘤显示典型的脂肪组织密度，为保守手术提供依据。

六、肾球旁细胞瘤

肾球旁细胞瘤亦称血管外皮细胞瘤、肾素瘤，是肾脏罕见的良性肿瘤。来自肾小球旁细胞，能产生肾素，致患者伴有高血压症状。肉眼上，为单侧孤立性皮质肿块，直径大多在 3cm 以内，实性体，灰白至淡黄色，境界清楚。镜下，似血管外皮，大部分瘤细胞呈圆形至多边形，胞浆嗜酸性颗粒状，有些瘤细胞呈梭形，有些病例可见乳头状构象。用 PAS 染色和免疫组化技术可证明瘤细胞内含肾素颗粒。临床上多见于青年人，尤好发于女性，表现为高血压、高醛固酮血症、低血钾，容易误诊为原发性醛固酮增多症。鉴别诊断在血浆肾素活性水平、肾球旁细胞瘤血浆肾素活性水平升高，而醛固酮增多症则血浆肾素水平低于正常。该肿瘤一般很小，手术可将肿瘤从肾内剜除，疗效良好。

七、息肉

息肉为肾盂良性肿瘤中最常见的一种类型，大部分息肉细长有蒂，组织学上属于纤维上度性息肉，表面覆以增生的移行上皮，其下主要为混有毛细血管和平滑肌的结蒂组织，并可有白细胞浸润。息肉的发生原因目前尚有争论，有人认为是炎症性尿路上皮化生或增殖，有人认为是原发性肿瘤。

肾盂息肉多见于青壮年，20~40 岁，好发于肾盂输尿管连接部，可造成患侧肾盂积水，呈长期慢性过程。临床主要表现为间断性输尿管肾区疼痛，但无血尿。X 线片上肾盂有扩张积水，典型病例在近肾盂输尿管连接处可见充盈缺损，外形光滑，如果积水严重可引起肾损害，但一般在引起肾损害前即因症状而就诊。术中可见肾盂输尿管连接部较硬，无局部淋巴结病变。可行息肉切除，或同时行肾盂成形术，预后良好。

八、内翻性乳头状瘤

上尿路发生的内翻性乳头状瘤与膀胱发生者，在大体所见、内镜下观察及组织学表现上均相似。内翻性乳头状瘤被覆的尿路上皮可表现为正常、减少或增生，有时可见局部鳞状上皮化生。尽管多数内翻性乳头状瘤为良性肿瘤，但有些病例可出现恶性病变。上尿路和膀胱的内翻性乳头状瘤还常伴随其他尿路上皮癌，有的有症状，有的可无症状。所以，对患内翻性乳头状瘤一定要密切随访检查以便及时发现可能伴随的上尿路或膀胱移行细胞癌。

九、纤维瘤

肾盂纤维瘤少见，大多发生于靠近肾盂输尿管连接部，肾盂壁局部肿胀，或肿块呈息肉样附于管壁，镜下可见肿块主要由相互交织的致密纤维组织构成，其表面被覆黏膜往往破溃，并由肉芽组织形成。

十、其他肾盂良性肿瘤

黏液瘤、脂肪瘤、血管瘤、腺瘤、囊性错构瘤等均极罕见。

（胡　威）

第十章

输尿管肿瘤

输尿管肿瘤发病率占整个上尿路肿瘤的 1% ~3% 。年龄多在 20 ~50 岁，男多于女。按肿瘤性质可分为良性（息肉、乳头状瘤等）和恶性。50% ~60% 的输尿管上皮肿瘤伴发其他泌尿道器官肿瘤（多器官发病）。临床表现与肾盂癌相似的血尿、疼痛（肿瘤阻塞输尿管和肿瘤浸润周围组织）、尿路刺激症状等。有报告 10% ~15% 无临床症状，仅在其他疾病检查时偶然发现。

第一节　原发性输尿管恶性肿瘤

原发性输尿管肿瘤少见，随着诊断技术的提高，寿命延长，发病率有增高趋势。多为尿路上皮细胞癌，偶见鳞癌、腺癌。恶性肿瘤多发病于 45 岁以上患者，男多于女，下 1/3 段输尿管约占 75% 。

一、病因

输尿管肿瘤的致病因素尚不清楚。除了年龄、种族等原因外，主要包括：①化学致癌物的刺激作用。目前认为吸烟是最重要的危险因素，另外饮用咖啡、职业暴露如长期从事化学石油工业、煤炭开采、塑料加工业工作的人群中发生输尿肿瘤的危险性明显增加，长期暴露于沥青、食油等行业的人群相对而言危险性更高。②巴尔干半岛肾病是间质性肾炎，为肾盂输尿管癌的常见病因，包括南斯拉夫、罗马尼亚、保加利亚、希腊等有明显的区域性，甚至村落之间有界限，发展缓慢，肾功能减退，男女发病数相似，双侧 10% 。曾进行环境、职业、遗传等调查，原因仍不清楚。③止痛片可引起肾盂癌，近年认为 acetaminophen 是其代谢物具致癌质。止痛片致癌常需积累超过 5kg ，与每日吸 15 支烟 20 年的致癌机会相似。④慢性刺激如尿石所致的炎症等可引起肾盂癌，多数为鳞癌，鳞癌患者中 50% 以上有结石病史。⑤有家族性发病现象。McCullough 报告父亲和二子发生上尿路多发肿瘤，Gitte 见到三兄弟多发肿瘤，先有膀胱肿瘤。家族性发病可能与梅毒感染、代谢异常和接触致癌质有关。

二、临床表现

男女比例为 2 ：1， 40 ~70 岁占 80% ，平均 55 岁。血尿、腰痛及腹部包块是输尿管癌常见的三大症状，但均为非特异性表现，极易同肾、膀胱肿瘤及输尿管结石、肾积水等疾患相混淆。

1. 血尿　血尿为最常见初发症状，多数患者常为无痛性肉眼血尿间歇发生。

2. 疼痛　偶有腰部钝痛，少数患者由于血尿通过输尿管而引起严重的肾绞痛或排出条状血块。在有扩散至盆腔部或腹部器官引起疼痛，常是广泛而恒定的刀割样痛，这样的疼痛一旦发生，往往是晚期症状，很少存活超过 1 年。

3. 肿块　输尿管肿瘤可扪及肿块者占 5% ~15% ，输尿管肿瘤本身能扪及肿块是罕见的，大部分患者扪及的肿块并不是肿瘤本身，往往是一个肿大积水的肾脏，可能有脊肋角压痛。

4. 其他　10% ~15% 患者被确诊时无任何症状。少见症状有尿频、尿痛、体重减轻、厌食和乏力等。如有反复发作的无痛性肉眼血尿伴有一侧精索静脉曲张者，要高度怀疑同侧输尿管肿瘤的可能。有7%左右表现为恶液质，是晚期病例。鳞状细胞癌常表现为结石或感染的病象。在一小部分肿瘤转移患者可以表现为锁骨上或腹股沟淋巴结肿大或肝肿大。

三、病理学

输尿管的黏膜层与膀胱及肾盂的黏膜层相似，由尿路上皮构成，因此大多数的输尿管癌是尿路上皮细胞癌，鳞癌在输尿管肿瘤中非常罕见。大多数鳞癌在诊断时已呈无蒂、浸润性，这种肿瘤多见于有感染或结识导致的慢性炎症病史的患者。腺癌与鳞癌相似，也是非常罕见的上尿路肿瘤，在诊断时已为进展期。输尿管的中胚层肿瘤极其罕见，最多见的恶性中胚层肿瘤是平滑肌肉瘤。

1. 移行细胞癌　在2 000例报告中，38例为双侧输尿管上皮细胞癌，5例是肾细胞癌和同侧输尿管上皮细胞癌同时发生。有人认为在南斯拉夫有一种病（Balkan肾炎），患者常患有双侧肾盂和输尿管癌。近年有报道环磷酰胺治疗的患者可引起输尿管癌。输尿管黏膜不完整可导致肿瘤的发生，50% ~ 73%的尿路上皮细胞癌发生在输尿管下1/3的位置。大约占总病例2/3，有多发倾向。一些学者认为输尿管的尿细胞学检查有一定规律：①尿中脱落的癌细胞数量少，容易漏诊；②早期输尿管癌的癌细胞在尿中更容易发现，这是因为肌层完整而保持输尿管的张力和蠕动之故。

2. 鳞状细胞癌　输尿管鳞状细胞癌少见，占输尿管原发癌的4.8% ~ 7.8%。70%是男性，年龄22 ~ 82岁，60 ~ 70岁最多见。90%患者出现血尿，50%患者腰痛和有明显肿块。25%患者有肾盂和输尿管结石，左、右侧受累情况相等，65%的患者发生在输尿管的1/3。大体和组织学与其他部位的鳞状细胞癌相同。组织发生，一般认为与黏膜上皮鳞状化生有关。常伴有感染与尿路结石。大多数病例已是临床Ⅲ ~ Ⅳ期。有人报道最长存活期为3年，大多数患者在1年内死亡。

3. 腺癌　输尿管腺癌更少见。自1906年首例报道以来，约有15例报告。其中8例是1970年以来报道的。发病年龄29 ~ 73岁，最多见于60 ~ 70岁。72%是男性，常并发肾盂和输尿管的其他类型的恶性上皮成分。67%发生在左侧，45%发生在输尿管远端，40%有结石。

四、病理分期

输尿管癌的病理分期依赖于对肿瘤浸润程度的准确评估，TNM分期如下：

T 原发肿瘤

⊙Tx 原发肿瘤阴性，无法评价，例如输尿管引流尿细胞学检查阳性，尚未找到肿瘤。

⊙T_0无原发肿瘤存在的证据。

⊙T_{is}原位癌。

⊙T_a非浸润性乳头状瘤。

⊙T_1肿瘤侵犯上皮下结缔组织。

⊙T_2肿瘤侵犯肌层。

⊙T_{3a}浸透肌层至输尿管周围脂肪。

⊙T_{3b}浸润肌层外脂肪。

⊙T_4浸润附近器官。

N 区域淋巴结：肾门、髂血管腔静脉旁、输尿管周围及盆腔。

⊙N_0区域淋巴结无法评价。

⊙N_1单个淋巴结转移，最大径不超过2cm。

⊙N_2单个淋巴结转移，最大径大于2cm，但不超过5cm或多个淋巴结转移，最大径不超过5cm。

⊙N_3淋巴结转移，最大径大于5cm。

M 远处转移

⊙M_0无远处转移

⊙M_1有远处转移

根据 TNM 分期将输尿管癌分为 5 期：

0　T_{is}　N_0　M_0

T_a　N_0　M_0

Ⅰ　T_1　N_0　M_0

Ⅱ　T_2　N_0　M_0

Ⅲ　T_3　N_0　M_0

Ⅳ　T_4　N_0　M_0

任何　$N_{1\sim3}$　M_0

任何　任何 N　M_1

输尿管癌就诊时第Ⅰ、Ⅱ期占 40%、Ⅲ期占 30%、Ⅳ期占 30%。肿瘤细胞分化程度常与分期一样，决定治疗的方法和其预后。肿瘤的分级，乳头状瘤占 15%～20%，乳头状瘤 50% 的患者为单发，其余为多发，大约 25% 的单发乳头状瘤患者和 50% 的多发乳头状瘤患者，最终会发展成为癌。在输尿管癌患者中，多中心性者多达 50%。肿瘤的分级与尿路上皮其他部位异常的可能性之间有关系，在低分级肿瘤患者，远隔部位尿路上皮不典型增生和原位癌发生率低，而在高分级肿瘤患者这种异常则多见。

输尿管癌可以转移至周围的淋巴结，因其淋巴引流是弥散和境界不清的，范围不定。尚可转移至骨、肾、肾上腺、胰腺、脾、肝、肺等。

五、辅助检查

1. 影像学检查

（1）静脉肾盂造影（IVU）：是上尿路上皮性肿瘤最重要的检查方法，典型表现为局部输尿管充盈缺损及上端扩张及肾积水，充盈缺损外形毛糙、不规则。排泄性泌尿系造影不良时应配合逆行性造影或其他检查。

（2）逆行肾盂输尿管造影：IVU 患侧肾、输尿管未显影或显影质量不佳时，可选用逆行造影。其重要性为：①造影更清晰，尤其是排泄性造影显影不良时；②可能见到病侧输尿管口喷血，下端输尿管肿瘤向输尿管口突出；③直接收集病侧尿行肿瘤细胞学检查或刷取活检；④膀胱镜检查以除外膀胱内肿瘤。逆行造影时，肾盂内注入过多对比剂可能遮盖小的充盈缺损，输尿管造影必须使全输尿管充盈方可明确诊断。球状头（bulb）导管输尿管造影，其输尿管导管头似橄榄或橡子块，插入输尿管口荧屏下注入对比剂，可见肿瘤推向上方，输尿管下方扩张如同"高脚杯状"，如系结石则下方不扩张，浸注性肿瘤表面不光滑，尿石并发水肿时可误诊。有时尿石可并发肿瘤。输尿管息肉常表现为表面光滑的长条状充盈缺损，可有分支。如插管通过肿瘤可发现其上方为清尿，而导管旁边流出的为血尿。造影时必须防止带入气泡造成误诊。

（3）超声检查：可以区别结石与软组织病变，肿瘤与坏死乳头、血块、基质结石等难以鉴别。输尿管病变超声检查不可靠。

（4）CT、MRI 检查：对其他影像学检查可疑的部位进行 3mm 薄扫，常可发现输尿管肿瘤，并了解肿瘤浸润范围进行分期。在输尿管出现梗阻积水时，MRU 可显示梗阻的部位。

MRI 尚无优于 CT 的报告，但 MRI 水成像可能代替上行性尿路造影。尤其是尿路存在梗阻性病变时。

2. 内腔镜检查

（1）膀胱镜检查：可发现患侧输尿管口向外喷血，并可观察到下段输尿管肿瘤向膀胱内突出及伴发的膀胱肿瘤等。

（2）输尿管镜检查：输尿管镜硬的或可曲性都可用于诊断输尿管肿瘤，可直接观察到肿瘤的形态、位置及大小，并可取活组织检查。有报道输尿管癌诊断准确率达 90%，并发症 7%。值得注意的是检查时可能穿透输尿管，同时创伤尿路上皮黏膜，易于肿瘤种植。因此必须严格选择适应证。

3. 病理学检查　输尿管癌的尿细胞学检查阳性率低于膀胱癌，如肿瘤细胞分化差即高级细胞容易在尿中找到。有的输尿管癌没有任何症状，仅能在细胞学检查中发现。分化良好的肿瘤细胞学检查常阴性，输尿管导管引流尿发现瘤细胞可以更正确地诊断上尿路肿瘤。为提高阳性率尚可应用等渗盐水冲洗，甚至刷取活检，提高诊断的阳性率。

4. 实验室检查肿瘤标记物　采用核基质蛋白 - 22（NMP - 22），与尿细胞学检查相比具有较高的敏感性。

六、诊断要点

（1）无痛性肉眼血尿，间歇发作。

（2）少数患者有输尿管部分梗阻，梗阻部位以上积水，腰部胀痛。

（3）X 线尿路造影：可见输尿管造影剂充盈缺损或患侧肾不显影。

（4）膀胱镜检查：可见患侧输尿管口喷血。逆行输尿管插管造影，可见梗阻段或充盈缺损。

（5）尿液细胞学检查：可见有癌细胞。

（6）输尿管镜检查：可发现肿瘤组织，并可取活组织做病理检查。

（7）核素肾图：患侧表现为梗阻性曲线。

七、鉴别诊断

1. 输尿管结石　输尿管结石可引起上尿路梗阻，当为阴性结石时，尿路造影可发现输尿管内有充盈缺损，需要与输尿管肿瘤鉴别。输尿管结石多见于 40 岁以下的青壮年，特点为绞痛，肉眼血尿少见，多为间歇性镜下血尿，常与肾绞痛并存。逆行造影输尿管肿瘤局部扩张，呈杯口样改变，而结石无此变化。CT 平扫结石呈高密度影，肿瘤呈软组织影。

2. 输尿管息肉　多见于 40 岁以下的青壮年，病史长，血尿不明显，输尿管造影见充盈缺损，但表面光滑，呈长条形，范围较输尿管肿瘤大，多在 2cm 以上。部位多在近肾盂输尿管交界及输尿管膀胱交界处，反复从尿中找瘤细胞皆为阴性。

3. 输尿管狭窄　表现为腰部胀痛及肾积水，应与输尿癌鉴别。输尿管狭窄的原因多种多样，非肿瘤引起的输尿管狭窄无血尿史，尿路造影表现为单纯狭窄，而无充盈缺损。反复尿中找瘤细胞均为阴性。

4. 输尿管内血块　血尿、输尿管内充盈缺损与输尿管瘤类似，但输尿管血块具有易变性，不同时间的两次造影检查，可发现其位置、大小及形态发生改变。

5. 膀胱癌　位于输尿管口周围的膀胱癌，将输尿管口遮盖，需与下段输尿管癌鉴别。输尿管癌突入膀胱有两种情况：一是肿瘤有蒂，蒂在输尿管；二是肿瘤没有蒂，肿瘤在输尿管和膀胱各一部分。鉴别主要靠膀胱镜检查及尿路造影。

八、治疗

输尿管癌行输尿管切除包括膀胱壁段已有 50 年历史，近年的认识随着对肿瘤的生物学特征的了解，认识到输尿管肿瘤手术不能千篇一律。应根据患者机体情况，对侧肾功能状况及肿瘤的部位确定。

1. 根治性肾输尿管全切除术　根治性肾输尿管全切除术是传统的基本的手术治疗方法。绝大多数输尿管上皮性肿瘤为恶性，即使良性的乳头状瘤，也有较多恶变的机会，所以对于对侧肾功能良好的病例，一般都主张根治性手术切除，切除范围包括该侧肾、全长输尿管及输尿管开口周围的一小部分膀胱壁，尤其强调输尿管开口部位膀胱壁的切除，包括输尿管口在内的 2cm 直径膀胱壁。如果保留一段输尿管或其在膀胱的开口，肿瘤在残留输尿管或其开口的复发率可达 30% ~ 75%。手术可分两切口进行，输尿管不要切断。是否有必要从 Gerotal 筋膜外切除肾脏，以及是否需切除肾上腺及腹膜后淋巴结尚存争议。有报道手术在肾周筋膜外开始，切除肾上腺、淋巴结清除术可以提高肾输尿管切除术的 5 年生存率，从 51% 提高到 84%。一般认为上尿路肿瘤如果已有淋巴结转移，往往存在远处转移，淋巴结清除术可否提高生存率存在疑问，但如果是高期分化不良的输尿管癌，淋巴结清除手术可能有好处。低期低级的肾输尿管癌行部分肾输尿管切除和根治手术疗效相同。高期高级癌则应行根治性手术，否则难以治愈，特别是细胞学阳性者。有主张高期高级的局限性癌病变时仍可行部分切除手术，最后发现90%死于癌，而根治手术者死于癌仅30%。

2. 保守性手术治疗　主要适用于低级低期肿瘤，有时局部复发还可行局部切除。可以节段性切除病变再吻合，下段输尿管病变可行切除后输尿管膀胱再吻合术，尽可能保留原有功能。有报道9例对侧正常肾的上尿路肿瘤行保守手术。44%术后复发，但复发病变仍可成功地切除。

（1）保守性手术的绝对指征：①伴有肾功能不全；②孤立肾；③双侧输尿管肿瘤。

（2）保守性手术的相对指征：①单一的低分期、低分级，非浸润性生长的肿瘤；②肿瘤有狭小的蒂或基底很小；③年龄较大的患者；④输尿管远端的肿瘤。

3. 双侧输尿管肿瘤的处理

（1）如果是双侧下1/3段输尿管肿瘤，可采取一次性手术方法，切除双侧病变，分别行输尿管膀胱再植术。

（2）双侧上1/3段输尿管肿瘤，采取双侧输尿管切除，双侧肾盏肠襻吻合术或双侧自体肾移植。

（3）一侧上段输尿管肿瘤，另一侧为下段输尿管肿瘤，视病变情况，根治病情严重的一侧，或作上段一侧的肾、输尿管及部分膀胱切除，另一侧做肠代输尿管或自体肾移植术。

（4）输尿管切除后尿急、尿频、尿痛，下腹部牵拉样疼痛，间断血尿。应行输尿管逆行造影，排除输尿管残端癌或输尿管残端结核，必要时应行输尿管残端切除。

4. 激光治疗　在输尿管镜下对肿瘤进行激光治疗。适用于双肾功能正常的患者，只有低分级、非浸润性肿瘤才考虑单纯内腔镜切除。我们必须认识到，内腔镜检查可能没有充分查明肿瘤的浸润程度，因而可能低估某些肿瘤的分期。有关内腔镜切除、电灼和汽化的有限经验表明，这种手术对于选择恰当的患者是安全的。但是内腔镜切除治疗后，有15%~80%的患者将来肿瘤会复发。输尿管镜治疗上尿路肿瘤并发症为7%，也有报告术后为1/3以上输尿管狭窄。如用激光可能减少狭窄的发生。输尿管镜治疗必须有严密的随访。

5. 化学治疗及放射治疗　放疗对输尿管肿瘤的治疗效果不很理想，全身化疗的效果不好，并有严重不良反应，临床很少使用。输尿管癌浸润周围组织时可行放射治疗，使病变缩小，有可能切除者再行手术切除。术后病理结果显示局部复发可能性大的患者应采用局部放疗，可降低局部肿瘤复发率，晚期的输尿管肿瘤可采取放射治疗，效果欠满意。化学治疗方案同膀胱肿瘤治疗，如 MVAC 等，总体说来效果不理想。尿路上皮细胞癌已发生转移的患者，应接受以顺铂为基础的化疗方案。新的药物及方案如GC（吉西他滨与顺铂）、紫杉醇等的疗效正在研究中。

6. 药物灌注

（1）上尿路多发浅表肿瘤或原位癌，肾功能低下，可从肾造瘘灌注丝裂霉素。BCG 慎用，可能引起脓毒血症。

（2）通过双"J"管灌注上尿路。

（3）膀胱灌注治疗：术后输尿管残端及输尿管膀胱入口周围易发生复发癌，而输尿管癌切除平面以上尿路上皮则很少再复发。

输尿管肿瘤为尿路上皮肿瘤，易多器官发病，常是顺尿流方向发病，北京医科大学第一临床医院统计占92%，逆尿流方向发病仅占8%。文献报告上尿路肿瘤30%~50%以后发生膀胱癌，必须紧密随访。术后定期膀胱腔内化疗，术后定期膀胱镜复查，以便及早发现膀胱肿瘤。有主张每6个月行尿细胞学检查一次，膀胱镜检查随访2年。

九、预后

输尿管肿瘤的复发与肿瘤的分化程度和临床分期有关。另外，手术方式的选择对输尿管肿瘤的预后也有一定影响。术后输尿管残端及输尿管膀胱入口周围易发生复发癌，而输尿管癌切除平面以上尿路上皮肿瘤则很少再发癌。术后应定期复查，30%～50%的上尿路上皮肿瘤患者会发生膀胱癌。部分学者不主张全身化疗，但应常规行膀胱灌注化疗。

（何信佳）

第二节　输尿管良性肿瘤

输尿管的良性肿瘤少见，按组织来源分为上皮性和非上皮性两类。具体包括息肉、纤维瘤、乳头状瘤、内翻性乳头状瘤、腺性输尿管炎、黏液瘤、脂肪瘤、血管瘤、腺瘤等，其中比较常见的为息肉和纤维瘤。

一、输尿管息肉

输尿管非上皮性肿瘤占输尿管肿瘤的25%，最常见的是良性纤维性息肉，也称为纤维上皮性息肉，其大部分息肉细长有蒂，且可以有分支表现光滑，细胞学阳性，组织学上属于纤维上皮性息肉，表面覆以增生的尿路上皮，其下主要为混有毛细血管和平滑肌的结缔组织，并有白细胞浸润。息肉的发生原因目前尚有争论，发生可能与梗阻、感染、慢性刺激、激素失衡、发育异常等有关。有人认为是炎症性尿路上皮化生或增殖，有人认为是原发性肿瘤。

输尿管息肉系输尿管非上皮性的良性肿瘤，多发生于40岁以下青壮年，也有报道发生在学龄前儿童，可发生于输尿管的任何部位，但多发生于上段输尿管，特别是肾盂输尿管连接处，中下段相对较少，多为单发，多发的罕见。输尿管息肉病因不明，有学者认为输尿管结石继发息肉是重要原因，输尿管息肉并发结石是次要原因，可能与炎症挫伤的慢性刺激、致癌物及内分泌失调有关，无明显家族倾向。临床表现主要为反复发作的输尿管绞痛，伴有肉眼或镜下血尿、输尿管结石。

诊断时要注意以下方面：①血尿：无痛性肉眼血尿或镜下血尿，病史比较长。②常继发结石，X线平片可见不透光阴影。③X线检查是诊断本病的主要方法。静脉肾盂造影通常表现为输尿管内境界清楚，边缘光滑的条状充盈缺损，呈"蚯蚓状"，一般长2cm以上，有的长达14cm；病变之上可见肾积水征象，由于梗阻可导致肾功能下降或丧失，因此静脉肾盂造影检查时，患侧输尿管不显影或显影不满意。患侧行输尿管逆行插管时，除插管至病变处受阻外，造影可显示病变区充盈缺损。IVU对本病确诊率低的原因是满足于输尿管结石的诊断；对输尿管息肉缺乏认识；未行输尿管镜检查。④如继发感染，可出现尿频、尿急、尿痛。尿液检查有红细胞和脓细胞。⑤输尿管镜检查及活检可明确病变部位、数目及性质，对诊断及治疗起着决定性作用。其镜下可见息肉呈灰白色，表面光滑，可在输尿管内漂移，有蒂。术中可取活检进一步明确诊断。⑥CT检查示输尿管腔内软组织密度影。

鉴别诊断时需与以下疾病相鉴别：①输尿管结石：输尿管阴性结石或密度低而显影不清楚的结石需与输尿管息肉鉴别。输尿管结石以下段输尿管多见，有绞痛病史。绞痛多伴有血尿，以镜下血尿多见。经膀胱镜逆行插输尿管导管有阻挡感，或完全受阻，导管不能越过结石。而输尿管息肉一般都能够通过梗阻部位，阻挡感不明显，造影所见有负影，一般在2cm以上。呈圆形或卵圆形。②输尿管癌：输尿管癌肉眼血尿多见，病程短。尿路造影见负影比较小，多在2cm以下，表面不光滑。如果肿瘤侵及输尿管外，则形成肿块，压迫输尿管致其狭窄移位。③凝血块：凝血块与输尿管息肉较难鉴别，可在血尿停止后复查造影能发现凝血块所致充盈缺损与血尿前的不同。

输尿管息肉系良性病变，根据息肉部位、大小及肾受累情况选择不同的术式。手术多采用保留肾脏的方法，手术治疗目的是解除梗阻，恢复泌尿系通畅。术中可见息肉处的输尿管较硬，少见输尿管周围粘连，无局部淋巴结病变。对单发局限的息肉可切开输尿管行局部切除术或电灼术。若息肉多发、蒂宽，累及输尿管的周径与长度范围较广，单纯息肉切除加基底电灼术可能造成治疗不彻底或输尿管远期狭窄。对于多发息肉根据部位及范围不同，可行肾盂成形，输尿管端－端吻合及输尿管膀胱吻合术，以至回肠代输尿管或自体肾移植术。术中对息肉进行活检送冰冻切片检查是必要的，如证实有恶变，应将肾、输尿管全长及输尿管周围膀胱壁一并切除。随着输尿管镜技术日益成熟，输尿管镜下腔内手术是治疗本病的首选方法，此手术具有损伤小，恢复快，并发症与开放手术相当，患者易接受等优点。内镜治疗输尿管息肉可以替代输尿管开放手术，但对于息肉多发及病变段较长患者，腔内手术有其相对局限。输尿管息肉手术后，预后良好。

二、内翻乳头状瘤

上尿路发生的内翻乳头状瘤与膀胱发生者，在肉眼所见、内镜下观察及组织学表现上均相似。内翻性乳头状瘤被覆的尿路上皮可表现为正常、减少或增生，有时可见局部鳞状上皮化生，好发于输尿管下1/3，多为单发少数多发。尿路造影显示输尿管腔内单个、多个的不规则分叶状充盈缺损，有蒂附于输尿管壁，边缘光滑，邻近官腔限局性扩张。鉴别诊断主要为结石、血块、息肉及气泡。

输尿管内翻乳头状瘤术前诊断比较困难。肉眼血尿与腰痛、腰酸为最多的临床症状，也有部分患者症状不明显。影像学检查可行 B 型超声、KUB + IVU、输尿管插管逆行造影等检查，若肾功能较差者可考虑磁共振尿路造影以期得到较好影像。此外输尿管薄层 CT 扫描有时可显示肿瘤情况及其浸润深度，在诊断时必须同时评价整个尿路系统情况，因为其可多中心生长，也可与其他泌尿系肿瘤并存。

治疗以手术切除为主，并最好行术中冰冻切片检查以除外输尿管癌的可能。但有时由于部分肿瘤可外向生长，以及对于是否存在细胞的异生性较难定论而易误诊。手术方式上，大多数情况下可行病变段输尿管切除，输尿管端-端吻合术，若肿瘤位于输尿管下段可考虑行输尿管部分切除膀胱再植术。也有人采用输尿管镜下肿瘤电切取得了较好的疗效。对输尿管梗阻时间较长，肾功能较差者，则行肾输尿管切除术。

尽管多数内翻乳头状瘤为良性肿瘤，但有些病例可出现恶性病变。上尿路和膀胱的内翻乳头状瘤还常伴随其他尿路上皮癌，有的有症状，有的可无症状。所以，对患内翻乳头状瘤的患者一定要密切随访检查以便及时发现可能伴随的上尿路或膀胱尿路上皮细胞癌，包括定期 IVU、尿脱落细胞学、膀胱镜等检查是十分必要的。

三、腺性输尿管炎

腺性输尿管炎的输尿管呈暗褐色、增粗、僵硬、水肿、粘连、周围组织有水肿等。

组织学类型可分为：①尿路上皮型：上皮下灶性分布 Brunn 巢，大部分巢内有腺样化生；②肠上皮型：化生腺体和结肠腺体类似，含杯状细胞；③前列腺上皮型：腺上皮呈立方或假复层，形态类似前列腺腺泡。

临床特征：①抗生素治疗效果不满意；②可引起尿路梗阻；③有发生癌变可能。在未获得病理诊断以前，术前鉴别诊断非常困难。

手术探查及病理冰冻切片检查排除恶性病变后，病变表浅范围小者可行输尿管切除及电灼术，或行病变输尿管切除及输尿管成形术。但切忌盲目按输尿管肿瘤行肾切除术，或行带蒂大网膜包裹术，或行保留系膜阑尾代右侧输尿管术。

四、纤维瘤

输尿管纤维瘤大多发生于输尿管腹段，输尿管壁局部肿胀，或肿块呈息肉样附于管壁，镜下可见肿块主要由相互交织的致密纤维组织构成，其表面被覆黏膜往往破溃，并有肉芽组织形成。

其他输尿管良性肿瘤如黏液瘤、脂肪瘤、血管瘤、腺瘤等极其少见。

（刘卫华）

第三节 继发性输尿管恶性肿瘤

输尿管癌转移癌少见，文献报告单侧 10%，双侧 46%。输尿管可以被邻近组织的肿瘤侵袭，如原发性肾癌、卵巢癌和子宫颈癌，真正转移到输尿管者罕见，最多见的转移性肿瘤有胃肠道、前列腺、肾和乳腺的肿瘤及淋巴瘤。输尿管位于腹膜后，腹膜后是恶性肿瘤转移的好发部位之一，转移途径有血行转移、淋巴转移和直接侵犯、扩展。一般认为癌瘤发生腹膜后淋巴结转移已属晚期，预后差。诊断标准为转移癌侵及输尿管壁，转移癌紧贴着输尿管周围的淋巴结和结缔组织。输尿管被邻近器官肿瘤如子宫颈癌或直肠癌浸润不包括在内。

输尿管转移癌多伴有泌尿系统其他器官和/或泌尿系统外其他组织器官的多发转移癌。

（王亚丽）

第十一章

膀胱肿瘤

第一节　膀胱癌

一、膀胱癌总述

膀胱癌在男性是继前列腺癌、肺癌和直肠癌以后排名第四位的最常见的恶性肿瘤之一。在欧洲和美国，膀胱癌占男性恶性肿瘤的 5%～10%。年龄在 75 岁以下的男性膀胱癌发病危险度为 2%～4%，女性为 0.5%～1.0%。在欧洲，意大利北部、西班牙和瑞士日内瓦男性发病率最高，为 30/10 万，英、德、法发病率居中。1973—1999 年，上海市肿瘤登记处共收集到新发老年膀胱癌病例 7 535 例，其中男性5 709 例，女性 1 826 例。普遍认为男性与女性的发病率的差异与他们的生活习惯和职业相关（两者是公认的明确的膀胱癌的危险因素）。但也有学者认为在过去的 30 年中，女性加入男性的工作环境并且女性社会习惯有所改变，这使得她们暴露于职业和环境的致癌因素中，所以不能用简单的生活习惯和职业环境的差异来解释男性膀胱癌高于女性。

膀胱癌年平均粗死亡率是 0.63，我国调整死亡率是 0.52，世界调整死亡率是 0.89，裁短调整死亡率为 1.05。据新近资料在 1988 年男性膀胱肿瘤死亡率位居世界恶性肿瘤死亡率的第 4～8 位。中国 1988 年男性膀胱癌死亡率为 1.9/10 万，居第 6 位；女性为 0.7/10 万，位于第 10 位，但在泌尿系均居首位。

研究发现了一些与生活方式和饮食有关的风险因素，如低热量饮食、某些脂肪、增加水果和某些蔬菜的摄入可能降低膀胱癌的患病风险。食物中的硒可能降低膀胱癌的患病风险，这个效应在非吸烟者中尤其显著。维生素 A 对膀胱癌的患病风险的影响目前还不清楚，一些资料显示长期补充维生素 C 可能有利于降低膀胱癌的患病风险，维生素 E 可能也有保护作用。非选择性（如非甾体抗炎药物）和选择性环氧化酶－2（COX－2）抑制剂能够降低膀胱癌的风险。一项流行病学研究显示长期规律应用非甾体类抗炎药物者与不规律或不用非甾体类抗炎药物者相比患膀胱癌的风险下降了 20%，在应用乙酸类非甾体类抗炎药物（如吲哚美辛和舒林酸）者中这个作用最显著，患病风险下降了约 50%。我国存在的主要问题是缺乏膀胱癌患病低风险因素的流行病学研究和前瞻性的膀胱癌预防研究。

（一）病理

在临床实践中，膀胱肿瘤的分类是以其组织细胞类型、分化程度即分级及其浸润深度即分期为依据。构成膀胱的任何组织均可发生肿瘤，所以从组织发生学来说，膀胱肿瘤可分为两大类，即来源于上皮组织和非上皮组织即间叶组织的肿瘤。

1. 病理分型

（1）原位癌：是一种特殊的移行上皮性肿瘤。开始时局限于移行上皮内，形成稍突起于黏膜的绒毛状红色片块，不形成乳头状肿块，不侵犯基底膜，但细胞分化不良，往往为 M 级，细胞间的黏附性丧失，癌细胞容易脱落，故尿细胞病理学检查阳性率可高达 80%～90%。在我国，由于没有普遍开展膀胱黏膜多处活检和膀胱切除标本连续切片病检，原位癌的检出率明显低于其他发展国家，对其认识也有待进一步提高。

（2）乳头状肿瘤：多数为表浅 T_a 及 T_1 期肿瘤，乳头短，融合，深红色或褐色，或间有灰白色坏死组织，广基或短蒂，膀胱内注水时肿瘤活动很少，附近黏膜增厚、水肿、充血，表示肌层有浸润或淋巴管有梗阻。

膀胱乳头状瘤是一种临床上和病理方面都容易发生混乱的诊断名词。其发病率在移行上皮性肿瘤中差异很大（3%~40%）；究竟属良性或恶性肿瘤各家意见亦不一致，如国内吴文斌（1991年）认为系良性肿瘤，而在美国则将其归类于移行细胞癌。发病率的差异主要是诊断标准不一致之故。过去，泌尿外科医师和病理学家常用乳头状瘤这一术语来表示上皮起源的外生性肿瘤，甚至包括基质浸润的膀胱肿瘤。目前，这一术语仅用于由形如正常的移行上皮所构成的纤细乳头簇状肿物。从组织上看，乳头状瘤起源于正常膀胱黏膜，像水草样突入膀胱腔，具有细长的蒂。瘤体直径很少超过2cm，肿瘤上皮的基底层分界清楚，无浸润征象，细胞层次虽有增多（5~7层），但无异型性，应属良性病变。但是从肿瘤的生物学行为看，乳头状瘤有复发的倾向，5年内复发率为60%；且其中一部分肿瘤复发很快，肿瘤恶性程度及范围逐步增长，或发生肌层浸润，故应视为恶性肿瘤。也有人认为乳头状瘤属交界性肿瘤。因此，应严格掌握乳头状瘤的诊断尺度。

（3）移行细胞癌：占上皮性肿瘤的90%。组织病理学显示移行细胞层次增多，形成黏膜的乳头状瘤簇，细胞从基底到表层缺乏正常的分化，极性丧失，或出现瘤巨细胞，胞核深染，核胞浆比例增大，染色质集聚，有丝分裂像活跃。

其中乳头状癌占绝大多数，约为70%。肿瘤大小不等，单个或多发，瘤体直径自几毫米到几厘米；有时形成巨大肿块，占据膀胱，往往有瘤蒂或集簇形成广基。瘤体血管丰富，组织脆弱，部分瘤体可破裂，随尿排出。乳头状癌通常分化良好，没有肌层浸润，预后较好。实体性癌占10%，表面不平，没有明显的乳头，呈结节状，基底宽，无瘤蒂，早期向深层浸润，细胞分化不良，预后不佳。20%的移行细胞癌为乳头状和实体性的混合型。

浸润性癌常为 T_3、T_4 期，块状隆起，无蒂，境界不清，表面褐色或灰白色，上覆灰绿色脓苔或有磷酸盐类沉淀，肿瘤坏死处形成溃疡，边缘隆起并向外翻，肿瘤为结节团块状，膀胱容量缩小，与肿瘤相邻黏膜皱缩水肿，充血或出血（往往伴严重的膀胱刺激症状），膀胱尿混浊，可见肿瘤脱落的"腐肉"样坏死组织。

2. 恶性程度 膀胱肿瘤的恶性程度以级"grade"来表示。最早采用的是 Broder（1922年）4级法。目前普遍采用 WHO 3级法，根据瘤细胞的间变程度将其分为分化良好、中度分化和分化不良3级，用 grade 1、2、3 或 grade I、E、M 分别表示。以膀胱移行细胞癌为例，I级癌指瘤细胞分化良好，移行上皮层次多于7层，细胞呈轻度间变和多形性，核胞浆比例增大，从基底到表层细胞的成熟轻度紊乱，有丝分裂像偶见。E级癌的瘤细胞从基底层到表层的成熟高度紊乱，极向丧失，核胞浆比例明显增大伴核多形性，核仁粗大，有丝分裂像较常见。M级癌为低分化型，核多形性显著，有丝分裂像多见，瘤细胞与正常移行上皮几乎无相似之处。

3. 浸润深度 膀胱肿瘤的分期（stage）指肿瘤的浸润深度及转移情况，是判断膀胱肿瘤预后的最有价值的参数。目前有两种主要分期方法，一种是美国的 Jewett - strong - Marshall 分期法，另一种为国际抗癌协会（UICC）的 TNM 法（T指肿瘤本身，N代表淋巴结，M代表转移）。

（二）临床表现

血尿肉眼可见是膀胱癌最常见的症状，尤其是间歇性全程无痛血尿。血尿出现在整个排尿过程，不是开始血尿和终末血尿。80%患者就诊时有血尿，17%血尿严重，但也有15%可能开始仅有镜下血尿。膀胱尿路上皮肿瘤除乳头状良性肿瘤外，几乎都有血尿，至少是镜下血尿。在临床上见到有肉眼血尿的患者有1/3~1/2最终诊断为膀胱癌。血尿呈现间歇性发生，也可持续存在，间隔时间由数日至数月不等，一般早期间隔时间较长，随病情发展逐渐缩短间隔期。血尿可表现为洗肉水样，伴有不规则或片状血块，甚至大量血块充满膀胱。出血严重者可发生失血性贫血。

膀胱癌起始症状可以为尿频、尿急、尿痛，即膀胱刺激症状，约占 10%，可能为广泛的原位癌或浸润性癌，尤其是病变集中在三角区。由于癌肿损害膀胱防御感染的机能，而且癌肿类似膀胱内异物，妨碍感染消除，故 40% 的膀胱癌伴有尿路感染。广泛原位癌或浸润癌可首先出现明显的膀胱刺激症状，甚至发生急迫性尿失禁，耻骨上区、阴茎及会阴部疼痛。有膀胱刺激症状或排出过"腐肉"的膀胱癌，多属晚期或浸润性，预后不良。

膀胱颈部或累及颈部及前列腺的癌肿、颈部附近带蒂癌肿及大块坏死脱落的癌组织，均可阻塞颈口而出现排尿困难。癌肿累及输尿管口，则可出现肾区胀痛、肾输尿管积水、感染、肾功能损害。晚期发生下肢水肿、盆腔肿块，咳嗽、胸痛等转移症状及消瘦、贫血等恶病质症。

凡 40 岁以上出现无痛性肉眼血尿者均应想到膀胱癌的可能。镜下血尿或无血尿有膀胱刺激症状者应进行全面细致而深入地检查。鳞状细胞癌和腺癌为浸润性癌，病程短，恶性度大，预后不良。鳞癌可能因长期膀胱结石引起，一般结石存在二三十年以上，也可能有炎症、尿道狭窄、尿潴留病史。埃及血吸虫病在非洲流行，可以引起膀胱鳞癌。学者的一组 22 例膀胱鳞癌男 19 例，女 3 例，平均 59.7 岁，61 岁以上 12 例，超过半数无痛肉眼血尿 20 例（90.9%），膀胱刺激症状 14 例（63.6%），排尿困难 3 例（13.6%），下腹肿块 2 例，膀胱结石 2 例。膀胱腺癌可以发生在脐尿管部位，下腹部有肿块，也有因腺性膀胱炎恶性变引起者。

（三）诊断

膀胱癌的诊断不能仅满足予癌肿的存在，还应明确癌肿的大小、数目、位置，并对癌肿性质、恶性程度、浸润深度、转移情况等做出判断。更为重要的是早期诊断，这是提高治疗效果的关键。

1. 尿液检查 癌肿细胞黏着性差，易脱落于尿液。收集新鲜尿液标本离心沉淀后，取其沉渣涂片、固定、染色，在显微镜下对细胞的大小、形状、胞浆和细胞核的形态及其比例进行观察。癌细胞形态失常、体积增大、间变显著、胞浆减少、核与胞浆的比例失调。末分化细胞常成群出现，胞膜边界不清。尿液中癌细胞的出现比临床症状及膀胱镜和其他影像学显示要早，因此可早期诊断或提示癌肿的存在。一般认为，膀胱癌肿患者尿液中癌细胞的存在率 95% 以上，但常规尿脱落细胞学检查阳性率较低，为 50%～70%。这种检查对膀胱癌的查出率相对较高，对上尿路癌肿的灵敏度较低。尿液细胞学检查的阳性率与癌肿的恶性程度、组织学类型有密切关系。分化好的乳头状瘤个别细胞可像正常细胞一样或呈不典型细胞。癌细胞分化越好，细胞间黏附力越大，不易脱落，阳性率则低。反之，阳性率越高。Nelson 报告移行细胞癌 I 级阳性率仅 10%，II 级 50%，III 级达 90%，原位癌几乎 100%。

NMP－22 是细胞核有丝分裂器蛋白，正常人尿中量很少，膀胱癌时上升 25 倍之多，10IU/ml 以上为阳性，可以预示其复发，其检测膀胱癌的敏感性 70.5%，特异性 75.2%，但在浸润性可达到 100%。有人把 NMP－22 正常值定于 7IU/ml，则敏感性 81%，特异性 79%。人体每个细胞都有 NMP－22，所以还不能算作膀胱癌特异的蛋白。

NMP－22 在膀胱癌患者尿液中升高，但其升高值和肿瘤的期和级不相关，膀胱炎也可升高。BTA 膀胱肿瘤抗原是测定膀胱癌基底膜蛋白的抗原，当基质破坏时可以检出，尤其是浸润性癌。BTA Stat 是可以在就诊时立即得到结果，是定性的。BTA Trak 是定量的。可以有假阳性如创伤、尿石、感染等。BCG 灌注治疗 2 年内可降低其特异性 28%。

BLCA－4 核基质蛋白有 6 个，BLCA－1～BLCA－6 仅在肿瘤组织中，而 3 个 BLCA－1～BLCA－3 仅在正常膀胱组织中有。其中 BLCA－4 从 54 例膀胱癌患者尿标本 55 份中有 53 份测到，其测到的值比无膀胱肿瘤者高出 10 倍以上。其敏感性超过 NMP－22，且更加特异。在良性病变时不出现假阳性。

FDP 纤维蛋白－纤维蛋白原降解产物，膀胱癌细胞产生血管内皮生长因子，增加周围微血管的通透性，血浆蛋白漏出。凝血因子使纤维蛋白原变为纤维蛋白，经纤维蛋白溶酶使之成为降解产物 FDP，对膀胱癌的敏感性 68%，特异性 96%，高于细胞学。

端粒酶开始发现于卵巢癌，近年也用于检测膀胱癌患者尿中端粒酶活性，26 例患者 16 例（62% 敏感性），膀胱癌组织中 48/56（86%）测出端粒酶活性。而在无恶性肿瘤患者尿液中 3 183 测到弱的活性。有报道端粒酶活性在膀胱癌组织中 84%，膀胱冲洗液中 84%，自排尿中 55%。其敏感性优于细胞学，但特异性次之。端粒酶活性必须是排尿 24h 以内，至少要 50 个以上的细胞，污染的尿也可影响结果，其应用受到限制。

透明质酸酶从肝产生，血循环中变为透明质酸。膀胱癌产生透明质酸酶和浸润有关，膀胱癌 G_2 和 G_3 在 139 份尿标本，其透明质酸酶上升 5~8 倍。对 G_1 者不敏感。

其他方法由于各种原因应用较少。尿细胞学检查已在本书前面章节介绍。

2. 膀胱尿道镜检查　膀胱尿道镜检查是诊断膀胱癌最重要的方法。在膀胱尿道镜下可全面窥视膀胱尿道情况，直接观察到癌肿是否存在和癌肿的大小、位置、数目、生长方式、基底部及周围情况等，并可同时取活体组织检查明确病变性质、恶性程度等生物学特性。

原位癌表现为黏膜发红区域似天鹅绒突起，与黏膜充血和增生相似。检查过程中出现膀胱激惹或痉挛常为广泛原位癌的征象。

乳头状肿瘤多数为表浅 T_a 及 T_1 期肿瘤，乳头短、融合，深红色或褐色，或间有灰白色坏死组织，广基或短蒂，膀胱内注水时肿瘤活动很少，附近黏膜增厚，水肿，充血，表示肌层有浸润或淋巴管有梗阻。

表浅乳头状癌呈深红色或灰色，蒂粗而短，限于固有膜或浅肌层，活动度差；表面乳头短粗，充水时活动性差。浸润性乳头状癌呈团块状或结节状，暗红或褐色，表面无乳头或乳头融合，间有坏死组织，基部宽广，不活动，周围黏膜充血、水肿、增厚等浸润表现。

浸润性癌常为 T_3，T_4 期，块状隆起，无蒂，境界不清，表面褐色或灰白色，上覆灰绿色脓苔或有磷酸盐类沉淀，肿瘤坏死处形成溃疡，边缘隆起并向外翻，肿瘤为结节团块状，膀胱容量缩小，与肿瘤相邻黏膜皱缩水肿，充血或出血（往往伴严重的膀胱刺激症状），膀胱尿混浊，可见肿瘤脱落的"腐肉"样坏死组织。

普通膀胱尿道镜视角受限，对位于膀胱顶部、前壁及憩室内的癌肿不易发现。可屈性膀胱尿道镜，镜体细而柔软，可在各方向屈曲 180°，对普通膀胱尿道镜视角受限部位的病变可避免遗漏，并减轻患者痛苦。

肿瘤分布部位，Melicow 观察 910 例：顶部 10%、后及侧壁 70%、三角区及膀胱颈 20%、憩室内 7%，学者组 267 例：三角区及输尿管口附近 139 例（52.1%）、多发 41 例（15.4%）、顶部 39 例（14.6%）、前后壁 11 例（4.1%）、左侧壁 24 例（9.0%）、右侧壁 10 例（3.8%）、憩室内 2 例（0.8%）、内尿道口 1 例（0.4%）。国内 3 所医院 319 例膀胱肿瘤在膀胱内分布：侧壁 26%、三角区 25%、后壁 18%、颈部 10%、顶部 8%、前壁 3%、多发 10%。

3. 超声断层扫描（B 型超声）　膀胱癌的超声断层扫描有三种途径：经腹部、经直肠和经尿道（膀胱内）。经腹部途径对膀胱断层扫描可获得癌肿的大小、数目、位置及基底部宽窄的基本图像，对 A 期和 C 期的鉴别提供依据，具有操作简便、无痛苦、可重复进行等优点。但由于骨盆限制了声波脉冲的传导，且受腹壁厚薄、瘢痕、肠道气体和癌肿出血等因素影响，效果较差。但对膀胱癌的筛选、膀胱内其他病变的鉴别（如结石）及膀胱癌治疗后的追踪观察，仍为实用有效的方法。经尿道检查是有创的，需要麻醉，但影像最清楚，分期的准确性优于其他径路。超声检查如果配合尿细胞学检查，只要是肿瘤大于 5mm，尿细胞学阳性，即可确诊减少手术前膀胱镜检查。

4. 影像学检查

（1）泌尿系平片：在任何膀胱肿瘤患者都应有泌尿系平片和造影。尿路上皮肿瘤很少有钙化影，肾盂癌有 2%，而肾细胞癌有钙化的可以达到 10%~20%。膀胱癌有钙化占 0.69%~6.7%。结节状钙化可能被误认为静脉石或前列腺石。埃及血吸虫病性膀胱壁钙化时，表现为连续的弧线状或环状致密影，发生癌肿时变成不连续状，中断处为癌肿所在。胸部及骨骼 X 线检查可显示膀胱癌的转移灶，有助于癌肿分期。

（2）静脉尿路造影（IVU）：膀胱肿瘤患者必须做静脉尿路造影，一方面了解上尿路有无肿瘤，另一方面了解肾功能情况。有统计表浅膀胱肿瘤存在上尿路肿瘤者 0.26%~5.9%。静脉尿路造影在膀胱充盈时有 65%~80% 较大的肿瘤可能出现充盈缺损，但绝大多数小肿瘤和原位癌造影时不能发现。

（3）膀胱造影：一般不需要，除非疑有憩室或反流时。

（4）电子计算机体层扫描（CT）：CT检查对膀胱癌的诊断和临床分期是当前无创伤性的最准确的检查方法，可灵敏的查出直径1cm，甚至0.5cm的癌肿，通过测量组织密度了解癌肿性质，清楚地显示癌肿浸润膀胱壁的深度，周围组织情况及盆腔肿大的淋巴结。CT扫描与病理检查对膀胱癌分期的符合率达90.6%。CT和超声检查一样，不能发现小于5mm肿瘤和原位癌，也不能见到输尿管口情况，不能进行活组织检查，对肿大的淋巴结也不易区分是转移还是炎症，但如果其直径大于1.5cm，往往是转移病灶。如果淋巴结有转移而淋巴结体积未增大，则容易出现假阴性。

（5）MRI：由于磁共振分辨率高、图像清晰，可做轴面、矢状面、冠状面断层扫描，患者不接受X线照射，无需造影剂便可显示血管血运情况等优点，备受重视。对膀胱肿瘤的分期优于CT和超声检查。分期准确性可以达到73%～96%，平均85%。对淋巴结转移三维MRI准确性可达到90%。

盆腔MRI，T_1加权显示盆腔的正常解剖关系，确定癌肿的范围及周围脂肪组织浸润情况，并能明确前列腺病变及其与周围关系，判断淋巴结转移情况。但尿液的信号较低，不易与正常膀胱壁区别。T_2尿液信号增强，与高信号的盆腔脂肪可共同衬托出低信号的膀胱壁。膀胱在各种断面上显示均好，正常扩张状态的膀胱壁厚2mm。膀胱壁肌肉肥厚表现为无信号变化的局限性膀胱壁增厚。黏膜水肿、充血及炎症，在T_2可产生区域性高信号，与表浅膀胱肿瘤不易区别。直径大于2cm的膀胱肿瘤MRI优于CT。目前，MRI尚不能很好的将侵及黏膜同累及浅肌层的肿瘤区别开来，但能很好的显示深肌层浸润情况；对膀胱壁外癌肿浸润有高度敏感性及特异性，表现为膀胱周围高信号脂肪中出现低信号区；邻近器官及盆腔淋巴结转移亦能较好的显示，但尚不能辨别肿大淋巴的性质。对膀胱癌的诊断准确率达64%～95%，高于CT扫描，并能显示与前列腺、精囊及周围关系。

为了影像更清晰可同时应用表面线圈和经直肠线圈。应用快动态造影剂增强（fast dynamic contract-enhanced）MRI可以更清晰了解晚期膀胱癌化疗效果。

5. 其他

（1）动脉造影：一般不需要。可以发现膀胱肿瘤血管，也可以通过动脉插管进行化疗或动脉栓塞治疗出血。

（2）淋巴造影：一般不用于膀胱癌诊断。MD Anderson癌中心用淋巴造影检查浸润性癌91例，和以后淋巴结病理所见相比，敏感性64%，特异性100%，假阴性9.8%，准确性92%。

（3）PET（正电子放射断层造影）：可以发现1cm膀胱肿瘤，一般很少用于膀胱癌诊断。

（四）膀胱癌的鉴别诊断

鉴别诊断主要是血尿的鉴别。而引起血尿的疾病和原因很多，除泌尿系统及其邻近脏器病变外，还有全身性多种疾病。

1. 肾、输尿管肿瘤 肾、输尿管与膀胱的胚胎学来源相同，其上皮的组织学形态及功能基本相似，上皮性肿瘤的发病原因、生物学行为亦相同。肾、输尿管上皮性肿瘤的主要表现为血尿。血尿的特点为无痛性间歇性全程血尿，与膀胱肿瘤相似，而且这类肿瘤可同时或单独存在，须注意区别。膀胱癌的血尿可能伴有膀胱刺激症或排尿不畅，血尿呈片状或不规则形，色多鲜红，可伴癌肿坏死脱落而排出"腐肉"块。而肾、输尿管的血尿不伴有膀胱刺激症状，色多暗红，血块为输尿管铸形的条状或块状，无"腐肉"块排出，肾实质癌肿常伴有腰部疼痛及包块。一般经过B型超声、CT、泌尿系造影、膀胱尿道镜检查多能区别开来。但需注意同时存在的多部位尿路上皮肿瘤，切勿顾此失彼，发生遗漏。

2. 泌尿系结核 泌尿系结核多数首先发生于肾脏，以慢性膀胱刺激症状并逐渐加重为主要症状，血尿多出现在膀胱刺激症状之后，特点为终末血尿、量少，常伴有低热、盗汗、乏力、消瘦等全身症状，尿液混浊并能查到抗酸杆菌。膀胱结核形成的肉芽肿或溃疡有时被误认为癌肿，需经活组织检查加以区别。

3. 尿石症 肾、输尿管结石的主要症状是疼痛。血尿轻微，表现为疼痛后镜下血尿或轻微肉眼血尿，而疼痛的发作常在活动或劳动后发生。除伴有感染和膀胱及输尿管膀胱壁段结石外，一般无膀胱刺激症状。经 X 线、B 型超声检查容易与膀胱肿瘤区别。但结石对局部黏膜损害和长期慢性刺激，可使具有较强的增生和再生能力的移行上皮发生增生改变、乳头状增生、鳞状化生，最后导致鳞状细胞癌。癌肿发生后血尿量明显增加。笔者经治 5 例尿石症伴发鳞状上皮癌（膀胱 3 例、肾盂 2 例），均有明显血尿。因此，对长期尿石症，特别是出现明显血尿者应想到癌肿发生的可能，经尿细胞学、X 线及活组织检查等确诊。

4. 非特异性膀胱炎　多为已婚妇女。起病急、病程短，主要症状为尿频、尿急、尿痛、尿液混浊，血尿发生于严重膀胱刺激症状之后。

5. 腺性膀胱炎　腺性膀胱炎与膀胱癌的关系尚难以确定，有少数转变为膀胱腺癌的报告，两者的临床表现相似，膀胱镜窥视时常难以区别，常需活组织检查确诊。

6. 放射性膀胱炎　发生于盆腔癌肿放射治疗后，一般于放射治疗 2 年内出现，也可于 10 ~ 30 年后出现。主要症状亦为无痛性血尿，有时膀胱内出现溃疡和肉芽肿。放射治疗亦是膀胱癌的原因之一，故膀胱内出现溃疡和肉芽肿时需经活组织检查确诊。

7. 前列腺癌　主要症状为排尿困难，血尿为癌肿浸润膀胱时出现。经直肠指诊、B 型超声、CT、活组织检奎可确定前列腺癌及是否累及膀胱等邻近组织。

8. 前列腺增生症　前列腺增生症最早的症状是尿频，主要症状为进行性排尿困难。前列腺黏膜上毛细血管充血及小血管扩张并受到增大腺体的牵拉，当膀胱收缩时可出现血尿、继发感染、结石时血尿加重，偶尔出现大量血尿，多为一过性。但尿液潴留是膀胱癌的诱因，学者有前列腺增生症和癌肿同时存在或前列腺手术后短期发现膀胱癌肿的病例。因此，前列腺增生症出现明显血尿者，应进行尿细胞学、B 型超声、膀胱镜检查，确定是否存在癌肿。

（五）膀胱癌的治疗

膀胱癌的生物学习性差异很大，临床过程复杂，而且为一连续复杂的变化进程，这种自然发展规律又可受到多种因素的影响而改变。因而，膀胱癌的治疗较为复杂。膀胱癌的治疗应依据细胞的分化、浸润程度及范围、全身情况等综合分析，制定合理的治疗方案，选择适当的治疗方法。并且根据治疗反应、病情发展变化及时进行调整，L_2 期能获得最好的治疗效果，提高患者生活质量。

膀胱癌的治疗方法很多，目前仍以手术治疗为主，辅以放射治疗、化学治疗、免疫治疗的综合治疗。治疗的基本原则为表浅性膀胱癌尽量保留膀胱，浸润性膀胱癌施行全膀胱切除术。

1. 膀胱原位癌的治疗　膀胱原位癌（carcinoma situ）分为原发性原位癌（primary carcinoma situ）和继发性原位癌（secondary carclnoma situ）两类。原发性原位癌的生物活动变化多端，自然过程难以预测。有些病程长达 10 年以上不出现浸润，而另一些则可能迅速发展成为浸润癌。一般认为绝大多数均有发展浸润的潜势，早期可无任何症状，逐渐出现膀胱刺激症状。对偶然发现、无症状的原发性原位癌，应用 BCG、丝裂霉素等药物膀胱内灌注，治疗 6 ~ 12 个月观察；不出现膀胱刺激症状、尿癌细胞学检查阴性、活组织检查癌肿消失者，继续膀胱内药物灌注至 2 年；对出现膀胱刺激症状、尿细胞学检查及活组织检查持续阳性者，应施行膀胱全切除术；有膀胱刺激症状的原位癌，膀胱内药物灌注治疗 6 ~ 12 个月，症状消失、尿细胞学检查和活组织检查阴性者，继续治疗至 2 年；症状改善，尿及活组织检查仍阳性者，可继续药物治疗 6 ~ 12 个月，随访观察处理；症状无改善，尿及活组织检查仍阳性者，则施行膀胱全切除术。

继发性原位癌，亦称癌旁原位癌，即在膀胱周围或远处，外观正常或异常黏膜处活组织检查证实有原位癌。继发性原位癌多发生于高分级、高分期及多发性膀胱癌，发展为浸润癌的潜势高（40% ~ 83%），预后不良。在手术前或手术中活检证实有继发性原位癌的膀胱癌须扩大手术切除范围或施行全膀胱切除术。对保留膀胱或手术后发现的继发性原位癌，应积极治疗，严密监测：保守治疗失败，则及早行膀胱全切除术。

全身化疗及体外放射治疗，对原位癌治疗效果不明显。近年来，国外有用放射性铀、金、锶作插置放射治疗或镭膀胱内放射治疗及激光血卟啉膀胱内光敏技术治疗原位癌的报告。病例及经验尚少，需进一步观察。

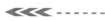

2. 表浅性膀胱癌的治疗

1）经尿道电切术：经尿道电切除术（transurethralresection，TUR）已成为表浅性膀胱癌的主要治疗方法。具有损伤轻、痛苦少、治疗范围广、住院时间短、并发症少、手术死亡率低、可重复施行等优点。但术后不进一步治疗的患者有50%～70%的复发率，其中5%～25%复发癌肿的分级分期增加。经尿道手术时必须全面检查尿道、前列腺和膀胱全部。肿瘤数目、大小、部位，膀胱颈和输尿管口有无病变，形态是乳头状还是广基。肿瘤以外是否存在天鹅绒样红色斑点即可疑原位癌病变。有时原位癌位于三角区白色增厚似鳞状化生，术时应切除之。

非常小的肿瘤宜先用活组织钳去除，再取肿瘤基底部组织送病理学检查，然后局部电灼或电切至肌层。

较小的乳头状癌（<1cm）完整切除能够冲吸出来者，可先从蒂部将癌肿切除，再切除基底及周围正常组织至肌层。切割面仔细止血。癌肿较大、完整切除不能冲吸出者，应电凝蒂部、阻断血管，再切除瘤体，以减少出血，最后切除基底及周围组织。若癌体遮盖蒂部、可用电切环推移瘤体，显露蒂部进行电凝。

膀胱顶部癌肿，膀胱充盈后位置升高，切割操作困难，可减少膀胱内灌注液量，以黏膜刚舒展可看清癌肿为度，同时助手下压膀胱顶部，则可顺利切除。切除膀胱侧壁癌肿时，注意膀胱充盈后癌肿与水平线成弧形角度，应采用弧形法切除，避免膀胱穿孔；并应常规做闭孔神经封闭，以防刺激闭孔神经引起内收肌剧烈收缩跳动而发生意外。

经尿道手术并发症很少，膀胱穿孔可见到脂肪，发生在穿窿部，因膀胱膨胀，膀胱壁变薄，可有尿外渗、麻醉过后腹痛。膀胱造影即可证实，留置尿管7～10d。其他并发症如切除不完全、损伤膀胱颈、尿道、闭孔神经损伤、出血。在与输尿管口相近处手术宜用电切不要用电凝，避免损伤输尿管口。后期并发症为膀胱挛缩、出血。

2）膀胱部分切除术：膀胱部分切除术一般应采用TUR手术，如缺乏设备和技术训练，部分切除手术结束时应用蒸馏水冲洗，可以减少伤口种植。膀胱部分切除术的范围应包括癌肿及基底部膀胱壁和至少距离癌缘2cm的黏膜及膀胱壁，邻近的可疑部位一并切除。同时行随机多处活组织检查。对其他部位可疑处，取活组织标本后电灼。

任何保留膀胱的手术治疗，包括TUR、电灼、膀胱部分切除术，2年内复发率达13%～70%，故术后均应进行膀胱内化疗药物或免疫抑制剂灌注治疗，尤其对原位癌患者。并须严密随访，每3个月复查膀胱镜及尿细胞学检查1次，持续2年；每半年1次，持续2年；以后每年进行1次。并应定期检查上尿路，施行B型超声或排泄性尿路造影，因膀胱癌患者2%～5%可发生上尿路癌肿，并且不一定出现血尿或尿癌细胞阳性。

3）膀胱灌注化疗和免疫治疗：膀胱灌注是为了表浅膀胱癌术后预防或延长肿瘤复发以及肿瘤进展，消除残余肿瘤或原位癌，其原理至今仍不清楚。由于多数化疗药对细胞周期中有特异，重复灌注优于单次。对于尿路上皮肿瘤细胞同期选择灌注时间是很难的，每周、每月灌注是实用的，但从细胞周期、分子生物学看是不理想的。膀胱内化疗药物灌注治疗，始于1961年Jones和Swinney成功的应用膀胱灌注治疗和预防表浅膀胱癌。随后相继应用丝裂霉素、阿霉素、顺铂、喜树碱、乙环氧甘醚等，均取得较好效果。膀胱内灌注化疗药物的作用为抑制核糖核酸复制，抑制DNA合成酶，抑制细胞有丝分裂，产生细胞毒性作用，还可杀伤术后存留在尿路上皮的癌细胞。可用于表浅膀胱癌的治疗和预防癌肿复发。主要不良反应为药物吸收所致全身毒性反应。理想的灌注药物应有直接抗恶性移行细胞作用，无特殊药物作用时相及全身毒性最小。

灌注前尽量少饮水，以减少尿对灌注药物的稀释。药物的pH可能影响其稳定性及疗效，丝裂霉素（MMC）在pH 5.6～6.0最好。在有创伤或感染时，灌注延迟1周，因创伤和炎症可能全身性吸收。灌注药物后拔除导尿管，经1～2h，毒性反应与药物浓度和留置时间相关，长时间留置可增加毒性。持续的小剂量灌注比间断灌注效果好。膀胱灌注的特点是全身吸收少，反应小，但其缺点是插导尿管，膀胱内局部刺激。一般每周1次，共7～10次。也有每月或3个月灌注1次，共1～2年者。

（1）噻替哌：分子量189，膀胱可以吸收，膀胱可吸收分子量小于200。噻替哌30～60mg/W×6，1个月1次×12。早年开始应用时灌注3h，1/3可吸收，25%白细胞或血小板下降。但1983年报告670次膀胱灌注，引起骨髓抑制罕见，轻且为一过性。噻替哌膀胱灌注引起白细胞减少8%～54%，平均10.4%，血小板减少3%～31%，平均9.3%，排尿刺激症状12%～69%，平均25%。有4例（1%）和治疗有关的死亡。现认为30mg即已足够，灌注不超过1年。如果血白细胞少于4 000mm³，血小板低于100 000/mm³即应停止。用噻替哌灌注治疗乳头状肿瘤95例，4周为1个疗程，经1～2疗程后，45例（47%）肿瘤消失。Lamm收集10组共1 009例，噻替哌组复发45%，对照组62%。另有欧洲协作组报告也不能肯定其疗效。

（2）阿霉素（ADM）：主要作用S期的抗癌药，分子量580，不能为膀胱吸收，所以罕有吸收和全身反应。剂量30～100mg膀胱灌注。不良反应主要是化学性膀胱炎4%～56%，变态反应0.3%，胃肠反应1.7%，发热0.8%，停药后即消退。日本606例药物引起膀胱炎30%（短程治疗），长期方案20%。有报告长期治疗后个案有挛缩膀胱。膀胱灌注阿霉素治疗膀胱乳头状肿瘤有效率28%～56%。治疗原位癌63%，原位癌有34%完全消退。有报告比较50mg/W×6，和以后每月1次，共两年，发现并不提高疗效。

（3）丝裂霉素（MMC）：在我国应用较广。分子量329，极少吸收。每次灌注20～60mg，毒性反应白细胞和血小板减少在613例中有4例（0.7%），有1例与治疗相关的死亡，原因是经尿道手术后立即灌注80mg MMC，死于再生障碍性贫血。主要反应为化学性膀胱炎，6%～41%，平均15.8%（97/613），有9%患者有皮疹。手脚有水疱、生殖器皮炎、广泛糜烂等。可以延迟出现，一般在第2次灌注后出现，这些反应都在停药后消失。膀胱挛缩0.5%（3/538），也有报告高达23%，可能因长期灌注。不良反应比BCG少一些。用MMC治疗乳头状肿瘤成功率43%（270/627）。Lamm 859例经尿道完全切除膀胱癌后预防复发MMC组37%，对照组52%。有报告分三组患者：①TUR以后无治疗；②TUR以后立即灌注MMC 40mg；③TUR后立即灌注MMC 40mg，以后每月一次共灌注4次，随访7年。可评价397例灌注MMC的两组减少复发，5次者比1次好。疗效与BCG相似。

（4）表阿霉素（EPI）：疗效与阿霉素相似。其他Epodyl、顺铂、米托蒽醌（Mitoxantrone）、吡柔比星（Pirarubicin）等应用的病例尚少，还不能证明优于常用的灌注药物。

（5）乙环氧甘醚（Epodyl）：属烷化剂类抗癌药，在欧洲广泛应用。常以10%乙环氧甘醚溶液60～100ml膀胱灌注，保留1h，每周1次，持续1年，然后每月1次再持续1年。完全有效率45%，部分有效率35%。治疗上尿路上皮细胞癌同样有效。

（6）顺氯胺铂：属重金属抗癌药，为烷基取代剂。被认为是目前效果最好的药物之一。用量为120mg溶于40～60ml生理盐水，每周膀胱内灌注1次，6次为一疗程。也可减少剂量长时间应用。完全有效率达75%，部分有效率25%。该药分子量300，不良反应很少。

（7）卡介苗：自1978年Morles报告应用卡介苗（Bacille calmette guerin，BCG）膀胱灌注治疗膀胱癌有效以来，BCG已成为治疗表浅膀胱癌及防止复发的有效药物，也是人类癌肿免疫治疗最成功的范例。

BCG抗癌肿的作用机制是多方面的。首先BCG菌体中的核酸，胞壁中的脂质，菌体蛋白及脂多糖均刺激免疫系统产生免疫反应。菌体蛋白的致敏作用能促进淋巴细胞分化增殖，激活了T细胞及巨噬细胞杀伤癌细胞的活性，诱导外周淋巴细胞趋向癌抗原并提高癌免疫性。脂质刺激单核细胞、巨噬细胞增殖与形成肉芽肿。BCG对机体免疫细胞的生物学效应是通过对T细胞亚群，NK细胞等的调节而实现。BCG介导的迟发超敏反应是抗原与T细胞相互作用的结果。BCG局部灌注能有效的增加T细胞的数量与功能。在反应中Tq细胞通过产生多种淋巴激活素而发挥作用。而白细胞介素－2（Interleukin-two，IL-2）是Td细胞产生的重要淋巴因子，在体内外均能刺激T细胞增殖并转化成特异性T杀伤细胞。NK细胞是一类即不需要预先致敏，也不受主要组织相容复合物限制就能直接杀伤癌细胞的大颗粒淋巴细胞。BCG通过激活T细胞及NK细胞自身产生的IL-2与干扰素（Interferon）等淋巴激活素实现对NK细胞活性的生物学效应。

BCG 膀胱灌注抗癌的局部作用是其直接与癌肿或黏膜上皮细胞接触，抑制癌肿生长，诱发局部组织产生免疫反应。直接接触可能是通过分子量为 23 000 的纤维连接蛋白介导而实现。表现为膀胱黏膜组织明显的炎性反应、单核细胞浸润、淋巴细胞增殖、肉芽形成以及尿中有大量脱落的上皮细胞及黏膜层变薄。这些改变对于增生活跃的癌变，可能引起抑制或延缓癌肿发生的作用，也可能为预防癌肿复发的机理所在。当然，BCG 治疗和预防癌肿复发的机制是非常复杂的，有些尚待进一步研究。

BCG 的给药方法很多，有膀胱内灌注法、膀胱内灌注加皮内注射法、病灶注射法、皮肤划痕法、腹腔接种法及口服法。Morale 最早介绍的是膀胱灌注加皮内注射法，后来发现取消皮内注射不影响疗效。目前，膀胱内灌注法最为常用。

口服法具有简便、不良反应少等优点，避免了膀胱灌注法反复插导尿管的痛苦及由此引起的尿路刺激症状、血尿、发烧等。服药前做 OT 试验。一般口服 400mg，相当于 8×10。灭活菌株。也可根据 OT 试验，皮肤硬结直径小于 0.5cm（-），大于 0.5cm（±），大于 0.6~1.0cm（+），大于 1.0cm（++），分别口服 800mg、400mg、200mg。隔日 1 次，顿服。2 月一疗程，一般用 2 疗程，总剂量为 12 000~48 000mg。每两周做 OT 试验，根据结果调整 BCG 用量。癌肿复发率为 6.9%~12.5%。并能明显升高 NK 细胞活性。

膀胱灌注法为 BCG 120mg，溶于 60ml 生理盐水，每周 1 次，共 6 次；每两周 1 次，共 6 次；每月 1 次，共 6 次；以后每 2 月 1 次，维持治疗 2 年。治疗和预防膀胱癌效果优于其他药物。有报告原位癌 165 例，完全有效率为 73%；TUR 后残癌完全有效率 62%。预防膀胱癌复发的效果一般为 50%~70%。对其他药物治疗失败的病例，应用 BCG 仍有效。对浸润性膀胱癌亦有一定效果。

BCG 的不良反应较轻，常见的有膀胱刺激症状、血尿、排尿困难、发烧、皮疹、流感样症状、关节疼痛等。严重反应率很低。Lamm 复习 1 278 例中发生肉芽肿性前列腺炎为 1.3%，BCG 性肝炎或肺炎 0.9%，关节炎或关节疼痛 0.5%，皮疹和皮肤溃疡各 0.4%，输尿管梗阻 0.3%，附睾睾丸炎 0.2%，膀胱挛缩 0.2%，低血压 0.1%，白细胞减少症 0.1%。另有膀胱肾源性腺瘤，肉芽肿性肾肿块，尿道肉芽肿等零星报告。最近有 BCG 引起败血症致死的报告。泌尿生殖系统的 BCG 性肉芽肿则为灌入膀胱的 BCG 沿管腔进入肾、输尿管、前列腺、附睾、睾丸或尿道，或经血管淋巴扩散所致。轻度反应多为一过性，多不必治疗，也可对症处理。严重反应需应用抗阴性杆菌抗生素及利福平，异烟肼等抗结核药物，如有肝功能损害应用乙胺丁醇、环丝氨酸等。泌尿生殖系统肉芽肿，停止灌注 3~6 个月或给抗结核药物后逐渐消失。

（8）干扰素：干扰素（Interferon，IFN）是机体诸多细胞对病毒感染的反应中产生的一种糖蛋白。主要作用为诱导宿主因子的产生干扰病毒感染循环的各阶段、防止感染的扩散和发展，在一定的细胞系统 cGMP 和 cAMP 水平增加、刺激多核白细胞、杀伤细胞（NK）和巨嗜细胞吞嗜功能，具有抗增殖、抗病毒和免疫调节作用。干扰素抗癌肿的作用机制仍不清楚。目前认为，一是直接接触作用于癌肿（膀胱内灌注），使癌细胞坏死脱落，并使局部产生淋巴细胞浸润；二是抑制癌基因表达；三是增强机体细胞免疫状态，提高 NK 细胞数量和活性，增强自然细胞介导的细胞毒性作用，增强机体抗癌肿能力。

干扰素分 α、β、γ 型，还各有许多亚型。其中 α 型和 γ 型效果较好。用药方法有肌内注射法、膀胱内灌注法和灌注、肌内注射联合法，其中膀胱内灌注法较为常用。膀胱内灌注每次给药剂量有小剂量法：每次 10×10IU；递增剂量法：开始每次 50×10IU，逐渐增至 1 000×10IU；大剂量法：每次 100×10IU。灌注前用生理盐水 30~50ml 稀释。置导尿管，排空膀胱将药注入，保留 1.5~2.0h。每周 1 次，治疗 12 周；以后每月 1 次，共治疗 1 年。完全有效率为 30%~45%，部分有效率为 16%。大剂量法比小剂量法效果好。对 BCG 等药物治疗无效果者，应用干扰素治疗有效。

干扰素的不良反应很少，膀胱内灌注局部浓度达到 3 000IU/ml 以上，仅有很少的吸收性全身症状，表现为轻微感冒样症状。

（9）白细胞介素-2：白细胞介素-2（Interleukin-2，IL-2）是 1976 年 Morgan 等人在 PHA 刺激的淋巴细胞培养液中发现的一种淋巴因子。其作用为促进 T 细胞增殖，导致杀伤 T 细胞的增殖和分化，活化 NK 细胞，诱导 LAK 细胞及 TIL 细胞产生，并促进外周血淋巴细胞产生多种淋巴因子等，在免疫调节中起重要作用。用药方法有癌肿及周围注射法，膀胱内灌注法，全身应用法，也可与 BCG 联合应用。有报告 6 例膀胱癌，行癌肿及周围注射 1 969~4 046IU 异体高生物活性 IL－2，治疗 45d，其中 5 例于 43~105d 癌肿消失。一组 13 例膀胱癌术后用 IL－23 500IU 结合 BCG 60mg 膀胱灌注预防复发，每周 1 次，连续 6 周，以后每月 1 次，至 1 年。平均观察 13 个月，11 例（80%）无癌肿复发。

IL－2 全身大剂量应用可出现机制不明的水肿、肾毒性、甲状腺功能降低等。局部应用不良反应不明显。应用 IL－2 治疗和预防膀胱癌复发的临床病例尚少，效果需进一步观察，机制有待研究。

另外，肿瘤坏死因子（Tumor necrosis factor，TNF），钥孔蝛血蓝素（Keyhde limpet homocyanin，KLH）、LAK 细胞（Lymphokine activated killer Cell）、单克隆抗体等，均有治疗和预防膀胱癌复发的研究。

4）激光治疗：激光具有方向性强、光度高、单色性好和相干性好的基本特性。有其特殊的生物学效应：①热效应：对组织照射，可在几秒钟内产生高温，使局部组织蛋白凝固、变性、坏死、甚至炭化、汽化而消失；②光效应：组织对激光有吸收、反射、传导热作用，而增加激光破坏损伤力；③压力效应：激光的高压、高热使组织因高温膨胀而产生继发性冲击波，促使组织加速破坏分解；④电磁效应：激光能产生很强的电磁场，聚集处可使组织炭化分解；⑤免疫效应：经激光照射的癌肿，有自行消失现象，可能由于坏死癌肿组织产生免疫抗体，增强机体免疫反应所致。

利用激光的基本特性和生物学效应治疗疾病已广泛应用于临床，对膀胱癌的治疗亦取得良好效果。激光器的种类很多，有固体激光器、气体激光器等。通过光导纤维，经较细的内镜将激光引入膀胱内，在直视下对癌肿进行治疗。这种治疗为非接触性，治疗深度一致并能控制，创伤轻、并发症少。特殊的优点为：①激光照射同时阻塞其淋巴管，可避免癌肿扩散；②为非接触性避免或减少活的癌细胞释放；③操作简便、安全、出血少、复发率低。

激光对膀胱癌的治疗，主要用于体积较小的表浅膀胱癌，复发率为 15%~37%。Hotstetter（1986 年）治疗 600 多例 T_1、T_2 期膀胱癌，治愈率 95% 以上，局部复发率仅 1%~5%。并发肠穿孔 3 例。江鱼治疗 59 例 100 次 185 个癌肿，随访 1~30 个月，治愈率 95.13%，复发率 11.8%，仅 1 例膀胱穿孔，2 例照射后出血。

Nd：YAG 激光穿透深度 4~15mm，可以用于治疗较大的癌肿（直径 5cm），一次治疗不能完全消除癌肿者，亦可反复多次治疗；并应用于患者身体条件很差，不能耐受其他去除癌肿的治疗方法或作为膀胱癌肿的姑息治疗。

TUR 切除癌肿后，激光照射切除残面可减少癌肿复发率。对原位癌的治疗效果较好。激光治疗过程中患者感觉轻微，能在局部麻醉下进行，已应用于门诊治疗，减少患者费用。

激光治疗的主要不足是不能获得病变处组织标本，进行组织学检查，仪器昂贵，普及受限。

5）光动力学治疗：光动力学治疗（photodynamic therapy）又名光敏治疗。1975 年（Kelly，et al）发现血卟啉及其衍生物 HPD 趋向集中于膀胱癌组织，借助于光能使其活化，产生毒性。1976 年开始应用 HPD 化学反应防治膀胱癌并取得较好效果。后来发展为将激光与 HPD 相结合的光动力学治疗技术，提高了疗效，20 世纪 80 年代应用于临床。

光动力学治疗原理是光敏剂、光和氧对细胞具有毒性作用。将与癌组织亲和力很强的光敏剂注入机体内，待其聚积结合，借助于光将其激活，产生细胞内毒性，使癌细胞失活。有研究发现，含有 HPD 的癌组织经光照射时，在能量转换过程中产生单态氧，这种单态氧对细胞有毒性，达到一定浓度可破坏细胞。超微结构发现线粒体水肿、增宽、退行性变、消失；桥粒膜模糊，粗面内质网变大，微管增多等变化。

目前常用的光敏剂为 HPD。红激光（630mm）穿透力 1cm，蓝激光（500mm）可用于较浅的组织。HPD 的一般剂量为 2.5~5.0mg/kg，静脉注射后 48~72h 激光照射。改进的激光散射镜片或橄榄球状（Light bulb）导光束末端，使激光照射范围增大，扩大了治疗范围，提高了疗效。主要适应于原位癌和表浅膀胱癌及癌前黏膜病变的治疗。对表浅膀胱癌的近期治疗效果达 95% 以上，对原位癌治疗效果在 90% 以上，亦为膀胱癌早期诊断的一种灵敏方法。此法具有对癌组织选择性高、正常组织无损伤、全身反应轻等优点，可以多次重复治疗。

光动力学治疗的不良反应为 HPD 及其衍生物少量皮肤吸收产生的皮肤光敏反应，受光线照射后出现轻度水肿、色素沉着等。预防的主要措施为避光，至少 1 周，部分患者可有尿频、尿急和膀胱容量缩小。对反应强烈者可口服抗过敏剂。

3. 浸润性膀胱癌的治疗　浸润性膀胱癌指侵犯固有膜层及肌层的 B、C 和 D_1 期膀胱癌。浸润癌多数起始 Bp 为浸润性，细胞分化差，病程进展快。表浅膀胱癌 15%～30% 可发展为浸润性癌，TUR 等局部治疗后部分复发癌的细胞分级和临床分期增加，进而发展为浸润癌。

浸润性膀胱癌的治疗主要为全膀胱切除，在膀胱重建方法方面有不少进展；亦有采用 TUR、膀胱部分切除、根治性放疗、化疗等综合治疗保留膀胱的方法，须严格掌握适应证。即使膀胱全切除，也应辅助放疗、化疗、免疫治疗，以提高疗效。

（1）膀胱全切除术：膀胱全切除术是治疗浸润性膀胱癌的主要方法。手术范围是切除整个膀胱，男性应包括精囊腺和前列腺，输尿管下段受累则一并切除，同时做尿液转流手术。

手术适应证：①多发性膀胱癌浸润达肌层者；②复发快，多次复发的表浅膀胱癌，复发癌肿的期/级上升或伴有原位癌及严重黏膜病变者；③膀胱颈部、三角区的浸润癌或邻近的较大浸润癌累及膀胱颈、三角区者；④实体癌、浸润癌周边界线不清者；⑤巨大癌肿膀胱部分切除后其容量过小者；⑥免疫学及瘤标检测呈高度恶性及侵袭趋向者。

膀胱癌施行全膀胱切除术时是否做预防性尿道切除，意见不一致。多数主张选择性施行。对下列情况应在膀胱全切除术同时施行尿道切除：①膀胱癌和尿道癌同时存在；②膀胱切除的尿道切缘有癌肿残留；③多发膀胱癌、癌细胞分化不良或有原位癌；④多器官尿路上皮性癌肿；⑤膀胱三角、膀胱颈、前列腺尿道内癌肿。未切除尿道的膀胱全切除术后应严密监测尿道情况，若出现下列情况应二次切除尿道：①尿道癌细胞学检查阳性；②尿道出血；③膀胱全切除标本病理检查发现前列腺尿道或输尿管癌肿。尿道切除应包括舟状窝和尿道外口的全尿道切除。

（2）膀胱部分切除术：膀胱部分切除术较简单、创伤小、能保留膀胱功能、不影响性功能、易为患者接受；但复发率高，适应范围窄，仅 10%～15% 的浸润性膀胱癌适应该手术，需严格选择。仅适应于：①单发或局限性多发浸润癌未浸透浆膜层，多处黏膜活检无原位癌及严重黏膜病变；②癌肿距离膀胱颈部多于 3cm；③癌肿出血多，全身情况差，不能耐受或拒绝膀胱全切除者。对于复发性、多发性、伴有原位癌或上尿路癌肿的浸润癌，女性侵及膀胱颈、男性侵及前列腺及尿道、做过化疗或放射治疗后的浸润癌，以及膀胱容量太小者，禁忌施行膀胱部分切除术。

膀胱部分切除术切除范围，应距离癌肿边缘 2cm 以上。癌肿周围有原位癌及黏膜非典型增生病变者，应扩大切除范围。位于输尿管口附近的癌肿，应施行输尿管下端切除、输尿管膀胱再吻合术。浸润较深的癌肿行部分切除时应施行区域淋巴结清除术，清除淋巴组织，做组织学检查，给术后治疗提供依据。若癌肿累及膀胱三角区及颈部，则应实行膀胱全切除术。切除标本连续组织切片，边缘应无癌肿残留。膀胱癌开放性手术，切口癌细胞种植的发生率为 10%～20%。缝合前需用大量蒸馏水、抗癌剂溶液冲洗伤口或术前小剂量放射治疗（1 000～1 200cGy）；并在缝合膀胱时黏膜对合良好，勿将黏膜缝入肌肉组织内；并争取不做耻骨上膀胱造口。

膀胱部分切除术后癌肿复发率为 35%～70%，癌细胞分级越高，复发率越高。术后应严密随访监测，并应用防止复发措施。

（3）放疗治疗：近年来，高能 X 线、高能电子线和快中子等放射线治疗方法的广泛应用，放疗治疗对癌肿的治疗范围逐步扩大，效果明显提高。由于膀胱癌对 X 线照射的敏感率仅 20%～25%，目前大多数国家，放疗作为膀胱癌治疗的辅助治疗、综合性治疗的组成部分及姑息性治疗方法；而在英国、加拿大及荷兰等国家，以放疗为主的根治性放疗则较为普及。

放射治疗常见并发症有全身毒性反应、骨髓抑制、胃肠道反应等，主要是放射性膀胱炎，照射期间常表现为短暂的排尿困难、尿频、尿痛或血尿，放疗后发生膀胱缺血、纤维化以致膀胱挛缩，膀胱内出血有时量很大，且顽固，个别患者需做膀胱切除治疗。

（4）化学治疗：近年来，细胞动力学、药代动力学方面的发展，抗癌新药的发现，对药物作用亚细胞水平及分子水平的研究，化学治疗在药物实施方面的不断改进（如药物选择、剂量调整、给药途径及疗程设计等），特别联合化疗的发展，使恶性肿瘤的化学治疗取得可喜进展。比较有效的化疗药物有顺铂、阿霉素、甲氨蝶呤、长春花碱、长春新碱、氟尿嘧啶等。特别是自 1985 年 Sernbary 首先报告顺铂为主的 MVAC 联合化疗方案以来，膀胱癌的联合化疗已广泛应用。

二、膀胱鳞状细胞癌

膀胱鳞状细胞癌的发病率各地报告不一，英国为膀胱癌的 1%，美国为 3%～7%，而血吸虫病高发的埃及等地则达 75% 以上。综合我国近年 5 503 例膀胱癌，鳞癌占 2.5%。慢性尿路感染是膀胱鳞状细胞癌的主要病因，在 90%～93% 的膀胱鳞状细胞癌患者的尿中，可长期有脓细胞和白细胞存在。慢性炎症刺激可使移行上皮鳞状化生、细胞间变、癌变。也有认为感染后有的细菌将硝酸盐转变为有致癌作用的亚硝酸盐和亚硝胺，进而引起癌肿。膀胱内结石、导尿管等异物刺激也为鳞状细胞癌的重要病因。膀胱结石并发鳞状细胞癌率为 0.074%～9.9%，然而鳞状细胞癌并发结石率高达 2.77%～47.0%。结石长期刺激引起组织细胞增生、癌变。长期留置导尿管的慢性刺激亦可引起癌肿发生。膀胱癌的膀胱壁中 70% 可查见血吸虫卵，故认为埃及血吸虫感染为膀胱鳞状细胞癌的病因之一，但其致癌机理尚不明确，膀胱黏膜白斑病等病变在某些因素作用下可进一步发展为癌肿。

（一）临床表现

膀胱鳞状细胞癌起初常为扁平状或轻度隆起，浸润性生长，呈实体团块状，溃疡型或乳头状。多单发，也可多发。病理检查以纯鳞癌多见，伴有移行细胞癌和腺癌等成分的混合癌约占 1/3。组织学特点为角化细胞出现，大癌肿鳞状细胞成片状，排列不规则，有同心性排列的角化细胞——角化珠。

膀胱鳞状细胞癌发病年龄较大，比膀胱移行细胞癌晚 5～10 岁，约 75% 发生于 60 岁以上。男性多见于女性，国内统计比例为 1 :（5.6～6.0）。

主要临床表现为血尿和膀胱刺激症状，约 80% 出现血尿，以全程肉眼血尿为主，也可表现为镜下血尿或终末血尿。有膀胱刺激症状者约占 70%，以尿痛为主，特点为症状重，药物不能缓解。排尿不畅和尿流梗阻发生率也较移行细胞癌多见。

（二）诊断

B 型超声扫描显示膀胱实性、回声不均质团块，边界不清，膀胱镜可明确癌肿的位置、数目及大小，常表现为团块状、溃疡型、菜花状或广基乳头状，表面不光滑，可有出血、坏死。周围有充血、水肿等炎症表现。伴有结石时可见结石区膀胱壁片状高起或溃疡。IVU 能显示膀胱内充盈缺损及上尿路的表现，有助于临床分期，若肾输尿管不显影、显影延缓或积水，示癌肿浸润深肌层，多在 m 期以上。

CT、磁共振检查可明确癌肿浸润肌层深度、膀胱周围及盆腔淋巴结转移情况。晚期出现下腹部包块、疼痛及远处转移。确定诊断靠组织学检查。

（三）治疗

膀胱鳞状细胞癌的治疗方法主要为手术切除，不适应 TUR。癌肿小而浸润浅的早期者可施行膀胱部分切除术。癌肿大，周围界限不清，浸润深者应行膀胱全切除，尿流改道术。放疗和化疗均不敏感，一般不单独应用。混合性膀胱鳞状细胞癌，可根据混合癌的组织类型及各科组织比例选用放疗或化疗配合手术综合治疗，预后较纯鳞癌效果好。

三、膀胱腺癌

膀胱腺癌又称胶样癌、胶冻样癌、黏液癌、印戒细胞癌，是一种比较少见的膀胱癌肿，占全部膀胱上皮癌的 0.1%～2.0%。脐尿管腺癌与原发性膀胱腺癌均为膀胱少见的高恶性上皮癌。由于均发生在膀胱，均属腺癌，具有一定的共同特性。

（一）临床表现

肉眼观察肿瘤有三种形式：①结节性，无蒂浸润性肿瘤最常见；②乳头状和乳头状浸润性肿瘤，肿瘤一般为单发，多局限于膀胱某个区域，体积相差较大，从 0.8～10.0cm 不等；③膀胱壁弥漫性增厚和浸润，类似皮革状。显微镜观察肿瘤由大小不等、形状不同的腺体构成，腺体被覆分泌黏液的柱状或立方细胞和多数杯状细胞，管壁和腺腔壁常有皱襞，或形成向外突出的小袋，有时有囊性扩张；腺体内的黏液量相差颇大，偶尔肿瘤由大量黏液印戒细胞组成，黏液存在于肿瘤细胞内，并进入间质，聚集成黏液湖。在成片的黏液湖中有成堆的癌细胞。腺癌的扩散与移行细胞癌相似，以淋巴途径转移为主，也可经血行转移至肺和肾等脏器。发生于膀胱外翻的腺癌很少转移。

膀胱腺癌常见的部位为膀胱顶部和基底部。最常见的症状为肉眼血尿。其次是尿路激惹症状，表现为尿频、尿痛、尿急、下腹不适等；部分患者有黏液尿，黏液量不等，黏液稠厚者也可阻塞尿道而发生尿潴留，这是膀胱腺癌的特点之一。起源于膀胱顶部脐尿管残留组织的腺癌，位置隐匿，多无症状，但部分患者可于下腹部触及肿块。晚期出现浸润及转移症状。

（二）诊断

根据膀胱腺癌的临床表现及检查，诊断一般无困难，但早期膀胱腺癌的诊断并不容易，要注意病史的特点与有关的辅助检查相结合综合判断，争取早期诊断。

1. 诊断要求

（1）对于肉眼血尿伴尿频、尿急、黏液尿，膀胱区触及肿块的患者，要高度疑及腺癌。

（2）膀胱镜检查：可见质硬而基广的肿块，或伴溃疡、钙化等征象，用手压迫膀胱上区，有时可见膀胱外的肿块压迹。

（3）B 型超声及 CT：对膀胱内或壁间的浸润性腺癌均易探及。并注意膀胱外有无浸润情况。

（4）重复尿脱落物或尿脱落细胞学检查。

（5）膀胱造影：特别是头低位摄片，不仅可发现膀胱腔内的充盈缺损，还可能见到膀胱外的肿块压迹。

2. 诊断标准

（1）脐尿管腺癌的诊断标准：①肿瘤位于膀胱顶部或前壁；②无囊性或腺性膀胱炎；③肿瘤始于脐尿管的膀胱壁内段，浸润肌层或更深，而膀胱黏膜常完整或有溃疡；④肿瘤与周围或表面分界清楚，但可分支伸向膀胱间隙；⑤有脐尿管残余发现；⑥扪及耻骨上包块；⑦全身无其他原发癌。

（2）原发性膀胱腺癌的诊断标准：①肿瘤多发生在膀胱的侧壁和底部；②常伴有腺性或囊性膀胱炎；③癌与正常膀胱上皮间有移行病变；④无其他原发癌。目前部分学者主张将二者作为一个疾病来看待。亦有人认为应将其区分开来。

（三）治疗

膀胱腺癌以手术治疗为主，化疗效果不佳，放疗可与手术治疗联合使用。

（1）位于膀胱顶部的脐尿管腺癌应行整块的节段性切除，它包括脐部、联合韧带、膀胱上肿块、腹横筋膜，膀胱周围脂肪和膀胱顶部。

（2）膀胱基底部的原发性膀胱腺癌则应行根治性膀胱切除术。

（四）预后

膀胱腺癌预后差，有肌肉浸润的大约半数在全膀胱切除后 1.5～2.0 年出现癌转移，5 年生存率 6.5%～18.0%。脐尿管残余的膀胱腺癌预后稍好于原发性膀胱腺癌。

（赵　勇）

第二节　膀胱非上皮性肿瘤

膀胱非上皮性肿瘤起源于间叶组织，主要来源于肌肉、血管、淋巴、神经、脂肪等组织。与膀胱上皮性肿瘤相比，发病率较低。膀胱非上皮性肿瘤分良性、恶性两大类。

膀胱良性非上皮性肿瘤占膀胱非上皮肿瘤的 30%～50%。其组织学分类尚未完全统一。主要有肌瘤、血管瘤、纤维瘤、嗜铬细胞瘤、畸胎瘤等。

一、膀胱平滑肌瘤

膀胱平滑肌瘤是膀胱非上皮性良性肿瘤中最常见的一种，占膀胱非上皮性良性肿瘤的 30%～50%。Knoll（1986 年）统计世界文献共报告 155 例，膀胱中胚叶肿瘤占膀胱肿瘤的 1%～5%，其中膀胱平滑肌瘤占 35%。华西医大附属一院（1954—1987）共收治膀胱平滑肌瘤 6 例占膀胱肿瘤的 0.9%，占膀胱非上皮肿瘤的 28.6%。

膀胱平滑肌瘤的发病原因目前尚不清楚，有学者认为与炎症刺激或胚原性因素有关。膀胱平滑肌瘤好发于女性，发病年龄与子宫肌瘤相仿，且膀胱平滑肌瘤并发子宫肌瘤发生率达 10%，揭示膀胱平滑肌瘤的发生似与内分泌因素有关。膀胱平滑肌瘤多为球形，少数呈分叶状或结节状，偶尔有蒂。组织学观察肿瘤由分化良好的平滑肌细胞构成，瘤细胞呈梭形，胞浆丰富，边界清楚，有纵行的肌原纤维，染色呈深粉色，胞核棒状，两端钝，无间变，无核分裂，瘤细胞聚集成束，成编织状或漩涡状排列，在平滑肌纤维间有时有不等量的纤维组织。平滑肌瘤在膀胱壁各部位均可发生，但多发生于膀胱三角区和两侧壁。膀胱平滑肌瘤可分为黏膜下、壁间和浆膜下三种类型，其中黏膜下型最常见（约占 71%）。肿瘤大小差别很大，文献报告最小 1g，最大达 11 500g，但多数在 50g 以内。

婴幼儿至老年人均可发病，但 30～40 岁发病率较高，男女之比为 1 :（1.5～2.0）。膀胱平滑肌瘤的临床表现与肿瘤类型和发病部位有关。黏膜下型肿瘤以血尿为主要表现，由膀胱黏膜破溃或糜烂所致。肿瘤较大或位于尿道内口附近时，可表现为尿频、排尿困难，甚至可因肿瘤阻塞尿道或从尿道脱出而发生急性尿潴留。壁间型肿瘤早期无症状，肿瘤较大时突入膀胱腔亦可出现血尿、尿频或排尿困难。浆膜下型肿瘤以盆腔肿块为主要表现。

依靠膀胱镜和 B 型超声、CT 等检查，膀胱平滑肌瘤的诊断一般无困难。典型的膀胱平滑肌瘤在膀胱镜下表现为膀胱表面被覆正常黏膜，基底部较宽的实性肿块，B 型超声、CT 显示肿瘤位于膀胱壁内，这些特点均有别于膀胱癌。当肿瘤表面坏死或膀胱内并发感染时，单靠膀胱镜难以确诊。在诊断有困难时可取活检或应用尿细胞学检查以资鉴别。

膀胱平滑肌瘤的治疗为手术治疗，以保存膀胱为手术原则。小的肿瘤可经尿道切除，肿瘤较大或壁间型、浆膜下型者可行肿瘤切除或膀胱部分切除。膀胱平滑肌瘤预后良好，至于有无恶变的问题，至今尚有争议。多数学者认为膀胱平滑肌瘤一般无恶变，但亦有人认为膀胱间叶性肿瘤具有复杂的多源性，且临床确有恶性变的报告，因此主张术后追加放射治疗。

二、膀胱横纹肌瘤

膀胱壁肌肉主要由平滑肌组成，横纹肌成分很少，因此膀胱良性非上皮性肿瘤中横纹肌瘤较少见，仅占 8% 左右。临床表现、诊断、治疗及预后均与平滑肌瘤相似。

三、膀胱血管瘤

膀胱血管瘤由 Arbuthout Lome 在 1895 年首次报道，其发生率仅次于平滑肌瘤，占膀胱良性非上皮性肿瘤的 26%～35%。

血管瘤多为先天性，可能发生于胚胎的血管母细胞，与发育中的血管网脱离，在局部增殖并形成内皮细胞条索，互相吻合，出现管腔，进而分化成血管瘤。膀胱血管瘤多发生于膀胱前壁和膀胱顶部，多为单发。且海绵状血管瘤、毛细血管瘤较少见。局限性血管扩张或静脉瘤有时不易与血管瘤鉴别，故一般将其纳入血管瘤范围。膀胱血管瘤易并发其他脏器或皮肤血管瘤，多发性血管瘤发生率为 20%～31%。

本病可发生于任何年龄，但以青少年多见，约 62% 的病例发生于 15 岁以下，无性别差异。以反复发作的肉眼血尿为惟一症状（90% 以上），部分患者在血管瘤突然破裂时表现为突发性膀胱大出血，甚至休克。

本病膀胱镜检查时肿瘤边界清楚、无蒂、呈青紫色，周围黏膜正常。拟诊血管瘤时不宜活检，以免造成大出血。

治疗方法主要为膀胱部分切除术，切除范围应超过血管瘤周边的正常膀胱黏膜，以免术后复发。切除彻底后很少复发，预后良好。

四、膀胱纤维瘤

膀胱纤维瘤由 Virchow 于 1853 年首先报告，是来源于肌间纤维组织的一种良性肿瘤，发病率很低。

膀胱纤维瘤质地较硬，呈结节状，表面光滑，包膜不甚完整。肿瘤切面界限分明，呈灰白色，可见纵横交错的纤维束。肿瘤细胞呈梭形，类似正常成纤维细胞和纤维细胞，成束纵横排列，有不等量的胶原纤维形成。若胶原纤维较少而成纤维细胞较多时，提示肿瘤生长活跃，有恶变趋势。

膀胱纤维瘤可发生于膀胱任何部位，但多位于膀胱颈口及前壁。肿瘤较小者无症状，逐渐增大则出现排尿困难。几乎所有患者有尿频、尿痛，酷似前列腺增生症状，可伴有血尿。肿瘤有蒂者可有下坠感和膀胱结石样症状。

膀胱镜检查时膀胱纤维瘤界限清楚，常形成带蒂肿物而突入膀胱腔内。肿瘤表面被覆光滑淡红的膀胱黏膜。

经尿道电切术为大多数膀胱纤维瘤理想的治疗方法，非带蒂肿瘤可选择开放性手术切除肿瘤。膀胱纤维瘤绝大多数为良性病变，进展缓慢，预后良好。存在浸润性病变者，仅占 1% 左右，可手术后辅以放疗或化疗。

五、膀胱嗜铬细胞瘤

膀胱为嗜铬细胞瘤的好发部位，自 Ziminerman 于 1953 年首次报道以来至 1983 年世界文献已报道 100 例。与肾上腺嗜铬细胞瘤相似，绝大多数有分泌儿茶酚胺类物质的功能；少数无内分泌功能，称为静止嗜铬细胞瘤。好发年龄为 30～40 岁。

膀胱嗜铬细胞瘤的发生原因可能与膀胱内残存嗜铬组织有关。肿瘤呈结节状或息肉状，质地偏硬，与正常膀胱组织有明显界限，但邻近膀胱肌层大都被破坏，肿瘤表面黏膜可有溃疡。肿瘤切面均质，褐色或黄褐色。瘤细胞至多边形或菱形，胞浆颗粒较多，易被铬盐染色，细胞群呈小叶状、条索状或小巢状。

嗜铬细胞瘤的常见症状为血尿（60%），高血压（5%），排尿时发作性头痛、心慌，甚至晕厥（40%）。高血压可表现为持续性或发作性，发作性高血压的特点是膀胱胀满时即出现高血压、脉快、脸色苍白、头痛、出汗等症状，在排尿时症状达高峰，待膀胱排空后即逐渐缓解。故排尿时发作性头痛是其典型症状，据 David 统计出现典型症状者约占 50%。无内分泌功能的膀胱嗜铬细胞瘤除局部病变外可无任何症状。

膀胱嗜铬细胞瘤的诊断较为容易，除典型症状外，膀胱镜检查是定位诊断的依据。检查时，血压可能上升，预先应有预防措施。儿茶酚胺或 VMA 的测定和胰高血糖素试验，是诊断的重要依据，但无发作期间的阳性率低。

手术为膀胱嗜铬细胞瘤的主要治疗措施，方法为施行膀胱部分切除术。但术前及术中的血液动力学控制甚为重要，处理同肾上腺嗜铬细胞瘤。预后良好。

六、膀胱神经纤维瘤

1849 年 Smith 首先报道，后由 Von Rachllnghousen 详尽描述，阐明该肿瘤沿周围神经生长，故又称 Rachlinghousen 病。膀胱神经纤维瘤质硬，表面光滑，大小不一，可如豌豆至鸡蛋大小。通常为神经纤维组织。临床上主要表现为下尿路梗阻症状，可仅有泌尿系局部症状而无全身症状，相当一部分病例有上尿路积水等梗阻表现。膀胱镜检查，表现为局部隆起肿块，表面光滑。局限于膀胱而无继发上尿路梗阻的神经纤维瘤，可施行膀胱部分切除术或经尿道电切术；伴有上尿路梗阻病变者，在切除膀胱肿瘤的同时应做尿路改道手术。病变广泛者可行根治性全膀胱切除术。膀胱神经纤维瘤大多为良性，其恶变率为12% ~29%。良性肿瘤预后良好。多发性或有浸润、转移的恶性病变则预后不良。

七、膀胱脂肪瘤

膀胱脂肪瘤罕见。自 Barry 和 Yaua 首次报告以来，截至1977年，世界文献仅收集到40余例。膀胱脂肪瘤质地较软，常呈分叶状，有完整包膜，肿瘤切面黄色、油腻，为成熟的脂肪细胞组成，其间有纤维分割成大小不等的小叶。临床主要表现为尿频及排尿困难，偶见血尿。巨大肿瘤可使膀胱形态改变，容量减少。20世纪70年代以前，膀胱脂肪瘤以放疗等保守疗法为主，疗效不满意。1973年 Carpenter 采用脂肪瘤切除术，得到满意的疗效，为目前主要治疗方法。

八、膀胱化学感受器瘤

膀胱化学感受器瘤亦称非嗜铬性副节瘤。化学感受器瘤大多数无内分泌功能，只有少数肿瘤分泌肾上腺素类物质，引起类似嗜铬细胞瘤的临床表现。与嗜铬细胞瘤的区别在于不被铬盐染色。膀胱化学感受器瘤非常少见，国内仅见数例报告。

九、膀胱畸胎瘤

膀胱畸胎瘤是由三胚层组织构成的混合瘤，临床极为少见。肿瘤多发生在成年女性，典型临床表现为从尿路排出毛发或结石中含有毛发成分。X 线片上膀胱区可见密度不均匀的致密阴影。治疗为膀胱部分切除术，预后良好。

十、其他肿瘤

膀胱良性非上皮性肿瘤还有黏液瘤、骨瘤等，临床十分罕见。

（王亚丽）

第三节 膀胱恶性非上皮性肿瘤

膀胱恶性非上皮性肿瘤占膀胱非上皮性肿瘤的50% ~60%。恶性程度高，预后不良。膀胱恶性非上皮性肿瘤以肉瘤为主，以膀胱横纹肌肉瘤及平滑肌肉瘤为多见。

一、膀胱横纹肌肉瘤

膀胱横纹肌肉瘤在膀胱恶性非上皮性肿瘤中发病率最高，约占35%。

膀胱横纹肌肉瘤肉眼见肿瘤呈半透明的葡萄状或息肉样，故有葡萄状肉瘤之称。瘤体切面呈鱼肉状，可有坏死。显微镜下，肿瘤由未分化间叶组织与不同程度分化的结缔组织、黏液组织、横纹肌、平滑肌组成。在息肉样肿块切片中，表面常见有移行上皮被覆，上皮下常有数层与表面平行排列的未分化间叶细胞，称为"形成层"，这是诊断该病的重要依据。

膀胱横纹肌肉瘤大多发生在小儿，约75%发生在5岁前。男性发病率高于女性，男：女为1.8：1。

临床表现主要为血尿（44%）和排尿困难（41%），可伴有尿痛、尿频症状，常在较短时间内进展为完全性尿潴留。体检常可扪及耻骨上肿块（16%）。晚期病变则伴有贫血、肾积水等表现。

根据膀胱横纹肌肉瘤的发病特点、临床表现，结合 B 型超声、CT 及膀胱镜检查，临床诊断多无困难。由于膀胱横纹肌肉瘤多发生于小儿且生长快，出现症状时肿瘤几乎充填膀胱，因此采用膀胱镜检查机会较少，多经 B 型超声及其他影像学检查而获诊，但不易与其他肉瘤相区别，依病理学检查确诊。

20世纪60年代以前，膀胱横纹肌肉瘤以放疗和化疗为主要疗法，效果很差。1961年以来，Pinkel 和 Pikyen 主张采用根治性膀胱切除术，结合放疗和化疗，使术后生存率有所提高。近年由于化学疗法和放射疗法的发展，治疗方法的不断改进，使生存率又有明显提高。

二、膀胱平滑肌肉瘤

膀胱平滑肌肉瘤在膀胱恶性非上皮性肿瘤中发生率仅次于横纹肌肉瘤。

膀胱平滑肌肉瘤多发生于黏膜下层或肌层，表面容易坏死。因其分化程度不同，组织结构有很大差异，同一肿瘤不同区域瘤组织的分化程度亦不一致。膀胱平滑肌肉瘤好发于成年人，男女发生率无显著差别。多发生在膀胱顶部、侧壁。肿瘤较小时可行膀胱部分切除术，肿瘤较大或呈浸润性生长时施行根治性全膀胱切除术。肿瘤对化学治疗不敏感。膀胱平滑肌肉瘤恶性程度高，预后极为不良，多数在发病3年内死亡。手术后即使配合化学治疗或放射治疗，生存率也无明显提高。

三、膀胱小细胞癌

小细胞癌又称燕麦细胞癌，分化差，高度恶性，多见于肺部。原发于膀胱的小细胞癌1981年sterwart等报告第1例以来至今已有近40例。由于具有浸润早、转移快、预后差等特点，须引起泌尿和病理医生的注意。

膀胱小细胞癌的组织发生仍不清楚，起源于具有高分化潜能的干细胞学说目前较被大家所接受。光镜下，表现为一致的小细胞呈片状、巢状紧密排列，有的为带状排列，细胞轴垂直于带状结构的长轴，有纤维血管基质分隔，有的有散在淋巴细胞浸润，小细胞浸润黏膜下及血管，但黏膜累及不明显。癌细胞浆稀少，细胞界线不清，核为圆形、梭形和多形性。染色质粗大，核仁不明显，核分裂相多见。可发生于膀胱的任何部位，多见于侧壁和顶部，其次是后壁。

膀胱小细胞癌多发于老年男性，男：女为5.3：1。年龄最小40岁，最大81岁，平均58岁。90%的患者以无痛性肉眼血尿就诊，少数以排尿困难、尿频为首发症状。多数患者初次就诊时已是比较晚期的肿瘤，不易早期发现的原因可能与小细胞癌多为黏膜下浸润有关。膀胱镜检查几乎所有的肿瘤基底宽广，表面有溃疡出血，有的呈息肉状。

膀胱小细胞癌诊断主要依靠组织化学检查，包括光镜、电镜、免疫组织化学检查，形态学测量等方法。

膀胱小细胞癌的治疗以手术为首选，采用膀胱根治性切除，膀胱部分切除或经尿道电切术。单纯放疗和化疗，或手术后联合化疗和放疗，结果似乎并不优于单纯手术。膀胱小细胞癌预后极差，多数患者临床经过险恶，多在术后1年内死亡。

四、膀胱恶性淋巴瘤

从1885年Eve首次报告原发性膀胱恶性淋巴瘤至1990年底，共报告66例，是一种十分少见的膀胱恶性肿瘤。

本症病因不明，可能与膀胱慢性炎症时膀胱黏膜内淋巴组织增多有关。多发生于膀胱三角区、底部或两侧。常为一个或多个瘤样肿块，质硬，表面常有溃疡形成。镜下部分病例可见淋巴滤泡形成/大部分病例可见到大且有皱褶的淋巴样细胞，以非霍奇金淋巴瘤多见。

本症多发生于50~80岁的老年人，男女性别发生率无显著差异。常见的症状是血尿（约79%），常伴有血块。约22%有尿痛或排尿困难，部分患者尚有下腹痛、尿线无力、淋漓不尽、会阴部疼痛、发热及体重下降。偶有腹部肿块，双合诊时可能触及质硬包块。

膀胱恶性淋巴瘤因其症状、体征及各种辅助检查与其他膀胱肿瘤比较无特异性，故诊断主要靠病理学检查。

膀胱恶性淋巴瘤以手术治疗为主。因其对放射治疗较敏感，术后应对盆腔及主动脉旁区进行照射。肿瘤多为单发，进展较慢，预后稍好。治疗后1年生存率约68%，5年生存率为27%。

五、膀胱癌肉瘤

膀胱癌肉瘤罕见。癌肉瘤的病因及组织发生尚不清楚。一般认为肿瘤中的肉瘤成分是癌细胞间化生的结果。膀胱癌肉瘤的上皮成分多为高分级移行细胞癌，但也有腺样分化、鳞状分化或未分化癌。间叶成分多为高分级纤维肉瘤、平滑肌肉瘤或未分化肉瘤。癌肉瘤体积较大，有蒂，广泛浸润的晚期肿瘤呈广基型。膀胱癌肉瘤常有肌层浸润或局部淋巴结转移。5 年生存率仅 20%。治疗以根治性手术为主，术后辅以放疗或化疗。

六、膀胱恶性黑色素瘤

膀胱恶性黑色素瘤极为罕见，仅占所有黑色素瘤的 1% 以下。诊断原发性膀胱黑色素瘤的标准为：①既往无皮肤病变。②仔细检查皮肤，观察低色素区以除外自行消退的皮肤黑色素瘤。③无其他内脏病变。④复发类型与原发类型一致。⑤肿瘤边缘组织学检查可见不典型的黑色素细胞，膀胱恶性黑色素瘤多生长于膀胱三角区、颈部或前壁。症状以血尿为主，膀胱镜下不易与其他上皮癌相鉴别，诊断靠组织学检查。治疗以根治性膀胱全切除为主，术后辅助化学治疗或放射治疗。预后不良，多数患者在术后 3 年内死亡。

七、其他

膀胱尚可发生恶性嗜铬细胞瘤、纤维肉瘤、骨及软骨肉瘤等，这些肿瘤均罕见。

（金海荣）

参考文献

［1］ 赖力．图解泌尿外科手术配合 ［M］．北京：科学出版社，2015.

［2］ 张元芳，孙颖浩，王忠，等．实用泌尿外科和男科学 ［M］．北京：科学出版社，2013.

［3］ 那彦群，叶章群，，孙颖浩，等．中国泌尿外科疾病诊断治疗指南（2014 版）［M］．北京：人民卫生出版社，2014.

［4］ 孙世澜，关天俊，袁海．肾脏病新理论新技术 ［M］．北京：人民军医出版社，2014.

［5］ 杨登科，陈书奎．实用泌尿生殖外科疾病诊疗学 ［M］．北京：人民军医出版社，2015.

［6］ 肖民辉，李伟，余闫宏．泌尿系微创实用技术 ［M］．昆明：云南科学技术出版社，2014.

［7］ 李俊卿．微创治疗泌尿生殖及浅表疾病 ［M］．郑州：郑州大学出版社，2015.

［8］ 李虹．泌尿外科疾病临床诊疗思维 ［M］．北京：人民卫生出版社，2015.

［9］ 刘强．精编临床泌尿外科新进展 ［M］．西安：西安交通大学出版社，2014.

［10］ 程跃，谢丽平．泌尿系肿瘤药物治疗学 ［M］．北京：人民卫生出版社，2014.

［11］ 邱建宏，孟晓东．泌尿外科临床诊治路径 ［M］．北京：人民军医出版社，2014.

［12］ 夏术阶．微创泌尿外科手术并发症预防与处理 ［M］．北京：人民卫生出版社，2013.

［13］ 郭应禄，周利群，孙颖浩．泌尿外科内镜诊断治疗学 ［M］．北京：北京大学医学出版社，2016.

［14］ 陈芳萍．泌尿外科患者的健康教育 ［J］．中医药管理杂志，2016（10）：139 – 140.

［15］ 王永康．代泌尿系统及男性生殖系统诊断病理学 ［M］．济南：山东科学技术出版社，2012.

［16］ 张大宏．经腹腔入路泌尿外科腹腔镜手术操作技巧 ［M］．北京：人民卫生出版社，2012.

［17］ 贾德平，张富勋，于建宏．泌尿外科老年患者腹腔镜术后常见并发症及危险因素分析 ［J］．国外医学：医学地理分册，2016，37（2）：126 – 130.

［18］ 黄正，郭华芹，王淼．间苯三酚治疗泌尿外科全身麻醉术后留置导尿相关膀胱不适的应用研究 ［J］．全科医学临床与教育，2016，14（3）：271 – 273.

［19］ 叶章群．临床医师诊疗丛书：泌尿外科疾病诊疗指南 ［M］．3 版．北京：科学出版社，2013.

［20］ 帕特尔．机器人泌尿外科手术学 ［M］．2 版．北京：世界图书出版公司，2015.

［21］ 孙颖浩．实用泌尿外科手册 ［M］．北京：科学出版社，2016.